NICOLAI WORM

DIE HEILKRAFT VON VITAMIN D

Wie das Sonnenvitamin
vor Herzinfarkt, Krebs und
anderen Krankheiten schützt

NICOLAI WORM

DIE HEILKRAFT VON VITAMIN D

Wie das Sonnenvitamin vor Herzinfarkt, Krebs und anderen Krankheiten schützt

riva

Bibliografische Information der Deutschen Nationalbibliothek:
Die Deutsche Nationalbibliothek verzeichnet diese Publikation in der Deutschen Nationalbibliografie; detaillierte bibliografische Daten sind im Internet über http://d-nb.de abrufbar.

Wichtiger Hinweis
Sämtliche Inhalte dieses Buches wurden – auf Basis von Quellen, die der Autor und der Verlag für vertrauenswürdig erachten – nach bestem Wissen und Gewissen recherchiert und sorgfältig geprüft. Trotzdem stellt dieses Buch keinen Ersatz für eine individuelle Fitnessberatung und medizinische Beratung dar. Wenn Sie medizinischen Rat einholen wollen, konsultieren Sie bitte einen qualifizierten Arzt.
Der Verlag und der Autor haften für keine nachteiligen Auswirkungen, die in einem direkten oder indirekten Zusammenhang mit den Informationen stehen, die in diesem Buch enthalten sind.

Für Fragen und Anregungen:
info@rivaverlag.de

1. Auflage 2016

Nymphenburger Straße 86
D-80636 München
Tel.: 089 651285-0
Fax: 089 652096

Die Originalausgabe erschien 2015 bei systemed unter dem Titel *Heilkraft D – Wie das Sonnenvitamin vor Herzinfarkt, Krebs und anderen Krankheiten schützt.* © 2009–2015 by systemed Verlag, Lünen. Alle Rechte vorbehalten.

Redaktion: systemed Verlag, Lünen
Umschlaggestaltung: Melanie Melzer
Umschlagabbildung: Shutterstock.com
Gestaltung: Hauptmann & Kompanie Werbeagentur, Zürich
Satz: Georg Stadler, München
Druck: GGP Media GmbH, Pößneck
Printed in Germany

ISBN Print 978-3-86883-888-6
ISBN E-Book (PDF) 978-3-95971-233-0
ISBN E-Book (EPUB, Mobi) 978-3-95971-234-7

Inhalt

Anhang

Vorwort zur Neuausgabe

Im Jahre 2009 waren die Studien zur Heilkraft von Vitamin D noch einigermaßen überschaubar. Es folgte bald ein wahrer Vitamin-D-Hype in der Forschung wie auch in den Medien. Als ich vorhin das Stichwort »Vitamin D« in die größte Datenbank für hochrangige gesundheitsorientierte wissenschaftliche Veröffentlichungen (PubMed) eingab, wurden für das Jahr 2009 insgesamt 2.296 Fachartikel zum Thema dokumentiert – Studien, Meta-Analysen und Kommentare. Für das gerade abgelaufene Jahr 2015 wurden allerdings 4.350 Treffer angegeben. Das belegt, wie sehr das Interesse an diesem Thema zugenommen hat. Spaßeshalber habe ich alle in PubMed gelisteten Veröffentlichungen von Anfang 2010 bis Ende 2015 addiert und komme auf schier unglaubliche 21.709 neue Veröffentlichungen seit der 1. Auflage meines Buches.

Die Leser mögen vor diesem Hintergrund verstehen, dass es unmöglich ist, alle wichtigen Einzelheiten zu den neuen Erkenntnisse hier in eine Neuauflage einzubauen. Ich kann aber versichern, dass ich das Thema ständig so weit verfolgt habe, um einen guten Überblick zu behalten und zu erkennen, ob sich Wesentliches gegenüber meiner Darstellung geändert hätte.

Fakt bleibt: Vitamin D ist eine lebenswichtige Substanz, die wir nur in geringsten Mengen mit der Nahrung aufnehmen und deshalb umso mehr auf die Eigenproduktion unter Mitwirkung des Sonnenlichts angewiesen sind. Nach wie vor verhindert unser moderner Lebensstil in der industrialisierten Welt, im Sommerhalbjahr so viel Vitamin D in der Haut zu bilden, wie es nötig wäre, um das Winterhalbjahr ohne Einnahme von Vitamin-D-Supplementen ohne Mangel zu überbrücken.

Vitamin D wirkt als Hormon, das Tausende Gene aktiviert. Man schätzt inzwischen, dass bis zu 5 % unseres gesamten Genoms über das Vitamin-D-Hormon »angeknipst« werden. Unzureichende Versorgung ist folglich ein Risikofaktor – und das für fast alle Zivilisationskrankheiten. Das hat sich in Hunderten neuer Beobachtungsstudien weiter bestätigt. Und aktuelle Analysen unter Einbeziehen genetischer Faktoren (Mendel'sche

Randomisierung) lassen den Schluss zu, dass die meisten beobachteten Zusammenhänge tatsächlich ursächlicher Natur sind.

Dennoch wird immer noch über die Bedeutung von Vitamin D gestritten. Einige Experten subsumieren das Thema unter den allgemeinen »Vitamin-Hype« und negieren die biologisch herausragende Bedeutung nach dem Motto, man müsse weder messen noch supplementieren. Sie ignorieren dabei die nachgewiesene Mangelversorgung in der Bevölkerung. Unterstützt wird ihre Haltung durch die Tatsache, dass zahlreiche placebokontrollierte Studien nicht die Erwartungen für Vitamin-D-Gaben erfüllt haben – das heißt, dass in Bezug auf viele Fragestellungen die Supplementation nicht besser abgeschnitten hat als ein Placebo.

Wie erklärt sich diese Diskrepanz? Selbst die Spitzenforscher haben dazu noch keine eindeutige Erklärung. War die Dosis nicht hoch genug? Wurden die Präparate richtig eingesetzt? Wurde nicht lange genug supplementiert? Waren die Studienteilnehmer richtig gewählt?

Andererseits gibt es einen weltweiten Konsens, dass die Mindestversorgung allein schon für die Knochengesundheit unabdinglich ist – sonst kommt es zu Knochenerweichung und frühzeitigem Knochenabbau. Die Untergrenze der Versorgung wird bei einem Blutspiegel von 20 ng/ml 25-Hydroxy-Vitamin-D (25OHD) gesehen. Diese Mindestversorgung wird aber von rund 60 % der Bevölkerung im Jahresmittel nicht erreicht, im Winterhalbjahr sogar von rund 80 %! Diese Fakten allein sollten ausreichen, um die Bevölkerung zum Messen des Vitamin-D-Spiegels zu animieren und ihr bei Bedarf eine Supplementation anzuraten. Die von der Deutschen Gesellschaft für Ernährung vorgeschlagene Dosis von 800 Internationalen Einheiten (I.E.) reicht aber ohne Sonnenbestrahlung oder den Konsum von mit Vitamin D angereicherten Nahrungsmitteln nicht aus, um die Masse der Erwachsenen adäquat zu versorgen.

Da die Risiken für manche Erkrankungen bereits unterhalb eines Blutspiegels von 30 ng/ml zu steigen beginnen, setzen sich viel Experten für diesen Zielwert ein, vor allem weil gleichzeitig die Erreichung nicht das geringste Risiko mit sich bringt. Neue Analysen zeigen, dass die meisten Erwachsenen zur Erreichung dieses Blutspiegels wohl eher 1.000 bis 2.500 I.E. pro Tag als Frau und eher 2.000 bis 4.000 I.E. als Mann benötigen. Je mehr Körpermasse und je mehr Übergewicht, desto höher muss man dosieren, um diesen Zielwert zu erreichen.

Ganz wichtig: Vitamin D muss man zu einem fettreichen Essen einnehmen, sonst wird es im Dünndarm nicht resorbiert. Das ist ein weit verbreiteter

Grund dafür, dass viele trotz Supplementierung ihren Zielwert nicht erreichen. Und Vorsicht: Viel hilft nicht viel – sondern schadet oft! Steigt der Vitamin-D-Spiegel über 40 ng/ml, steigen offenbar auch manche Risiken. Genauso ist vor Mega-Dosen zu warnen!

Lassen Sie sich von der Natur leiten! Bis zu 20.000 I.E. pro Tag kann die Haut selbst aufbauen. Solch eine Dosis verwendet man aber über kurze Zeit zum Aufsättigen, sofern der Vitamin-D-Spiegel im Keller ist. Danach geht man zu einer Erhaltungsdosis über, die für die meisten Erwachsenen im Bereich zwischen 1.000 und 4.000 I.E. pro Tag liegen dürfte – eine Menge, die unsere Haut nach wenige Minuten ungeschützter Sonnenbestrahlung bei hohem Sonnenstand im Sommerhalbjahr erreichen kann und völlig unbedenklich ist.

München im Januar 2016

Dr. Nicolai Worm

Vorwort

Es ist genau zehn Jahre her, dass ich ein Buch zum Thema Ernährungs- und Lebensstil und Zivilisationskrankheiten schrieb. Mein Verlag nannte es dann »Syndrom X oder Ein Mammut auf den Teller!«. Der Titel war zwar nicht mein Favorit, aber so ist es nun mal als Autor. »Mammut statt Müesli« hätte mir besser gefallen. Jedenfalls verfasste ich damals für dieses Buch ein Kapitel – das hieß und heißt immer noch »Wart' nicht, bis es dunkel ist«.

Darin schrieb ich am Ende zusammenfassend: »… die Erforschung der Vitamin-D-Hypothese, so faszinierend sie auch sein mag, steckt immer noch in den Kinderschuhen. Bis wir Konkreteres wissen, sollten wir uns aber schon einmal darüber Gedanken machen, ob es sehr gesund sein kann, wenn wir den ganzen Tag in Bürobunkern hocken, um abends nach getaner Arbeit mit dem Lift zur Tiefgarage zu fahren und im geschlossenen, klimatisierten Auto mit Polaroidscheiben die Tiefgarage des Eigenheims oder des Fitnessclubs anzusteuern, wo wir entweder im Dunkeln drei Runden um den Block joggen oder bei greller Neonbeleuchtung auf dem Laufband traben. Bewegung soll ja bekanntlich gesundheitsförderlich sein – aber vielleicht sollten Sie damit nicht warten, bis es dunkel ist.«

Im Jahre 2009 steckt die Erforschung der Vitamin-D-These nicht mehr in den Kinderschuhen. Wir wissen heute viel mehr, und wir können viel sicherer präventiv und therapeutisch eingreifen. Das Thema ist in den letzten Jahren in der wissenschaftlichen Publizistik in erstaunlicher Geschwindigkeit in den Vordergrund gerückt. Die zahlreichen gesundheitlichen Vorteile durch ausreichende Sonnenbestrahlung und adäquate Vitamin-D-Versorgung sind nunmehr auf hohem Niveau dokumentiert. In Deutschland haben sich seit langer Zeit vor allem der Privatdozent Dr. Stephan Scharla aus Bad Reichenhall und Privatdozent Dr. Armin Zittermann aus Bad Oeynhausen verdient gemacht. In jüngerer Zeit war es auch Prof. Winfried März aus Heidelberg und seine Kollegen an der Universität Graz in Österreich die Doktores Stefan Pilz und Harald Dobnig. In der Schweiz hat vor allem Frau Professor Bischoff-Ferrari aus Zürich in den letzten Jahren mit Ihren Forschungsarbeiten das Thema voran gebracht.

Pflanzen ohne Licht gehen ein – Menschen auch! Das ist – kurz gefasst – das Resümee der Wissenschaft. Glaubte man bislang, dass die Bedeutung von Vitamin D nur in der Vorbeugung und Behandlung von Knochenerkrankungen und Tuberkulose läge, so weiß man inzwischen, dass es viel mehr kann als das. In den letzten Jahren hat sich Revolutionäres getan. Als Professor Michael Holick aus Boston vor etwa 20 Jahren entdeckte, dass Vitamin D nicht nur im Knochen wirkt und den Tuberkelbazillus umbringt, sondern auch überall im Körper in Muskel- und Nervengewebe, in den Blutgefäßwänden und in Immunzellen spezielle Wirkungsstellen für Vitamin D existieren, wurde man höchst aufmerksam. Seitdem kommt man Schritt für Schritt weiter.

In den letzten drei Jahren sind die wissenschaftlichen Erkenntnisse förmlich explodiert. Es sind Hunderte neuer Arbeiten erschienen. Während ich hier dieses Buch schreibe, kommt fast täglich eine weitere Veröffentlichung hinzu. Immer mehr präventivmedizinische und therapeutisch wirksame Empfehlungen zur Vitamin-D-Versorgung lassen sich nun absichern. In den folgenden Kapiteln habe ich den Stand der Erkenntnisse zusammengefasst. Ich hoffe, dass es mir gelungen ist, sie in eine Sprache zu verpacken, die auch für Laien verständlich ist. An dieser Stelle möchte ich mich bei Dr. Imke Reese, Dr. Klaus Peeck und Ulrich Nigge für die kritische Durchsicht meines Manuskriptes und die vielen wertvollen Anmerkungen besonders bedanken.

Beim Thema Vitamin D geht es um praktisch alle Zivilisationskrankheiten. Von der unzureichenden Versorgung ist nahezu jeder betroffen. Das Bewusstsein dafür ist in der Bevölkerung bislang so gut wie nicht vorhanden. Da die Gesundheitspolitiker und Meinungsbildner in Sachen Ernährungswissenschaft diese Mangelversorgung epidemischen Ausmaßes in der Bevölkerung bislang offenbar verschlafen, möchte ich die neuen Erkenntnisse mit diesem Buch einem breiten Publikum vermitteln und Wege zur persönlichen Prävention oder Behandlung aufzeigen.

Seit dem ersten Erscheinen dieses Buches sind Hunderte neue Studien erschienen, die die Bedeutung des Sonnenvitamins weiter untermauern. Die wichtigsten Aspekte, Argumente und Neuentwicklungen habe ich für Sie im letzten Kapitel »Vitamin-D-Updates 2011« zusammengefasst.

München im Frühjahr 2009 und 2011

Dr. Nicolai Worm

Der große Unbekannte: Viele gesundheitsbewusste Menschen kennen ihren Cholesterinspiegel und viele andere Werte. Der Vitamin-D-Wert war jedoch auch bei vielen Fachleuten bislang keine Größe, die es zu erfassen galt. Dabei kristallisiert sich immer mehr heraus, dass Vitamin D – von der Sonne in der Haut gebildet – zentrale Aufgaben im Körper verrichtet.

Verkanntes Risiko

Sicherlich kennen Sie Ihren Cholesterinspiegel. Und wahrscheinlich auch Ihren Blutdruckwert. Wenn Sie dieses Buch interessiert, dann gehören Sie mit hoher Wahrscheinlichkeit zu den besonders gesundheitsbewussten Menschen. Wenn Sie durchschnittlich alt und durchschnittlich übergewichtig sind, dann werden Sie wahrscheinlich mit beidem hadern. Vor allem der Cholesterinspiegel sitzt uns seit Jahren drohend im Nacken. Ihn endlich zu senken, das versuchen Sie vielleicht seit Jahren schon. Mit enthaltsamer Diät, mit modernen Medikamenten? Aber: Kennen Sie auch Ihren Vitamin-D-Spiegel?

Wenn ja, dann gehören Sie zu den Null-Komma-Soundsoviel Prozent, die sich bereits über ihren Vitamin-D-Spiegel Gedanken gemacht haben. Ansonsten rate ich Ihnen hiermit, dass Sie damit tunlichst und schleunigst beginnen sollten. Sie nehmen das nicht wirklich ernst? »Wieder so ein Wundervitamin«, denken Sie vielleicht. Wahrscheinlich haben Sie sogar schon einmal mit diesem Vitamin Bekanntschaft gemacht, in der Kindheit. Früher gab es den guten Lebertran, in jüngerer Zeit Vigantol oder ein anderes Vitamin-D-Präparat als Prophylaxe für Rachitis. Tatsächlich war dank des bitteren Fischtrans vor langer Zeit die Volkskrankheit Knochenerweichung und Knochenverkrümmung schon einmal ausgemerzt. Sofern Sie im fortgeschrittenen Alter sind, wird Ihr Arzt Ihnen vielleicht ein Kombipräparat von Calcium und Vitamin D verschrieben haben, um das drohende Risiko der Knochenentkalkung, der Osteoporose, so lange wie möglich hinauszuzögern.

Seit jüngster Zeit weiß man, dass das Vitamin noch viel mehr kann. Vitamin D dient im Körper als eine Art chemischer »Zentralschalter«. In mehr als 30 Geweben und Organen unseres Körpers hat man spezielle Bereiche gefunden, an die nur dieses Vitamin andocken kann, um spezifische chemische Botschaften zu übertragen. Es knipst Hunderte von Genen an, wie Lichtschalter, damit alle ihre genetischen Anlagen zum Ausdruck kommen. Bleiben die Schalter unbetätigt, bleiben ihre Möglichkeiten verborgen.

Verspüren Sie bereits etwas mehr Interesse an Ihrem Vitamin-D-Spiegel? Wenn ich Ihnen jetzt versichere, dass die Höhe Ihres Vitamin-D-Spiegels mehr darüber aussagt, ob Sie ein erhöhtes Risiko haben an Herz-Kreislauf-Erkrankungen zu versterben als Ihr verflixter Gesamtcholesterinspiegel – vielleicht dann?

Sie sollten auch noch wissen, dass Sie ganz allgemein ein erheblich erhöhtes Risiko haben, vorzeitig aus dieser Welt zu scheiden, wenn Ihr Vitamin-D-Spiegel niedrig ist. Mit niedrig meine ich allerdings nicht das, was – falls Sie denn wirklich schon einmal Ihren Spiegel haben bestimmen lassen – auf Ihrem Laborbericht als niedrig eingeschätzt wird. Aber dazu im Verlauf dieses Buches mehr. Ein niedriger Vitamin-D-Spiegel ist ein Risikofaktor für eine der am meisten gefürchteten Erkrankungen bei uns – für Krebs! Brustkrebs, Darmkrebs, Prostatakrebs und viele mehr treffen Sie wesentlich wahrscheinlicher bei niedrigem als bei hohem Vitamin-D-Spiegel. Und selbst wenn Sie das Glück haben, weder Herz- oder Hirninfarkt noch Krebs zu bekommen, dann haben Sie bei unzureichendem Vitamin-D-Spiegel immerhin noch die verschärfte Chance an Typ-1- oder Typ-2-Diabetes, an Rheuma, Osteoporose, Knochen- und Muskelschwäche, an Rachitis, Grippe, Tuberkulose, multipler Sklerose, Parkinson, Autismus, Depression oder an Schizophrenie zu erkranken. Und zu guter – oder sollte ich sagen schlechter – Letzt: Als schwangere und stillende Frau gefährden Sie nicht nur sich selbst, sondern ihr Kind gleich noch dazu.

Das alles sind Zivilisationskrankheiten, die uns vermehrt blühen, wenn wir nicht ans Licht gehen, wenn wir uns nicht genügend der Sonne und ihrer UV-Strahlung aussetzen. Die Sonne ist das Lebenselixier. Sonnenlicht heißt Vitamin-D-Versorgung. Sonnenlicht ist die vierte Säule der Gesundheit: bedarfsdeckende Ernährung, regelmäßige Muskelaktivität, ausreichend Schlaf und – welch Überraschung – genügend Sonnenlicht.

»Sonne soll gesund sein?« fragen Sie sich jetzt vielleicht. Das Gegenteil wird doch ständig verbreitet. »Sonne ist schädlich«, tönte es die letzten Jahrzehnte aus allen Ecken. Möglicherweise gehören Sie zu jenen, die in Sachen Sonne besonders vorsichtig waren und sind. Wie viele Millionen anderer Menschen haben Sie die Botschaften der Anti-Sonne-Lobby gehört, aufgegriffen und entweder die Sonne bewusst gemieden oder wenigstens immer einen Hut aufgezogen und sich dick mit Sonnenschutz eingeschmiert? Prima – damit haben Sie Ihr Risiko für einige Formen weniger gefährlicher Hautkrebse gemindert – aber das Risiko des schwarzen Hautkrebses, des brandgefährlichen Melanoms, leider sogar erhöht! Weltweit schützen sich Jung und Alt immer konsequenter gegen die Sonnenstrahlen, und gleichzeitig steigt die Melanomrate an. Ein Zufall? Nein, eher nicht, sondern eine Konsequenz aus dem konsequenten Sonnenschutz. Denn der Sonnenschutz »schützt« Sie auch vor der Bildung von Vitamin D. Aber Vitamin D ist auch ein Hautschutzvitamin!

»Vitamin D kann man doch über die Nahrung bekommen«, mögen Sie einwerfen. Können Sie schon. Aber nicht genügend. Nicht einmal annähernd. Um nicht zu sagen: Sie haben keine Chance. Selbst mit der »besten Vollwertkost« wird es Ihnen nicht gelingen, eine adäquate Versorgung zu erreichen. Schlimmer noch: Gerade damit nicht! Wenn Sie es schaffen, täglich fetten Fisch zu essen, am besten getoppt mit Dorsch-, Wal- oder Robbenleber, dazu reichlich Eier, Butter, Sahne, fetten Käse und Rindsleber, dann verbessern sich Ihre Chancen deutlicher.

Aber erstens soll das ja alles angeblich so ungesund sein, weil es von tierischem Fett und Cholesterin trieft, und zweitens fürchte ich, dass die Begeisterung für diese Kost nicht lange vorhalten wird. Interessiert Sie jetzt Ihr Vitamin-D-Spiegel? Aufgepasst: Falls Sie nicht mehr der oder die Jüngste sind, wenn Sie gar übergewichtig sind und wenn Sie immer fleißig arbeiten, im Büro oder sonst wo vom Sonnenlicht abgeschirmt, geschweige denn, sie arbeiten nächtens und schlafen tagsüber, oder Sie sind ein Nordlicht und meiden den Urlaub im Süden – spätestens dann sollten Sie es sich schleunigst überlegen.

Bevor Sie sich nun um Ihre Gesundheit Gedanken machen und Überlegungen anstellen, wie Sie Ihren Vitamin-D-Bedarf decken können, sollten Sie eine solide Basis dafür haben. Die heißt: Blutentnahme und Bestimmung der 25-Hydroxy-Vitamin-D-Konzentration in Ihrem Blut. Wenn Sie das Ergebnis vor sich liegen haben, sollten Sie das nächste Kapitel studieren und nachlesen, was diese Werte zu bedeuten haben: Sie werden erfahren, wie man sie in gängige Einheiten umrechnen kann und welche Werte in Bezug auf etwaige Zufuhrempfehlungen wesentlich sind.

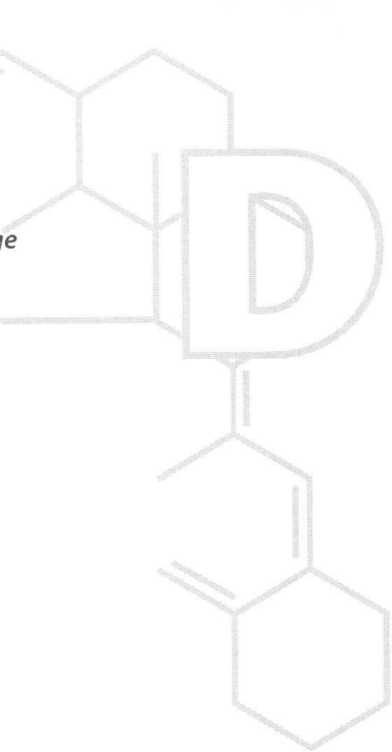

Für viele Ärzte ist es Neuland: Die Bestimmung des Vitamin-D-Spiegels im Blut ist keine gängige Kassenleistung – und doch die Voraussetzung für eine qualifizierte Ermittlung des Bedarfs. Die bisherigen Mindestwerte werden der Bedeutung des Vitamins nicht gerecht – die vielen neu entdeckten Funktionen erfordern eine Neuorientierung mit einer Anpassung der Normwerte.

Kennzahl D

Bevor es mit der spannenden Vitamin-D-Story losgeht, sind noch ein paar Zahlen und Werte zu klären. Denn der Ausgangspunkt aller persönlichen Verhaltensänderungen sollte die objektive Beurteilung Ihrer Vitamin-D-Versorgung sein. Wie bestimme und beurteile ich diesen Vitamin-D-Status? Wie können Sie wissen, ob Sie genügend oder zu wenig Vitamin D im Körper haben, um all die vielen davon abhängigen Körperfunktionen optimal zu stützen? Eine eindeutige Auskunft darüber kann nur eine Blutuntersuchung geben. Ernährungsanalysen sind völlig ungeeignet, etwas über Ihre eigentliche Versorgung auszusagen!

Bei der Blutwertbestimmung misst man üblicherweise nicht das eigentliche Vitamin D, das auch Cholecalciferol oder kurz Calciol genannt wird, sondern seine Speicherform, das 25-Hydroxy-Vitamin-D, auch als 25-OH-D oder 25OHD abgekürzt. Der Grund ist einfach: Diese Speicherform hat mit 19 Tagen eine recht lange Halbwertszeit. Das heißt es bleibt drei Wochen im Körper stabil. Der 25OHD-Spiegel gibt also am ehesten die Vitamin-D-Versorgung des Körpers während der letzten Monate an. Würde man das ursprüngliche Vitamin D messen, hätte man nur eine Auskunft über die Versorgung der letzten Stunden oder Tage. Entsprechend sollte die Blutentnahme am besten morgens nüchtern erfolgen. Sonst könnte vielleicht wegen einer außerordentlichen Ernährung in den letzten Stunden vor dem Blutzapfen ein unrealistischer Wert gemessen werden.

Ich möchte aus Gründen der Vereinfachung den 25OHD-Spiegel im Blut von nun an nur noch 25D beziehungsweise 25D-Spiegel nennen. Wenn es um die Versorgung geht, bleibt es bei der Bezeichnung Vitamin D.

Nach der Blutentnahme misst das Fachlabor die Konzentration von 25D. Das Ergebnis kann in unterschiedlichen Einheiten angegeben werden: entweder in Nanogramm pro Milliliter (ng/ml), in Mikrogramm pro Liter (µg/l) oder in Nanomol pro Liter (nmol/l).

Ein Beispiel: Das Labor schickt Ihnen das Ergebnis, und es findet sich darauf die Angabe 28 ng/ml. Das heißt die Konzentration von 25D in Ihrem Blut beträgt 28 Nanogramm pro Milliliter. Die alternative Angabe in Mikrogramm pro Liter ändert nichts am Wert: 28 µg/l wären exakt die gleiche Konzentration wie 28 ng/ml.

Wenn der Befund aber in Mol beziehungsweise in Nanomol angegeben ist, müssen wir mit dem Faktor 2,5 umrechnen.

Es gilt:
nmol/l 25D : 2,5 = ng/ml 25D

oder
nmol/l 25D : 2,5 = µg/l 25D

Will man also einen Befund von Mol in Gramm umrechnen, muss man durch 2,5 dividieren:

Beispiel: 70 nmol/l 25D : 2,5 = 28 ng/ml 25D

Will man einen Befund von Gramm in Mol umrechnen, was für unsere Betrachtungen weniger relevant ist, muss man mit 2,5 multiplizieren:

Beispiel: 28 ng/ml 25D x 2,5 = 70 nmol/l 25D

Das Labor wird auch noch anzeigen, ob sich Ihr Befund im Normbereich oder darüber beziehungsweise darunter befindet. Viele Labors geben folgende Werte an:

normal:	20,0–60,0 ng/ml
leichter Mangel:	10,0–20,0 ng/ml
schwerer Mangel:	< 10,0 ng/ml

Allerdings lässt sich trefflich darüber streiten, ob eine Konzentration von 20 ng/ml wirklich als »normal« angesehen werden kann. Wie man auf die Idee kam, diesen Wert zu wählen, werden wir später noch beleuchten.

Inzwischen weisen immer mehr führende Forscher darauf hin, dass bei Werten unter 30 ng/ml bereits manche Funktionen des Körpers nicht mehr optimal ablaufen und folglich gesundheitlich schon bedenklich wären. Dazu später mehr.

Eines ist unbestritten: Bei 25D-Werten unter 10 ng/ml sollten wirklich alle Alarmglocken läuten. Das deutet auf einen schweren Vitamin-D-Mangel hin. In diesem Fall entkalken die Knochen mit ziemlicher Sicherheit ganz gewaltig. Osteoporose, die schmerzhafte Osteomalazie und Knochenbrüche können die direkte Folge sein. Viele andere Risiken kann man leider nicht so schnell und einfach feststellen ...

Nach moderner Sichtweise gilt folgende Einteilung:

- Werte unter 11 ng/ml bedeuten eine ernste Rachitisgefahr für Kleinkinder und Säuglinge.
- Werte unter 20 ng/ml bedeuten einen langfristig relevanten Vitamin-D-Mangel.
- Werte zwischen 30–60 ng/ml bedeuten eine sicher ausreichende Versorgung.
- Werte von 61–90 ng/ml bedeuten eine hohe bis sehr hohe Versorgung.
- Werte über 90 ng/ml bedeuten eine übermäßige Vitamin-D-Versorgung.
- Werte über 150 ng/ml bedeuten eine Vitamin-D-Intoxikation (Vergiftung).

Die Blutanalyse kostet, von Labor zu Labor unterschiedlich, meist im Bereich von 25 bis 35 Euro. Es ist dabei einerseits wichtig, den richtigen Vitamin-D-Wert bestimmen zu lassen, also die Speicherform 25D (25-Hydroxy-Vitamin-D) und nicht etwa die aktive Form 1,25D (1,25-Dihydroxy-Vitamin-D), die für den Vitamin-D-Status des Organismus keine Aussagekraft besitzt und nur bei bestimmten Grunderkrankungen von Interesse ist. Da Vitamin-D-Bestimmungen im medizinischen Alltag zurzeit eher noch ein Schattendasein fristen, ist andererseits vielen Niedergelassenen der besondere Umgang mit dem Probenmaterial nicht geläufig: Das Blutentnahmeröhrchen muss sofort nach der Blutentnahme lichtdicht eingewickelt werden – üblicherweise wird dazu Alufolie verwendet – und bis zur Messung im Labor in dieser Verpackung verbleiben, weil sich Vitamin D unter Lichteinfluss zersetzt und falsch niedrige Messwerte resultieren können.

Der Hausarzt könnte den Vitamin-D-Wert zwar auch auf Kassenkosten bestimmen lassen, wenn er eine geeignete Begründung angibt. Er wird es aber nur selten machen, weil er damit sein Laborbudget belastet und bei einer Überziehung die Kosten dann gegebenenfalls selbst übernehmen müsste. Wer will es dem Arzt verübeln, wenn er Ihre Untersuchungen nicht aus eigener Tasche bezahlen will, weil er von der Kasse in Regress genommen wird? Man fragt sich allerdings, warum die Kassen das nicht routinemäßig bezahlen – könnten sie doch Kosten in Milliardenhöhe einsparen, wenn alle Mitglieder ausreichend mit Vitamin D versorgt wären.

Am ehesten kommt für Sie wohl die Vitamin-D-Bestimmung als sogenannte IGeL infrage. Dieses Kürzel steht für »Individuelle Gesundheitsleistungen«. Das sind Leistungen, die über das vom Gesetzgeber definierte Maß einer »ausreichenden und notwendigen Patientenversorgung« hinaus gehen und daher von den gesetzlichen Krankenversicherungen nicht gedeckt werden. Ärzte dürfen sie aber ihren gesetzlich krankenversicherten Patienten gegen Selbstzahlung anbieten. Der Patient muss vor Erbringung der Leistung über Kosten und Nutzen aufgeklärt und derart beraten werden, dass er die Möglichkeit hat, sich frei für oder gegen das Angebot zu entscheiden.

Was eine fachkundige Beratung auf dem Gebiet Vitamin D angeht, bin ich allerdings sehr skeptisch: Ich gehe davon aus, dass die meisten Ärzte heute immer noch nicht über die große präventive und therapeutische Bedeutung einer adäquaten Vitamin-D-Versorgung aufgeklärt sind. Die Erkenntnisse sind relativ neu und in ihrer Ausbildung an der Uni wird das keine Rolle gespielt haben. Ich habe in den letzten beiden Jahren in meinem Umfeld viele Ärzte und auch Ernährungsberater auf die Vitamin-D-Story angesprochen. Ich habe nur einen Einzigen gefunden, der sich der Relevanz und Brisanz des Themas bewusst war!

Sie müssen also womöglich Ihre ganze Überredungskunst einsetzen. Vielleicht leihen oder schenken Sie auch Ihrem Arzt oder Ihrer Ärztin dieses Buch, damit diese/r sich ein Bild machen kann.

Gehen wir mal vom Idealfall aus und Ihr Arzt oder Ihre Ärztin ist aufgeklärt. Wenn man bei Ihnen zu niedrige oder nicht optimale 25D-Spiegel feststellt, muss therapiert werden. Wie viel, wie lange und auf welche Weise dann Vitamin D zugeführt werden muss, sollten Sie zusammen mit Ihrem Arzt entscheiden. Im letzten Kapitel sind Therapiehinweise abgedruckt, die ich von Prof. Michael Holick, einem der führenden Experten auf der Welt, aus seiner Fachveröffentlichung im New England Journal of Medicine (aus dem Jahr 2007) übernommen habe.

Auf alle Fälle müssen Sie ein paar Monate nach Beginn der Therapie noch einmal eine Laborbestimmung durchführen, um den Erfolg der Therapiemaßnahmen zu überprüfen. Nur so können Sie sicher sein, dass Sie nicht immer noch viel zu wenig 25D im Körper haben und die Dosis erhöht werden muss. Andererseits müssen Sie sich ja auch vergewissern, dass Sie nicht zu viel Vitamin D abbekommen haben. Wobei das Risiko einer Überdosierung bei fachgerechter Therapie verschwindend gering ist.

Nun kommen wir noch zu ein paar anderen Kennzahlen, den Zufuhrempfehlungen. Da Vitamin D ja offiziell unter die Rubrik Vitamine fällt, wird es als essenzieller Nährstoff bezeichnet. Entsprechend wird eine Empfehlung angegeben. Das ist in der Tat lustig, denn Vitamin D ist gar kein Vitamin. Es wurde nach seiner Entdeckung im Jahre 1918 fälschlicherweise der Gruppe der Vitamine zugeschlagen, denn es erfüllt weder die Voraussetzung, ein essenzieller Nährstoff zu sein, wie wir noch diskutieren werden, noch enthält es die für die Vitamine namensgebende stickstoffhaltige Amingruppe. Dennoch geben Ernährungsfachgesellschaften exakte Vorgaben für die »empfehlenswerte Tageszufuhr« mit der Nahrung – als wäre es ein »echtes« Vitamin.

Wie viel Vitamin D brauchen wir – über die Nahrung? Die Ernährungsfachgesellschaften in Deutschland, Österreich und in der Schweiz empfehlen 5 Mikrogramm (µg) Vitamin D pro Tag. Nur Kleinkinder, Stillende und über 65-Jährige sollen 10 µg täglich zuführen. Aktuelle Leitlinien in den USA empfehlen täglich 5 µg für Kinder und jüngere Erwachsene, 10 µg für 50–70-Jährige und 15 µg für über 70-Jährige. Diese Empfehlungen gelten prinzipiell nur für Gesunde. Bei einem festgestellten Mangel gelten sie ausdrücklich nicht. Höhere Dosierungsempfehlungen werden zurzeit nur für Säuglinge im ersten Lebensjahr und eventuell noch im zweiten Winter ausgesprochen: Sie sollen täglich eine Tablette mit 12,5 µg Vitamin D_3 zur Rachitisprophylaxe einnehmen.

Oftmals werden die Zufuhrempfehlungen nicht in Mikrogramm, sondern in Internationalen Einheiten (I. E.) angegeben. Sie können beides ganz leicht umrechnen:

1 µg = 40 I. E.
1 I. E. = 0,025 µg

Eine Menge von rund 5 µg = 200 I. E. Vitamin D ist beispielsweise in 250 g Champignons enthalten. Eine wichtige Vitamin-D-Quelle ist auch Fisch: 100 g Thunfisch liefern etwa 5 µg, 100 g Hering sogar rund 23 µg = 920 I. E. Vitamin D.

In der Tat würde die von der Deutschen Gesellschaft für Ernährung (DGE) empfohlene Menge von 200 bis 400 I. E. ausreichen, um klassische Vitamin-D-Mangelerscheinungen wie Knochenerweichung (Rachitis und Osteomalazie) zu vermeiden. Reicht das aber für all die anderen neu entdeckten Funktionen des Vitamin D ebenfalls aus? Unter welchen Bedingungen und unter welchen nicht? Wie viele Menschen bei uns erreichen diese Empfehlungen überhaupt? Wie hoch ist zurzeit die durchschnittliche Zufuhr? Diese Fragen werden wir noch ausführlich diskutieren.

Vorab sei schon mal gesagt: Bei niedrigem Vitamin-D-Spiegel muss man therapeutische, also sehr hohe Dosen einsetzen. Der präventivmedizinische, also der therapeutisch sinnvolle und damit wirksame Bereich liegt mit Sicherheit sehr weit über den Bedarfszahlen.

Für den Rest dieses Buches werde ich als Kennzahlen die gebräuchlichsten Einheiten verwenden:

> Nanogramm pro Milliliter (ng/ml) für die Blutwerte und Internationale Einheiten (I. E.) für die Zufuhr.

Vitamin D, das Vitamin, das eigentlich gar keines ist, spielt für unzählige Körperfunktionen eine wichtige Rolle. Wir nehmen es auch mit der Nahrung auf, den größten Teil jedoch bildet unsere Haut selbst – genügend Sonneneinstrahlung vorausgesetzt. Und da liegt das Problem: Oft sind die Speicher im Herbst schon leer – das Risiko für viele Zivilisationskrankheiten steigt.

Funktion D

Vitamin D ist eine überaus spannende Substanz. Bislang völlig unterschätzt, erkennen immer mehr führende Wissenschaftler auf der ganzen Welt, dass ohne Vitamin D nichts funktioniert, bei wenig Vitamin D wenig und erst bei reichlicher Vitamin-D-Versorgung das Leben rund läuft.

Wie bereits in Kapitel 2 angesprochen, unterscheidet sich das Vitamin D allein schon dadurch von allen anderen Vitaminen, dass es gar kein Vitamin ist! Denn definitionsgemäß sind Vitamine, wie alle anderen essenziellen Nährstoffe, Substanzen, die der Körper selbst nicht herstellen kann, die er aber zum Leben benötigt und die ihm daher zugeführt werden müssen. Vitamin D kann man aber selbst herstellen! In der Haut – und zwar aus Cholesterin plus Sonne! Etwa 90 bis 95 Prozent unseres Vitamin-D-Vorrats im Körper werden selbst produziert. Das sagt aber noch nichts darüber aus, ob die Versorgung ausreichend oder unzureichend ist. Denn 95 Prozent von »zu wenig« bleibt »zu wenig«! Voraussetzung für eine optimale Versorgung ist, dass man genügend vom richtigen Sonnenlicht zur Verfügung hat. Aber das ist für uns hier in Mitteleuropa mit dem heutigen Lebensstil ein Problem, wie wir im nächsten und übernächsten Kapitel noch ausführlich erörtern werden.

Vitamin D wird auch über die Nahrung aufgenommen. Bei uns stammen etwa zehn Prozent der Gesamtversorgung aus der Nahrungskette. Es gibt übrigens auch Menschen und Völker, bei denen es umgekehrt ist. Das sind all jene Zeitgenossen, die dort leben, wo die Sonne im Winter so gut wie nicht und im Sommer viel zu kurz und mit viel zu geringer Intensität scheint. Wenn sie überleben wollen, müssen sie sich etwas einfallen lassen. Was essen diese Menschen?

Prinzipiell kommen für die Vitamin-D-Abdeckung über die Nahrung vor allem tierische Nahrungsmittel infrage. Sie liefern das gleiche Vitamin D, das auch der Mensch selbst bildet. Das ist kein Zufall, denn alle Wirbeltiere benötigen ebenfalls Vitamin D, damit sie gesund bleiben. Sie synthetisieren es in gleicher Weise mithilfe des Sonnenlichts aus Cholesterin in ihrer Haut. Wenn Sie also das nächste Mal eine Eidechse beim Sonnenbaden beobachten, sollten Sie sie nicht stören. Das könnte deren Gesundheit gefährden.

Selbst wenn Tiere mit Fell oder Federn bedeckt sind, ändert das nichts am System. Denn auch sie können wundersamerweise das Vitamin D genau dort in gleicher Weise bilden und dann aufnehmen. Zum Beispiel Ihre Schmusekatze: Immer, wenn sie sich putzt, wird das Cholesterin aus dem Haarfett über das ganze Fell verteilt. Dann muss sie sich möglichst ausgiebig in der Sonne räkeln. Durch Sonnenlicht wird das Cholesterin in ihrem Fell in Vitamin D umgewandelt. Wenn sie sich das nächste Mal selbst oder vielleicht den verliebten Nachbarkater leckt, führt sie sich die nötige Dosis Vitamin D zu! Kein Wunder, dass sich Katzen von Sonnenstrahlen sofort magisch zum Sonnenbaden aufgefordert fühlen. Schlechte Karten hat nur die Wohnungskatze. Denn bei fehlendem Sonnenlicht und hinter dicken Scheiben wird kein oder nur wenig Vitamin D gebildet, und die Katzen bekommen die gleichen Zivilisationskrankheiten wie wir Menschen, wenn wir auch ein Schattendasein fristen.

Es gibt Hinweise aus der älteren wissenschaftlichen Literatur, dass auch beim Menschen im cholesterinreichen Talg nach einem Sonnenbad viel Vitamin D vorliegt und mit der Zeit resorbiert werden würde. Der Talg ist das menschliche Hautfett und hält das Haar und die oberste Schicht der Haut, die Hornschicht, geschmeidig und dient dem Schutz vor Hautkrankheiten, Krankheitserregern, Chemikalien und anderem. Die Talgproduktion ist also von großer Bedeutung für das Hautmilieu, aber vielleicht auch für die Vitamin-D-Versorgung. Einige Fachleute empfehlen bereits, sich nach dem Sonnenbaden unter freiem Himmel oder im Solarium nicht sofort zu waschen – zumindest nicht mit Seife. Wasser allein löst den Talg nicht von der Haut ab – Seifen schon. Das machen wir so gerne, damit wir anschließend wieder Fett auf die Haut auftragen dürfen. Die Kosmetikindustrie soll ja schließlich auch leben.

Wenn wir tierische Nahrungsmittel äßen, vor allem Innereien wie Leber und Niere, also die tierischen Gewebe, in denen das Vitamin umgebaut und aktiviert wird, und tierisches Fett, dem wichtigsten Speicherplatz für Vitamin D, dann hätten wir eine zumindest erwähnenswerte Nahrungsquelle. Auch Eier und Milch müssen Vitamin D enthalten, damit der Nachwuchs gedeiht. Großtechnisch wird Vitamin D übrigens auch aus tierischen Produkten hergestellt. Die Pharmaindustrie verwendet dazu Wolle oder genauer das darin enthaltene Wollfett Lanolin, das bestrahlt, weiterverarbeitet und extrahiert wird, um schließlich als Präparat angeboten zu werden. Dies erklärt, warum Veganer, also strenge Vegetarier, die prinzipiell keine tierischen Produkte akzeptieren, Vitamin-D-Präparate häufig ablehnen. Tierisches Vitamin D heißt übrigens genau genommen Vitamin D_3.

Auch Pflanzen enthalten eine cholesterinähnliche Substanz namens Ergosterol, die in ihren Außenschichten mithilfe von Sonnenlicht und Wärme in das pflanzliche Vitamin D umgewandelt wird. Dieses unterscheidet sich nur minimal vom tierischen Vitamin D und heißt ganz korrekt Vitamin D_2. Wenn wir diese Pflanzen essen, können wir das enthaltene Vitamin D_2 gleichfalls verwerten. Allerdings sind die Vitamin-D_2-Gehalte in den meisten Pflanzen äußerst gering, sodass sie zur Versorgung so gut wie keinen Beitrag leisten. Die große Ausnahme sind Pilze. Gewisse Pilze sind sogar recht gute Quellen: So liefern 100 g frische Shitake-Pilze 100 I. E. Vitamin D_2, womit etwa 50 Prozent des »Tagesbedarfs« abgedeckt wären. Wobei über die Bedeutung der üblichen Angaben zum Bedarf jedoch gestritten werden darf und in diesem Buch auch noch herzlich gestritten werden wird. Die Tatsache, dass Pilze so effektiv Vitamin D_2 bilden, wird ebenfalls großtechnisch genutzt. Zur Produktion von D_2-Präparaten oder Nahrungssupplementen bestrahlt man Pilze, löst das Vitamin D_2 aus ihnen heraus und arbeitet es in Präparate ein.

Nachdem D_2 und D_3 aus der Nahrung über unsere Dünndarmschleimhaut aufgenommen und über das Lymphsystem in den Blutkreislauf abgegeben wurden, gelangen beide zur Leber. Das Vitamin D aus der Eigenproduktion in der Haut wird ebenfalls zur Leber transportiert. Sie ist unser wichtigstes Stoffwechselorgan. Alle drei Vitamin-D-Arten münden dort in den gleichen Stoffwechselweg. Wir werden uns deshalb von hier ab alle Zusatzbezeichnungen sparen und jede Art der Zufuhr, sei es über die Cholesterinumwandlung durch Sonnenlicht oder über tierische oder pflanzliche Produkte, nur noch mit Vitamin D bezeichnen.

Die Leber wandelt alles Vitamin D schnell in eine Transport- oder Speicherform um, die wir mit 25D abkürzen (siehe voriges Kapitel). Es wäre schließlich nicht sinnvoll, wenn alles Vitamin D ständig im Blut kreisen würde. Allerdings verbleibt nur ein Teil in der Leber. Der viel größere Teil wird weitergeschickt und gelangt dorthin, wo sich fettlösliche Vitamine am wohlsten fühlen – ins Fettgewebe. Dort wird es als Reserve für schlechte Versorgungszeiten aufbewahrt. Wer viele gut gefüllte Fettzellen besitzt, hat aus diesem Grund bei gleicher Zufuhr auch mehr von seinem Vitamin D im Fettgewebe gespeichert. Dicke haben deshalb weniger Vitamin D im Kreislaufsystem als schlanke Menschen. Das ist natürlich ein weiterer gravierender Nachteil von Übergewicht und erhöht das Erkrankungsrisiko dicker Menschen. Das 25D gelangt von der Leber auf dem Blutweg auch zur Niere. Dort wird es in die biologisch aktive Form umgewandelt, in das 1,25-Dihydroxy-Vitamin D oder auch Calcitriol – offiziell mit 1,25(OH)2D abgekürzt. Der Einfachheit halber erlaube ich mir, für dieses aktive Vitamin D, das im Endeffekt all die wunderbaren Gesundheitswirkungen in den Zellen auslöst, die Abkürzung 1,25D zu verwenden. Das 1,25D gehört zur Gruppe der Steroidhormone, wie auch Cortison. Das lässt schon einiges erwarten. Jetzt ist es also geklärt: Vitamin D ist im Grunde ein Pro-Hormon oder Hormonvorläufer, und sobald es aktiviert wurde, ein echtes Hormon!

Die »klassischen« Hormone sind chemische Botenstoffe, die in dafür spezialisierten Geweben – den Hormondrüsen – gebildet, direkt ins Blut abgegeben und über diesen Weg an ihren Wirkungsort transportiert werden. In ihrem Zielgebiet haben manche Körperzellen an der Außenseite spezifische Andockstellen für Hormone, sogenannte Rezeptoren. Mithilfe dieser Andockstellen werden die Hormone in die Zellen eingeschleust, oder es werden Signalkaskaden angestoßen, die bis in den Zellkern hinein wirken. Auf diesem Weg lösen Hormone die Bildung spezieller Stoffe aus, die das Verhalten der Zellen lenken und verändern. Auf diese Weise steuern Hormone unsere Körperfunktionen und greifen in den Stoffwechsel ein. Beispielsweise fördern oder hemmen sie das Wachstum, lassen uns empfängnisbereit werden oder kinderlos bleiben, erhöhen oder senken den Blutdruck, lassen uns nervös oder ruhig sein und entscheiden vielleicht sogar darüber, ob wir eher dick oder eher dünn sind. Hormone sind also Botenstoffe, die eine Information in ihrer chemischen Struktur eingeprägt haben, um sie an bestimmte Zielzellen weiterzugeben.

Zurück zum Vitamin D: 1,25D steht für das aktivierte Hormon, den eigentlichen Stoff, um den es sich dreht, wenn die gesundheitliche Wirkung diskutiert wird. Die Abkürzung 25D hingegen steht für die inaktive Speicher- und Transportform. Und Vitamin D meint das, was wir mit fettem Fisch oder über Nahrungssupplemente zu uns nehmen oder beim Sonnenbaden in der Haut produzieren.

Wir waren bei der Aktivierung von 25D zu 1,25D in der Niere. Von hier aus wird das aktivierte Hormon wieder in den Blutkreislauf geschickt. Es gelangt zum Dünndarm, zur Nebenschilddrüse und zu den Knochen, aber auch wiederum zurück zu bestimmten Nierenzellen. In all diesen Zielzellen dockt das 1,25D an seinen spezifischen Rezeptor an. Es wird in die Zellen geschleust und löst nun die oben erwähnten Reaktionen aus, die die Funktion des Gewebes steuern. Am besten erforscht und deshalb am bekanntesten sind die Effekte auf den Knochen. Hier reguliert 1,25D den komplexen und überaus wichtigen Calciumhaushalt. Im Dünndarm stimuliert 1,25D die Aufnahme und den Transport von Calcium durch die Schleimhaut ins Kreislaufsystem. Im Knochen reguliert es sowohl die Einlagerung oder, wenn nötig, auch eine Ausschüttung von Calcium. In der Niere stimuliert es die Rückresorption von Calcium. Näheres dazu werden wir im Kapitel über »Harte und weiche Knochen« erfahren.

In jüngster Zeit sind außer der Niere noch 36 weitere Gewebe identifiziert worden, die einen spezifischen Rezeptor für 1,25D besitzen. Das aktive Vitamin D ist in all diesen Geweben für das einwandfreie Funktionieren wichtig: in Knochen, Nieren, Nebenschilddrüse – und in den Dünndarmschleimhautzellen sowieso – aber auch in Muskeln, Knorpeln, Pankreas, Prostata, Haut, Brustdrüsen, Eierstöcken und Plazenta, sowie in Gefäßwand-, Leber-, Dickdarm-, Immunabwehr- und Nervenzellen – um nur einige der wichtigsten zu nennen.

Von der Niere wird ständig eine gewisse Menge 1,25D ausgeschieden und im Blut in der nötigen Konzentration gehalten. Fällt der 1,25D-Spiegel ab, so wird mehr produziert und weniger ausgeschieden. Ist er zu hoch, wird weniger produziert und die Ausscheidung gesteigert.

Besonders spannend und erhellend ist die neue Entdeckung, dass viele Gewebe das 1,25D sogar selbst aus der Speicherform 25D aufbauen können und gar nicht von der Versorgung über die Niere abhängig sind. Die Haut-, Dickdarm, Nerven-, Gefäßwand-, Hirn-, Brustdrüsen-, Pankreas-, Nebenschilddrüsen-, Prostata-, Plazenta- und Immunabwehrzellen holen sich das 25D über eigene Rezeptoren in die Zelle und wandeln es direkt in das aktive 1,25D um. Dabei verwenden diese Gewebe das 1,25D nur für sich selbst und schicken es nicht in das Kreislaufsystem.

Die Haut kann als einziges Gewebe sogar alles: Aus Cholesterin Vitamin D herstellen, es in die Speicherform 25D verwandeln und auch noch zum 1,25D aktivieren. Das heißt, dass die Haut offenbar ganz besonders darauf angewiesen ist, gut mit Vitamin D und seinen schützenden Wirkungen versorgt werden muss. Wir werden sehen, warum.

Inzwischen sind über Tausend Gene in 37 verschiedenen Geweben und Organen identifiziert worden, die durch 1,25D aktiviert werden. Das bedeutet: Überall dort können unsere genetisch fixierten Anlagen erst dann zum Zuge kommen, wenn sie durch 1,25D dazu angeregt werden! Es gibt fast keinen Bereich in unserem Körper, der nicht auf das 1,25D angewiesen ist.

Wichtige Funktionen von 1,25D sind beispielsweise eine korrekte Zellausbildung und die Steuerung der Apoptose – des programmierten freiwilligen Zelltods, wenn Zellen einmal entartet sind. Andererseits werden von 1,25D auch die ständige Anpassung des Immunsystems und die Kontrolle anderer Hormonsysteme im Körper beeinflusst, wie zum Beispiel die Insulinproduktion und Insulinwirkung. Ich schließe mich in meiner Einschätzung gerne den Spitzenforschern an: Vor allem die Antikrebswirkung ist absolut faszinierend.

Wenn der Körper mit 25D ausreichend versorgt und genügend davon gespeichert ist, sind die Voraussetzungen für eine optimale Funktion erfüllt. Die Speicher in Leber, Fettgewebe, Haut und Muskulatur reichen für zwei bis vier Monate, je nachdem, wie gut sie gefüllt waren. Bei uns in Europa sind sie typischerweise im Spätsommer am vollsten. Viele von uns legen aber im Sommer nur ungenügende Speicher an, weil die Sonne nicht scheint oder weil wir sie meiden: Die Speicher gehen schon ab Oktober oder November zur Neige. Vor allem nützt es im Spätherbst in unseren Breiten nichts mehr, sich noch mal in die Sonne zu legen. Wenn die Sonne wieder tiefer steht, ist in Sachen Vitamin-D-Produktion nichts mehr nachzuholen, was man im Sommerhalbjahr versäumt hat.

Sind die Speicher leer, was bei uns allen im Winterhalbjahr mehr oder weniger erwartet werden kann, wird es kritisch: Bereits unterhalb eines 25D-Blutspiegels von 30 ng/ml beginnen erste Gesundheitsrisiken. Unter 20 ng/ml werden die Risiken schon deutlich. Und unter 10 ng/ml sind Schäden zwingend. Einzelheiten dazu werden nun kapitelweise erörtert. Aber an dieser Stelle sei schon einmal verraten: Unsere übliche Unterversorgung mit Vitamin D ist ein gewaltiger Risikofaktor für praktisch alle unsere Zivilisationskrankheiten.

Ein Dogma fällt: Sonnen schadet nicht, es nutzt der Gesundheit – ein vernünftiges Maß vorausgesetzt. Gebräunte Haut schützt vor der Sonne und auch vor schwarzem Hautkrebs. Hellhäutige Menschen bilden in der Sonne sehr schnell eine erhebliche Menge Vitamin D, bei dunkelhäutigen dauert die Bildung der gleichen Dosis ein Vielfaches länger: Hautfarbe, Wohnort und Jahreszeit haben entscheidenden Einfluss auf den Vitamin-D-Spiegel.

Die Sonne macht's

Pflanzen gehen ohne Licht ein, Menschen auch! Ohne Sonne kein Vitamin D. Ohne Vitamin D liegen Tausende genetischer Anlagen brach. Der Zentralschalter fällt einfach aus. Die vierte Säule der Gesundheit bricht weg.

Da fällt manchem vielleicht der Satz aus Mose 1 des Alten Testaments ein »Und Gott sprach: Es werde Licht! Und es ward Licht. Und Gott sah, dass das Licht gut war …« Ich werde nun bestimmt nicht über die Schöpfungsgeschichte diskutieren. Aber sicher ist: Seit jeher verehren die Menschen die Sonne wegen ihrer offensichtlichen gesundheitsförderlichen Wirkung. Das illustrieren Höhlenmalereien unserer Vorfahren in der Steinzeit. Das zeigen 6.000 Jahre alte Dokumente aus dem Ägypten der Pharaonen, und das belegen Schriften der alten griechischen und römischen Heiler, die schon die Sonnentherapie gezielt eingesetzt haben. Auch die häufige Anbetung von Sonnengöttern ist sicher kein Zufall. Die meisten Organismen leben direkt oder indirekt von der Sonnenenergie. Pflanzen gewinnen mithilfe ihres Farbstoffes Chlorophyll ihre Energie direkt aus dem Sonnenlicht. Pflanzenfressende Tiere schaffen es indirekt. Sie fressen Pflanzen und machen sich die darin gespeicherte Sonnenenergie zunutze. Fleischfresser hingegen nutzen die im Körper anderer Tiere enthaltene Energie. Und auch die lichtabhängige Synthese des Vitamin D wird schätzungsweise seit über 750 Millionen Jahren genutzt und kommt schon bei den niedrigsten Lebewesen vor, wie zum Beispiel bei bestimmten Planktonarten.

Bevor wir zu Einzelheiten der faszinierenden Vorgänge im Zusammenspiel zwischen Sonne und Haut kommen, möchte ich hier zunächst ein paar allgemeine Fakten über ihre Strahlen darlegen. Ich werde mich dabei sehr eng an das Buch »The UV Advantage« von Prof. Michael Holick aus dem Jahr 2004 halten.[01] Er ist vielleicht DER bekannteste und einflussreichste Forscher zum Thema Sonne, UV-Licht, Vitamin D und Gesundheit auf der Welt. Er war lange Zeit als Wissenschaftler an der Abteilung für Dermatologie an der Boston University tätig. Nach Erscheinen seines Buches wurde er von seiner Chefin, Frau Prof. Barbara Gilchrest, vor die Tür gesetzt. Er hatte gewagt, eines der größten Dogmen in der Dermatologie vom Sockel zu kippen: nämlich, indem er die Position vertrat, dass regelmäßige, aber vernünftige Sonnenbestrahlung der Gesundheit mehr nützt als schadet. Das war zu viel. Zwischenzeitlich sind nur vier Jahre vergangen. Michael Holick hat der Rausschmiss in seiner Karriere nicht gebremst. Er ist nach wie vor in Boston an der Universität in Forschung und Lehre tätig, allerdings jetzt im Department of Medicine, Section of Endocrinology, Nutrition and Diabetes, Vitamin D, Skin and Bone Research Laboratory. Und er hat mit seiner damaligen Einschätzung nicht nur Recht behalten – er hat heute höchste Anerkennung und publiziert fleißig in den angesehensten Fachzeitschriften der Welt. Ich beziehe mich also auf seine Ausführungen – zum Teil wörtlich – und kann jedem, der sich für dieses Thema interessiert, nur empfehlen, sich sein Buch zu besorgen.

Energie allein reicht höheren Wesen zum Leben nicht. Sie brauchen unter anderem auch reichlich Vitamin D. Eine wesentliche Aufgabe besteht darin, sich das Calcium zunutze machen zu können und damit die Knochen aufzubauen. Michael Holick schreibt in seinem Buch zum Thema Sonne und Licht: »Es überrascht nicht, dass die antiken Völker die Wohltaten des Sonnenlichts instinktiv erkannten. Leben und Gesundheit des Menschen waren vom Sonnenlicht abhängig, seit unsere Vorfahren aus der Ursuppe aufgetaucht waren. Nachdem sie die calciumreiche Umgebung des sprudelnden Salzwassers verlassen hatten, in dem sich alles Leben entwickelte (dort hätte noch ihr primitives Skelett das Calcium direkt aufnehmen können), holten sich unsere vierbeinigen Vorfahren an Land nun das Calcium durch den Verzehr von Pflanzen. Hauptaufgabe von Calcium ist der Knochenaufbau. Unsere frühen Verwandten entwickelten ein System der Calciumaufnahme aus der Nahrung. Für diesen chemischen Prozess war Vitamin D erforderlich, das bei Sonnenexposition in der Haut gebildet wird.«

Diese Bedeutung von Vitamin D hat sich bekanntlich bis heute nicht verändert. Aber es wurden immer mehr neue Aufgaben entdeckt. Bevor wir darauf näher eingehen, vorab noch ein paar Informationen zur Sonnenstrahlung: Das Sonnenlicht besteht aus einer Mischung von elektromagnetischen Strahlen mit unterschiedlicher Wellenlänge. Die langwelligsten sind die infraroten Strahlen, die man auch in der medizinischen Wärmetherapie einsetzt. Die kurzwelligsten sind die ultravioletten Strahlen (UV). Nur diese sind für die Vitamin-D-Synthese relevant. Dabei kann man die UV-Strahlen in drei Bereiche einteilen:

Die UVC-Strahlen sind die kurzwelligsten (Wellenlänge 100–280 Nanometer) und zugleich die aggressivsten Strahlen des UV-Spektrums. Sie werden durch die obersten Luftschichten der Erdatmosphäre beziehungsweise der Ozonschicht vollständig absorbiert und gelangen deshalb nicht bis zur Erdoberfläche. Die UVB-Strahlen sind mit 280–320 nm bereits etwas langwelliger. Auch von ihnen wird ein großer Anteil in der Ozonschicht absorbiert. Weitere Anteile werden durch Luftverschmutzung geschluckt. Und natürlich können Wolken die Bestrahlung der Erdoberfläche zumindest teilweise unterbinden. Der Restanteil an UVB-Strahlung, der bis zu uns durchdringt, kann in die Oberhaut (Epidermis) eindringen und in speziellen Zellen, den Melanozyten, die Bildung von Melanin anregen. Melanin ist das Farbpigment, das unsere Haut braun tönt. Die Bräunung ist – zusammen mit der bestrahlungsbedingten Verdickung des Oberhautgewebes, der sogenannten Lichtschwiele – der wichtigste Schutz gegen die schädigende Wirkung der UV-Strahlung.

Die UVA-Strahlen sind mit 320–400 nm die langwelligsten unter den UV-Strahlen. Sie können in tiefere Hautschichten eindringen, bis zur Lederhaut (Dermis). Sonnenbrand bewirken sie nur bei intensiver Bestrahlung. Aber sie können schnell und stark auf das Melanin einwirken und eine chemische Veränderung bewirken. Das führt zwar zu einer schnellen und starken Bräunung, jedoch hält diese nur recht kurz vor und bietet zudem kaum echten Lichtschutz. Dafür löst sie eine Schädigung der kollagenen Struktur der Haut aus, die daraufhin ihre Spannkraft verliert und frühzeitig altert. Außerdem ist das Hautkrebsrisiko durch UVA-Strahlung wegen der vermehrten Bildung freier Radikale besonders hoch. In einem eigenen Kapitel werde ich das Thema Hautkrebs noch ausführlicher diskutieren. Das ist ein besonders spannendes Kapitel, denn Experten haben berechnet, dass auf jeden sonnenbedingten Hautkrebs andererseits 30 Menschen vor dem Krebstod bewahrt werden – in dem sie für eine genügende Vitamin-D-Produktion sorgen.

Auf der Erde ist nur das UVB für die Vitamin-D-Synthese in der Haut verantwortlich. Wird Cholesterin[02] in unserer Haut mit UV-Licht der Wellenlängen 290–315 nm und einer Intensität von mindestens 18 Millijoule pro Quadratzentimeter bestrahlt, entsteht das Provitamin D. Das erfährt durch die Wärmeeinwirkung in der Haut einen weiteren chemischen Umbau, wodurch erst das Vitamin D entsteht. Dieses gelangt von der Haut ins Blut und wird dort mithilfe eines Eiweißkörpers namens Vitamin-D-bindendes Protein

(DBP) zur Leber transportiert. Die Leber baut es dann in die Speicherform 25D um (siehe vorheriges Kapitel).

Die meisten Wirbeltiere, einschließlich des Menschen, decken den Großteil ihres Vitamin-D-Bedarfes durch Sonnenbestrahlung ihrer Haut ab. Selbst in Westeuropa werden etwa 90–95 Prozent des im Körper vorhandenen Vitamin D mithilfe des Sonnenlichts in der Haut gebildet. Aber Vorsicht: Wie wir ausgeführt haben, sagt das nichts darüber aus, ob das dann 95 Prozent von genügend oder 95 Prozent von zu wenig Vitamin D sind!

Wie die Sonne auf uns wirkt und ob die Bestrahlung für die Vitamin-D-Bildung ausreicht, ist von vielerlei Umständen abhängig. Die Bekleidung, die Tageszeit, zu der man in die Sonne geht und auch die Qualität der Sonnencreme, die man möglicherweise aufträgt, lässt sich noch relativ leicht beeinflussen. Den geografischen Breitengrad und die Seehöhe[03] unseres Lebensraums nachhaltig zu verändern – und auch dies stellen relevante Einflussfaktoren auf die Vitamin-D-Produktion in der Haut dar – gestaltet sich schon aufwendiger, ist aber mit einem Wohnsitzwechsel noch zu realisieren. Aber gegen unser Alter und unseren Hauttyp haben wir keine Mittel mehr in der Hand, ebenso wenig natürlich gegen das Wetter, die aktuelle Luftverschmutzung oder auf den jahreszeitlich bedingten Einstrahlwinkel der Sonne. Die Höhe des Sonnenstandes ist einer der entscheidenden Faktoren für die Vitamin-D-Bildung in der Haut. In den Sommermonaten Juni und Juli ist der mittägliche Sonnenstand auf der Nordhalbkugel am höchsten – die Sonne steht fast senkrecht. Da ist der Weg der Sonnenstrahlen zum Erdboden am kürzesten und es wird weniger UVB-Licht von den Schichten der Atmosphäre absorbiert. Aus dem gleichen Grund ist die Strahlung und die Vitamin-D-Bildung in den Bergen wesentlich stärker, als wenn man sich auf Höhe des Meeresspiegels sonnt. Reflexion vom Wasser des Bergsees oder von Schneeflächen erhöht die Strahlendosis noch weiter, und auch der Sand des Badestrandes hat einen ähnlich verstärkenden Effekt. Selber nachhelfen kann man auch noch mit der berühmten Alufolie unter dem Kinn.

Wenn die Sonne am Vormittag oder Nachmittag tiefer steht, ist der Einstrahlwinkel der Sonnenstrahlen flacher und ihr Weg durch die Atmosphäre länger. Dadurch wird mehr UVB abgefangen. Dieser Zusammenhang verstärkt sich in den Wintermonaten, in denen die jeweils winterliche Erdhalbkugel aufgrund der geneigten Erdachse der Sonne weiter abgewandt ist. Dann ist der Einstrahlwinkel noch flacher, und die Sonnenstrahlen müssen prinzipiell eine längere Strecke bis zur Erdoberfläche zurücklegen: Die UVB-Intensität ist noch geringer, und die Vitamin-D-Bildung geht immer mehr zurück. Was das weniger an Strahlkraft im Winter bedeutet, können wir auch an den Heizkosten ablesen …

In nördlicheren Gebieten kann der Mensch zwischen Oktober und April so gut wie kein Vitamin D mehr bilden – selbst wenn die Sonne mittags die Haut wärmt. Nach Messungen und Berechnungen von Michael Holick und Mitarbeitern ist das bereits auf dem 42. Breitengrad – etwa in seiner Heimat Boston (USA), aber auch in Rom oder in Barcelona – während der vier dunkelsten Monate des Jahres der Fall. Und oberhalb des 52. Breitengrades geht sogar im gesamten Winterhalbjahr kaum noch etwas. Stellen Sie sich das vor: Von Mitte Oktober bis Mitte April kommt die Vitamin-D-Produktion in der Haut fast vollständig zum Erliegen!

Für meine Heimat Deutschland bedeutet das konkret: Nördlich einer Linie zwischen Magdeburg und Osnabrück, die beide auf dem 52. Breitengrad liegen, gibt es sechs Monate im Jahr nichts zu holen. Und alle Bürger und Bürgerinnen nördlich davon haben noch weniger Chancen auf eine Vitamin-D-Versorgung aus dem Sonnenlicht. Als Münchner liege ich auf dem 48. Breitengrad in der Sonne. Selbst als weißer Bayer kann ich mich im Winterhalbjahr mit dieser Lageverbesserung aber nicht wirklich trösten. Da hilft es zumindest eine Weile, sich nach dem Rat von Luis Trenker zu verhalten: »Nauf auf'n Berg!« Denn je höher ich kraxle, desto eher geht selbst dann noch »a bissl was«.

Nur unterhalb des 37. Breitengrades – da wären wir beispielsweise in Los Angeles oder auf Sizilien – ist eine ausreichende Vitamin-D-Bildung in der Sonne über das ganze Jahr gewährleistet.

Wer wissen will, wie lange an welchem Ort und zu welcher Zeit wie viel Vitamin D kostenfrei über die Sonne zu tanken ist, kann sich das errechnen lassen. Es existieren mehrere frei verfügbare Rechner im Internet, beispielsweise jener des Norwegischen Instituts für Luftforschung in Trömsö. Der spuckt sofort aus, wann und wo bei unterschiedlichen Lichtverhältnissen eine Vitamin-D-Bildung in der Haut zu erwarten ist. Nach Berechnungen der deutschen Wetterdienste für die vergangenen 30 Jahre scheint übrigens in Freiburg im Breisgau im Vergleich der 50 größten Städte Deutschlands am häufigsten die Sonne. Auf Platz 2 liegt Nürnberg mit 1.698 Stunden, gefolgt von Augsburg und Stuttgart mit je 1.692 Stunden. Mein München liegt mit 1.681 Stunden an 8. Stelle. Hamburg folgt erst an 18. Stelle mit 1.557 Stunden. Ärgerlich nur, dass Kiel mit 1.635 und Lübeck mit 1.624 Stunden noch vor München platziert sind. Und Rostock steht gar mit 1.687 Stunden an 6. Stelle. Schlusslichter der Statistik sind Bochum und Dortmund mit je 1.370 Sonnenstunden.

Eine Auswertung des Wetterdienstes Meteomedia für das erste Halbjahr 2008 bestätigt den Langzeittrend: München liegt mit durchschnittlich 5 Stunden und 44 Minuten Sonne pro Tag knapp vor Hamburg mit

5 Stunden und 32 Minuten. Und die Berliner hätten sich durchschnittlich nur 5 Stunden und 22 Minuten der Sonne hingeben können. Am wolkigsten fiel dieses erste Halbjahr in Essen aus, wo die Sonne sich weniger als 5 Stunden pro Tag blicken ließ.

Soweit der kleine Exkurs in Sachen deutsche Sonne. Zurück zu den Konsequenzen. Was machen beispielsweise die Millionen Senioren in unseren Breiten, die aus vielerlei Gründen besonders selten an die Sonne kommen und auch nicht mehr so einfach auf die Berge kraxeln können? Zudem nimmt mit dem Alter die Fähigkeit zur Vitamin-D-Bildung auch noch ab.

Und was machen unsere dunkelhäutigen Mitbürger? Oder gar dunkelhäutige Senioren? Für sie wird es während der meisten Monate im Jahr schwierig sein, Vitamin D zu produzieren.

Der Grund hierfür liegt im Melanin. Jene UVB-Strahlen, die es durch Atmosphäre und Wolken bis zu uns schaffen, können in die Oberhaut eindringen und, wie schon erwähnt, in speziellen Zellen, den Melanozyten, die Bildung des Farbpigments Melanin anregen. Bei den UVB-Strahlen dauert es etwa 72 Stunden, bis man die Bräunung erkennen kann. Das ist dafür jene Bräune, die auch lange vorhält. Allerdings sollte man bei aller Euphorie nicht vergessen: Beim Bräunen geht es dem Körper nicht primär um seine Schönheit, sondern um Schutz vor zu viel schädigenden Sonnenstrahlen.

Melanin schützt effektiv, denn es absorbiert die UV-Strahlen in der obersten Hautschicht und verhindert damit, dass sie in tiefere Hautschichten eindringen und dort Unheil anrichten. Das Hautkrebsrisiko durch zu viel Sonne dürfte ja hinreichend bekannt sein. Gebräunte Haut ist tatsächlich der beste Sonnenschutz und auch der beste Schutz vor schwarzem Hautkrebs! Je mehr Melanin in der Haut, desto brauner die Haut. So ist es kein Zufall, dass das Melanom, der gefürchtete und gefährliche schwarze Hautkrebs bei Menschen mit schwarzer oder brauner Hautfarbe viel seltener vorkommt als bei Weißen.

Kritisch für uns Bleichgesichter ist vor allem die Zeit, bis eine erste leichte Bräunung erreicht ist. Denn bis genügend Melanin aufgebaut ist, kann ja leicht ein Sonnenbrand entstehen. Das sollte man wegen der nachweislichen Risiken tunlichst vermeiden! Man muss also mit gesundem Menschenverstand und Vorsicht an die Sache herangehen: Mit blasser Haut sollte man sich anfangs ungeschützt nur ein paar Minuten in die Sonne wagen. Täglich kann man die Sonnendosis ein wenig steigern. Und immer darauf achten, dass man so rechtzeitig aus der Sonne geht, damit es nicht annähernd zur Hautrötung kommt. Im letzten Kapitel finden Sie viele genauere Angaben und Tipps.

Um einen Vergleichsstandard für die individuell verträgliche Sonnendosis zu haben, hat man sich die MED ausgedacht. Das ist die minimale Erythemdosis[05]. Eine MED entspricht der UV-Bestrahlungsdosis, die notwendig ist, damit sich die Haut innerhalb der folgenden acht Stunden zu röten beginnt. Diese Dosis ist individuell unterschiedlich, variiert selbst bei Menschen gleichen Hauttyps stark und ist natürlich auch von den jeweiligen Lebensumständen abhängig.

Prof. Bruce Hollis (vom Department of Biochemistry and Molecular Biology, Medical University of South Carolina, USA) hat folgende Rechnung aufgemacht: Bei einem durchschnittlich hellhäutigen, jungen, erwachsenen Menschen in Badehose ist an einem sonnigen Sommertag mittags auf 42° Breite in Meereshöhe (entsprechend Boston oder Rom) bereits nach zehn bis zwölf Minuten eine MED erreicht. Ein gleichaltriger braunhäutiger Inder beispielsweise bräuchte in der gleichen Situation etwa 30 Minuten, um eine MED zu erreichen. Und bei einem sehr dunkelhäutigen Afroamerikaner wären schon etwa 120 Minuten vonnöten.

Umgekehrt hat das natürlich Konsequenzen für die Vitamin-D-Bildung in der Haut: Wenn Melanin das UVB schluckt, wird auch kein Vitamin D gebildet. Bei unserem blasshäutigen Kollegen in Boston würde die Haut schon in zehn bis zwölf Minuten Ganzkörper-Sonnenbestrahlung innerhalb von 24 Stunden eine Menge Vitamin D erzeugen, die einer Zufuhr von 10.000 bis 20.000 I. E. (250 µg bis 500 µg) über die Nahrung entspricht. Das wären viele Kilogramm fetter Fisch! Ein Inder bräuchte für die gleiche »Vitamin-D-Ernte« immerhin schon 30 Minuten, aber unser schwarzer Sonnenanbeter benötigt ganze zwei Stunden dafür! Ob er dafür Zeit hat? Wenn dunkelhäutige Menschen in Gegenden leben, die reichlich intensive Sonnenbestrahlung bieten und sie sich ihr auch aussetzen und sie ihre Haut nicht komplett bedecken, erreichen sie tatsächlich auch hohe bis sehr hohe Blutkonzentrationen von 25D. Werte von 50–90 ng/dl sind schon gemessen worden – und das bei gleichzeitig niedrigem Risiko für schwarzen Hautkrebs.

Daraus folgt: Bei Hellhäutigen ist eine starke Vitamin-D-Bildung in der Haut schon bei einer kurzen, aber intensiven Sonnenbestrahlung mit hohem UVB-Anteil erreichbar. Bei Dunkelhäutigen nicht. Das Gleiche gilt natürlich auch für gut gebräunte »Weiße«. Je dunkler sonnengebräunt, desto weniger Vitamin D wird gebildet.

Umgekehrt bedeutet das, dass man zur optimalen Vitamin-D-Versorgung als Weißer in nördlichen Gefilden nicht versuchen sollte, besonders braun zu werden. Aber richtige Probleme bekommen an erster Stelle Menschen mit natürlich dunkler Hautfarbe, wenn sie nicht in äquatornahen Gebieten leben, sondern in nördlicheren oder südlicheren Breiten ihr Leben verbringen.

Zum Abschluss des Kapitels noch ein paar zusammenfassende Fakten: Da ein Zuviel von Vitamin D für den Körper giftig ist, muss er eine überbordende Produktion verhindern. Das gelingt auf mehrererlei Weise: Erstens wird nicht alles Cholesterin in der Haut in ProVitamin D umgewandelt, sondern nur etwa 65 Prozent. Zweitens wird ein Teil des gebildeten Provitamins bei weiterhin eintreffenden Sonnenstrahlen umgehend in eine biologisch unbrauchbare Form umgewandelt. Drittens ist das entstandene 25D nicht sehr stabil. Wird es nicht schleunigst aus dem Blut in die Speicher transportiert, wird ein Teil bei weiter bestehender UVA- und UVB-Bestrahlung in unwirksame Verbindungen gespalten. Und viertens wird – wie gerade beschrieben – durch die Sonnenbestrahlung mittelfristig Melanin gebildet und die Haut dadurch gebräunt – der natürliche Schutzschirm gegen die UVB-Wirkung in der Haut. Mit diesen wunderbaren Regulationsmechanismen schützt sich der Körper somit sowohl kurzfristig als auch langfristig vor einer Vitamin-D-Vergiftung. Und es sei an dieser Stelle noch einmal betont: Gebräunte Haut ist der beste Schutz gegen die schädlichen Wirkungen der Sonnenstrahlen.

Die Hautfarbe machte Sinn: Menschen, die in Äquatornähe lebten, hatten eine dunkle Haut, je weiter man in Richtung Nord- und Südpol zog, desto weißer musste man werden. Das Vermögen, Vitamin D durch die Haut zu produzieren, war der Sonneneinstrahlung angepasst. Wanderungsbewegungen, aber auch kulturelle Eigenarten haben diese Balance empfindlich gestört: Eine gefährliche Unterversorgung mit Vitamin D in vielen Bevölkerungskreisen ist die Folge.

Vom Äquator zu den Polen

Die Wiege der Menschheit liegt mit größter Wahrscheinlichkeit in Ostafrika. Vor etwa sieben Millionen Jahren teilte sich dort die Linie der Primaten auf: in die der Menschenaffen und in die der Hominiden. Wir stammen also nicht von den Affen ab, haben aber gemeinsame Vorfahren. Im Laufe der nächsten vier Millionen Jahre fand die Evolution vom »Vormenschen« zu unserem ersten genetisch direkten Vorfahren statt. Der lebte vor etwa 2,3 Millionen Jahren und hieß Homo habilis. Diese Linie entwickelte sich weiter bis hin zum anatomisch modernen Menschen, dem Homo sapiens, der vor etwa 140.000 Jahren das Licht der Welt erblickte.

Viele Funde sprechen dafür, dass unsere Stammeltern sich in vielen Milliarden Jahren am afrikanischen Äquator aus primitiven Lebewesen der Ursuppe zu menschenähnlichen Geschöpfen entwickelt haben. Offenbar hat es dann viele an die ostafrikanische Küste verschlagen, wo sie sich in neuer Umwelt weiter entwickelten. Man weiß sicher, dass vor 150.000 bis 100.000 Jahren die Küsten zwischen dem südlichen Afrika und dem Roten Meer schon vom Homo sapiens besiedelt waren.

Über Afrika waren Eiszeiten hinweg gezogen, wodurch die Nahrung und der Lebensraum knapp wurden. So blieb den Menschen nichts anderes übrig, als auf der Suche nach etwas Essbarem umherzuziehen. Auf diese Weise stießen sie über eine Landbrücke nach Kleinasien vor, von dort weiter bis nach Asien und dann auch nach Europa.

Ursprünglich hatten unsere archaischen Verwandten wohl eine sehr dunkle Hautfarbe. Während der Eiszeiten, mit entsprechend wenig Sonnenschein, soll sich erstmals eine Aufhellung der dunklen Haut durchgesetzt haben. Je weiter sie auf ihrem Zug nach Norden gelangten, desto heller wurde ihre Haut. Das ist bis heute unverkennbar. Wenn man sich in einem älteren Weltatlas die Hautfarben der Menschen ansieht, erkennt man, dass die Pigmentierung von dunkel nach hell sehr gut mit den Breitengraden nördlich und südlich des Äquators übereinstimmt.[01] Diese Entwicklung ist evolutionstheoretisch äußerst sinnvoll. Denn mit weniger Melanin gelangen mehr UV-Strahlen in die Haut. Damit kann auch bei geringerem Lichteinfall mehr Vitamin D produziert werden als mit dunkler Haut, was sich entwicklungsgeschichtlich als Überlebens- und Fortpflanzungsvorteil herauskristallisierte.

Einige Menschen sind dann vor nicht allzu langer Zeit noch weiter nach Norden gezogen, wo es keine Chance mehr gab, sich das Vitamin D aus der Sonne zu holen. Einerseits ist es in der Arktis viel zu lange im Jahr viel zu dunkel. Und andererseits ist es dort für Sonnenbäder viel zu kalt. Wie haben die Inuit, die Ureinwohner, in der Arktis überlebt? Sie haben zu ihrer Ernährung zwangsläufig jene Tiere verzehrt, die dort auch überleben können. Das sind Fische und Säuger mit einer besonders fetten Unterhautschicht. Frischer Fisch, Fischleber sowie Wal- oder Robbenleber sind dort Grundnahrungsmittel – und sie sind die Vitamin-D-reichsten, die die Welt zu bieten hat. Hier scheint Plankton, die Hauptnahrung der Fische, die wichtigste Quelle zu sein. Heutzutage leben viele Menschen nicht mehr dort, wo ihre Vorfahren sich entwickelt haben. Die großen Wellen der Emigration haben viele Millionen Menschen vor allem von den ärmeren, südlich oder äquatornah gelegenen Gebieten in die reicheren nördlichen Breiten verschlagen. Es leben in Europa und anderswo auf der Welt immer mehr Menschen in Gebieten, für die sie evolutionsmäßig nicht gedacht sind, was sie dem Risiko einer für ihr dunkleres Hautkolorit zu geringen Sonneneinstrahlung aussetzt. Die Folge eines ganzjährig zu niedrigen Vitamin-D-Spiegels sind diverse erhöhte Gesundheitsrisiken.

Was ist zum Beispiel mit einem schwarzen Taxifahrer in Hamburg? Da sitzt er den ganzen Tag auf dem 53. Breitengrad auf Meereshöhe in einer Limousine. Um auf eine anständige Vitamin-D-Versorgung zu kommen, müsste er tagsüber lieber einige Stunden in der Sonne liegen oder auf ein Cabrio-Taxi umstellen. Dabei muss man sich in Hamburg aber immer fragen, wann die nächsten Regenwolken aufziehen. Und wie stellt er es im Herbst an, wenn die Sonnenstrahlen noch viel flacher auftreffen? Und erst im Winter, wenn die Intensität weiter abnimmt und nicht einmal für eine hellhäutige Freundin genügend Strahlkraft für eine Vitamin-D-Bildung vorhanden ist? Die Konsequenzen lassen sich abschätzen.

Es existiert noch eine Gruppe von Menschen, die freiwillig in eine besonders schlechte Situation gerät: Muslimische Frauen mit dunkel getönter Haut, die sie häufig so weit wie möglich verschleiern, und die zudem vielleicht noch in die nördliche Hemisphäre emigrieren. Eine aktuelle Studie aus Michigan, einem der nördlichsten Bundesstaaten der USA, beleuchtet diese dramatische Situation.[02] Nördlich ist hier sogar noch relativ, denn diese wissenschaftliche Erhebung wurde in Dearborn durchgeführt, einer kleinen Stadt im Südosten von Michigan, ganz in der Nähe von Detroit. Diese Enklave arabischer Einwanderer liegt auf dem 42. Breitengrad – das entspricht exakt dem Breitengrad von Florenz in Italien! Ich weiß, man kann es kaum glauben – aber geben Sie mal die Orte in Google-Earth ein, dann können Sie sich leicht davon überzeugen.

In Dearborn hat ein Forscherteam auf einem »ethnischen Wochenmarkt« erwachsene Besucherinnen arabischer Herkunft untersucht. Es war Anfang April 2007. Man erfragte die Ess- und Trinkgewohnheiten und erfasste dabei auch die Einnahme von Supplementen und der dort üblichen, mit Vitamin D angereicherten Getränke wie Milch und Orangensaft. Dann nahm man ihnen Blut ab und bestimmte alle für den Vitamin-D-Status wichtigen Werte. Die höchsten Blutkonzentrationen an 25D fand man erwartungsgemäß bei den Frauen, die keinen Schleier trugen und die wenigstens Hände und Gesicht dem Sonnenlicht aussetzten. Die absolut niedrigsten Werte fand man bei jenen Frauen, die verschleiert waren, aber auch keine supplementierten Nahrungsmittel zu sich nahmen. Die Zahlen sind schockierend: Bei den Frauen, die sich unverschleiert in der Öffentlichkeit bewegten, lag der Blutwert im Mittel bei 8,5 ng/ml! Bei verschleiert auftretenden Frauen mit supplementierten Produkten in der Ernährung betrug er 7 ng/ml und die verschleiert lebenden Frauen ohne Supplementierung in der Nahrung lagen gar nur bei 4 ng/ml. Alle Werte weisen auf einen dramatischen Vitamin-D-Mangel bei diesen Frauen hin. Alle sind in höchstem Maße von frühzeitiger Knochenentkalkung bedroht. Alle sind auch von sämtlichen Zivilisationskrankheiten bedroht! Und wenn sie Kinder bekommen, dann haben auch diese ein stark erhöhtes Erkrankungsrisiko und sind sogar bereits im Mutterleib durch Entwicklungsstörungen gefährdet.

Wie der Titel dieses Kapitels so schön ankündigt, wollen wir hier mit einem kleinen Ausflug zu den Polen enden, genauer gesagt zum Südpol. Es gibt ja Menschen, die sich dort freiwillig tummeln: In einem Fall waren es gesunde Teilnehmer einer Expedition.[03] Gesund hieß, dass sie vor allem keinerlei Anzeichen von Knochenerkrankungen aufweisen durften, denn man wollte den Einfluss des weitgehenden Fehlens von Sonnen-UVB auf den Vitamin-D-Spiegel und auf die Knochengesundheit überprüfen, wenn es gleichzeitig auch keine Vitamin-D-Supplementierung mit der Nahrung oder über Präparate gab. In den Jahren 2004/2005 ging eine erste Gruppe und 2005/2006 eine zweite in die australische Antarktis. In dieser Gegend besteht über den Großteil des Jahres hinweg nicht die geringste Chance, genügend UVB zur Vitamin-D-Bildung abzubekommen.

Die Expeditionen begannen jeweils im dortigen Sommer, also zwischen November und März. Da waren die Teilnehmer noch mit Vitamin D »aufgeladen«. Im Mittel fand man zu diesem Zeitpunkt einen Vitamin-D-Spiegel von 24 ng/ml, was ja bereits suboptimal ist. Dann zogen die Teilnehmer los, und es gab absichtlich keinen fetten Fisch im Gepäck. Nach vier Monaten lagen alle Teilnehmer unter dem kritischen Wert von 20 ng/ml mit Ausnahme jener, die mit Werten von über 40 ng/ml gestartet waren. Nach sechs Monaten war der 25D-Spiegel im Durchschnitt auf 15 ng/ml abgesunken. Zu diesem Zeitpunkt war infolge des Vitamin-D-Mangels auch der Calciumspiegel im Blut schon reduziert. Eines der wichtigen Hormone für den Knochenstoffwechsel, das Parathormon, war hingegen angestiegen. Das sind klassische Vorboten mangelnder Calciumausnutzung und der Freisetzung von Calcium aus dem Knochen. Und tatsächlich war bei den Expeditionsteilnehmern ein halbes Jahr später ein erster Knochenschwund objektiv nachweisbar. Aber das Bedenklichste war: Nach Rückkehr und der Wiederherstellung eines adäquaten Vitamin-D-Status war bei einigen der Knochenschwund nicht mehr rückgängig zu machen!

Ende Februar 2009 erschien dann endlich auch eine kontrollierte Studie aus der Antarktis.[04] Sie beleuchtet die Situation besser als alles andere zuvor. Dazu wurden Freiwillige, die in der McMurdo Station über den Winter hinweg im Einsatz waren, nach Zufallskriterien in vier Gruppen eingeteilt. Drei Gruppen erhielten fünf Monate lang spezifische Vitamin-D-Gaben, die vierte Gruppe erhielt kein Vitamin-D-Supplement. Die Tagesdosis betrug 2.000 I.E. in der ersten, 1.000 I.E. in der zweiten und 400 I.E. in der dritten Gruppe. Alle bekamen im Durchschnitt das Gleiche zu essen und ihre 25D-Spiegel lagen bei Studienbeginn im Schnitt zwischen dürftigen 14 und 18 ng/ml. Nach fünf Monaten fand man die erwartete Dosis-/Wirkungsbeziehung: Bei der höchsten Dosis, das heißt mit 2.000 I.E., war der 25D-Spiegel immerhin auf 28 ng/dl angestiegen.

Angestrebt war von den Forschern zwar der wünschenswerte Mindestspiegel von mehr als 30 ng/dl, aber man kann davon ausgehen, dass nach weiteren Monaten der Supplementierung auch dieses Ziel erreicht worden wäre – selbst ohne einen Sonneneinfluss in den Sommermonaten. Bei einer Dosis von 1.000 I.E. am Tag erreichte man nach fünf Monaten im Mittel 25 ng/ml, bei 400 I.E. waren es 23 ng/ml. Ohne Supplemente blieb man hingegen an der Untergrenze der Ausgangswerte, nämlich bei 14 ng/ml. Besonders wichtig für unsere Ernährungsberater: Bei der nicht supplementierten Gruppe lag die Vitamin-D-Zufuhr mit der Nahrung kontinuierlich zwischen 300–330 I.E. pro Tag. Das sind 50 Prozent mehr als die Deutsche Gesellschaft für Ernährung (DGE) empfiehlt. Damit erreicht man also – ohne Sonne – einen 25D-Spiegel von 14 ng/ml. Und steckt mit diesem Wert tief im gesundheitlichen Risiko!

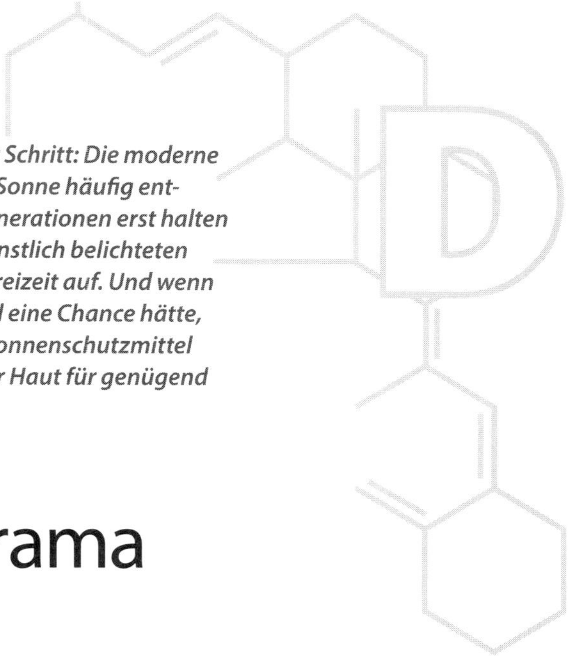

Unsere Genetik hält nicht Schritt: Die moderne Lebensweise hat uns der Sonne häufig entfremdet, seit wenigen Generationen erst halten wir uns vorwiegend in künstlich belichteten Räumen zur Arbeit und Freizeit auf. Und wenn die Sonne wirklich einmal eine Chance hätte, hindern hochwirksame Sonnenschutzmittel deren Strahlen, in unserer Haut für genügend Vitamin D zu sorgen.

D wie Drama

»Alles Leben auf der Erde kommt vom Licht der Sonne.« Dieses Zitat stammt vom Physiknobelpreisträger Albert Szent-Györgyi. Wie Recht er hatte. Bedauerlicherweise wird er konsequent ignoriert. Denn heute berauben wir uns Tag für Tag freiwillig des Sonnenlichts.

Mit der industriellen Revolution fing es an. Die Nutzung des fossilen Brennstoffs Kohle änderte die Lebensgrundlage der Menschheit. Die Folge waren Verstädterung, Fabrikarbeit und Luftverschmutzung. Dieser Fortschritt breitete sich von England nach Westeuropa und nach Amerika aus. Schließlich setzte sich dieser neue Lebensstil fast überall auf der Erde durch.

Die industrielle Revolution hat auch dazu geführt, dass wir vom natürlichen Tag-und-Nacht-Rhythmus zunehmend abgekoppelt wurden. Die meiste Zeit verbringen wir in künstlich beleuchteten Innenräumen und durch Beton und UVB-undurchlässiges Glas abgeschirmt vom Licht der Sonne. Wir dehnen den Tag mithilfe künstlichen Lichts aus und machen bei der Schichtarbeit die Nacht zum Tag.

Die längste Zeit war man überzeugt, dass das Gewohnheitstier Mensch damit relativ problemlos umgehen könne. Das war ein Fehler. Wir haben nicht die Genetik, um ohne Sonnenlicht überleben zu können. Wie sollte das auch sein? Bis in die Neuzeit hinein war unser Leben durch die Nahrungsbeschaffung geprägt: Jagen und sammeln, um essen und überleben zu können. Ernährung und Bewegung im Freien waren Millionen Jahre immer untrennbar miteinander verknüpft. Seit wenigen Generationen erst haben sich die Umweltbedingungen radikal gewandelt. Inzwischen leben die meisten Menschen weitgehend bewegungsfrei. Wir sitzen im Flugzeug, in Zügen, in Autos, am Schreibtisch, vor unseren Computern. Wenn nicht, dann sitzen wir in »Sitzungen«. Zwischendurch sitzen wir bei Geschäftsessen, und nach getaner Arbeit verbringen wir den größten Teil unserer Freizeit sitzend vor dem Fernseher oder wieder vor dem Computer.

Zweier gesundheitlich extrem wichtiger Säulen haben wir uns auf diese Weise freiwillig entledigt. Interessant ist, dass die Betroffenheitsgesellschaft sich große Sorgen um die artgerechte Tierhaltung macht. Überall in Europa sitzen Tausende von Verbraucherschutzbeamten an Schreibtischen und brüten über artgerechtes Futter, artgerechten Transport, über Stellflächen, Auslauf, Belüftung und Licht – und das auf ein paar Quadratmetern ihres künstlich beleuchteten Arbeitsplatzes. Zwischendurch sitzen diese Experten beim Essen in den Ministeriumskantinen und nach getaner Arbeit sitzen auch sie vor dem Fernseher, um in die wohlverdiente Bettruhe hinüber zu schlummern.

Dem Sonnenraub mit unserem Indoor-Dasein und unserer korrekten Bekleidung in unserem Outdoor-Leben können die wenigsten entgehen. Die meisten Arbeitnehmer hätten höchstens in der Früh oder am Abend Zeit für körperliche Aktivität im Freien. Dann ist es für unser Thema zu dunkel. Manche von uns müssen sogar tagsüber den schönsten Sonnenschein verschlafen, wenn wir Nachtarbeiter sind. Und wenn wir es am Wochenende tatsächlich einmal schaffen, uns einem Sonnenbad hinzugeben, müssen wir uns gesundheitsbewusst gleich ganz dick eincremen. Schließlich wird den Menschen von undifferenzierten »Fachleuten« ständig eingetrichtert, dass Sonnenlicht ganz furchtbar schädlich ist, und dass wir uns nur durch konsequente Nutzung von Sonnenschutz mit ganz hohem Lichtschutzfaktor vor fürchterlichen Konsequenzen retten können.

Dass wir an diese moderne »Menschenhaltung« ganz und gar nicht genetisch angepasst sind, liegt eigentlich nahe. Weil wir es aber verdrängt haben, muss dieses Bewusstsein durch wissenschaftliche Analysen in den gesunden Menschenverstand zurückgebracht werden. Wir sitzen mitten im Drama: Rund eine Milliarde Menschen auf der Welt leiden heute unter Vitamin-D-Mangel. Bevor wir die desaströse Situation in Deutschland und einigen anderen Ländern beleuchten, muss ich noch einmal an die Definitionen zum Vitamin-D-Blutspiegel erinnern:

Werte über 30 Nanogramm pro Milliliter (ng/ml) sollten und werden bald als normal gelten. Welche Werte als optimal bezeichnet werden können, darüber streiten sich die Experten noch inbrünstig. Nach der am häufigsten vertretenen Expertenmeinung der jüngsten Zeit wäre es der Bereich zwischen 40 und 90 ng/ml. Blutkonzentrationen im Bereich zwischen 20 und 30 ng/ml gelten als unzureichend und Werte unter 20 ng/ml als Vitamin-D-Mangel. Seit kurzem gibt es endlich auch für Deutschland repräsentative Untersuchungen. Birte Hintzpeter vom Robert-Koch-Institut in Berlin wertete dazu die Daten des Bundesgesundheitssurveys von 1998 aus. In dieser Untersuchung zeigte sie erstmalig für Deutschland, wie hoch der Bevölkerungsanteil mit unzureichendem Vitamin-D-Spiegel (25D) ist und welche Risikogruppen besonders betroffen sind. Dazu trug sie die Werte von vielen Tausend repräsentativ für Deutschland ausgewählten Erwachsenen zusammen.[02] Darüber hinaus wertete die Oecotrophologin in einer weiteren Analyse die 25D-Spiegel von zigtausend bevölkerungs-repräsentativ ausgewählten Kindern und Jugendlichen im Alter von 1 bis 17 Jahren aus.[03] Darunter befanden sich auch Kinder und Jugendliche mit Migrationshintergrund entsprechend ihres Anteils in der Bevölkerung.

Die Ergebnisse sprechen für sich: Im Jahresdurchschnitt haben 57 Prozent der erwachsenen Männer und 58 Prozent der Frauen einen 25D-Spiegel unter 20 ng/ml. Gut jeder Zweite hat damit einen eindeutigen Vitaminmangel. Im Winterhalbjahr, also im Zeitraum von November bis April, verschärft sich das Bild erwartungsgemäß: Dann haben 68 Prozent der deutschen Männer und 61 Prozent der deutschen Frauen einen Wert von unter 20 ng/ml. Bei Frauen im Alter von 65 bis 79 Jahren weisen sogar 73 Prozent einen solchen bedenklichen Mangel auf! Selbst im Sommerhalbjahr sinkt der Anteil der Menschen mit Vitamin-D-Mangel nur unwesentlich – auf 45 Prozent bei den Männern und auf 55 Prozent bei den Frauen.[04] Die Situation bei Kindern und Jugendlichen in Deutschland ist noch schlimmer: Bei 62 Prozent der Jungen und 64 Prozent der Mädchen liegen im Jahresdurchschnitt die 25D-Spiegel unter 20 ng/ml. Im Winterhalbjahr sind es sogar 80 Prozent bei den Jungen und 79 Prozent bei den Mädchen! Das ist folgenschwer, muss man doch in diesem Alter eine bestmögliche Knochengesundheit, also eine hohe Knochenmineraldichte erreichen, um später im Leben vor Osteoporose besser geschützt zu sein. Das dürfte mit diesen Werten schwerlich möglich werden – ein Knochendesaster kommt auf uns zu.

Am verheerendsten ist die Situation bei Kindern und Jugendlichen mit Migrationshintergrund, insbesondere bei jenen mit türkischem, arabischem, asiatischem oder afrikanischem: Im Jahresdurchschnitt weisen diese jungen Mitbürger in Deutschland zu durchschnittlich gut 76 Prozent unzureichende 25D-Werte im Blut auf, und sogar im Sommerhalbjahr waren es im Mittel noch 65 Prozent.[05]

Das heißt aber nicht, dass es ihnen und ihren Eltern in ihren Heimatländern automatisch besser ginge. Wenn diese in ihren Sonnenländern die Sonne meiden, haben sie die gleiche Misere. Studien aus dem Libanon, dem Iran, aus Jordanien und Saudi-Arabien belegen, dass dort die Vitamin-D-Versorgung besonders im Argen liegt.[06] Die Menschen sind dort meist von Kopf bis Fuß bekleidet und meiden die Sonne tagsüber wo sie können. Naturgemäß steht es um sie noch schlechter, wenn sie nach Mittel- und Nordeuropa auswandern. Ein Dutzend Studien an Afrikanern, Indern, Pakistani und Bangladeschis in England und Skandinavien belegen, dass bei Immigranten mit dunkler Haut in nördlichen Gefilden der Vitamin-D-Mangel am dramatischsten ist. Und wie in anderen Ländern sind es auch in Deutschland vor allem die ganz oder teilweise verschleierten Frauen, die besonders vom Mangel betroffen sind. Allein das Tragen eines Kopftuches, wie bei vielen türkischen Frauen üblich, erhöht das Risiko.

Um es von vornherein klarzustellen: Mit diesen Hinweisen will ich nicht ihre Religion und die damit verbundenen Regeln in irgendeiner Weise kritisieren. Vielmehr möchte ich dazu beitragen, dass man diese Mitbürger besser darüber aufklärt, welche Konsequenzen das Verschleiern hat und wie man – zum Beispiel mit Supplementen – gegen das damit verbundene Gesundheitsrisiko vorgehen kann.

An der Universität Gießen hat man diese Frage einmal systematisch untersucht.[07] Dazu bestimmte man den 25D-Spiegel von Türkinnen und Türken im Alter von 16 bis 69 Jahren, die in Deutschland ansässig waren und verglich sie mit den 25D-Werten von gleich alten Türkinnen und Türken in ihrer fernen Heimat. Das Ergebnis ist besorgniserregend: 75 Prozent der in Deutschland ansässigen Türkinnen und Türken hatten Werte unter 20 ng/dl, waren also unzureichend versorgt. Noch schlimmer: 30 Prozent der Frauen und acht Prozent der Männer hatten sogar Werte unter 10 ng/dl – ein dramatischer Mangel! In der Türkei waren »nur« 19 Prozent der Frauen und sechs Prozent der Männer vom Mangel betroffen.

Diese Zahlen spiegeln natürlich auch den Einfluss der unterschiedlichen Bekleidung zwischen den Geschlechtern wider. Und man fand auch klare Unterschiede zwischen den Frauen, die immer Kopftuch trugen und denen, die ohne blieben. In Deutschland lebende Türkinnen mit Kopftuch hatten die schlechtesten Werte. Umgekehrt konnte in ihrer teilweise schon sehr westlich orientierten Heimat festgestellt werden, dass Frauen um so günstigere Werte hatten, je freizügiger sie in ihrer Kleiderordnung waren.[08]

Am Rande sei schon einmal vorgegriffen – es geht hier nicht um Zahlenspielereien. Vielmehr werden bei diesen in Deutschland ansässigen Türkinnen und Türken deutlich erhöhte Werte für Knochenschwund gemessen, und sie leiden verstärkt an Knochen- und Muskelschmerzen. Das bringt jedoch die Wenigsten zum Arzt. Bedauerlicherweise kann man das ebenfalls deutlich erhöhte Risiko für Herz-Kreislauf-Erkrankungen und Krebs und anderen gefährlichen Zivilisationserkrankungen die längste Zeit nicht spüren.

Diese Studien werden durch andere Untersuchungen aus dem Ausland vollends bestätigt. Eine Studie aus Michigan (USA) habe ich schon im vorigen Kapitel beschrieben. Eine weitere aus Dänemark, auf 55° nördlicher Breite, fand bei arabischen verschleierten Frauen mit einem Mittelwert von nur 2,8 ng/ml einen nochmals um mehr als 50 Prozent niedrigeren Vitamin-D-Spiegel als bei Nichtverschleierten, die allerdings mit ihren 7 ng/ml auch nicht gegen heftige klinische Konsequenzen gefeit sind.[09]

In meiner Heimat Deutschland ist die Bevölkerung zum größten Teil nicht verschleiert. Zugegeben, für die insgesamt miserable hiesige Versorgungssituation sind neben der geografischen Lage auch das oft miese Wetter und das bereits beschriebene Arbeits- und Freizeitverhalten der Bevölkerung verantwortlich. Aber auch der mangelhaften Vitamin-D-Zufuhr kommt ein wichtiger Stellenwert zu. Denn mit einer Optimierung der Zufuhr könnte man das Schlimmste verhüten.

Leider erweist sich aber die staatlich subventionierte Fachgesellschaft DGE (Deutsche Gesellschaft für Ernährung) bei der Abwendung des Dramas als nicht gerade hilfreich. Sie empfiehlt eine tägliche Zufuhr von nur 200 I. E. Vitamin D für Kinder und Erwachsene.[10] Ab einem Alter von 65 Jahren soll wegen des Osteoporoserisikos die Zufuhr auf 400 I. E. pro Tag erhöht werden. Soweit die Theorie der DGE. Von den Konsequenzen davon handelt ein eigenes Kapitel ab Seite 124.

In der Praxis sieht es noch schlechter aus: Die repräsentative Nationale Verzehrsstudie mit 20.000 Teilnehmern weist für das Jahr 2008 für Männer im Mittel eine Zufuhr von 116 I. E. pro Tag aus, und für Frauen von 88 I. E. Im Durchschnitt wird also nicht einmal die Hälfte der empfohlenen Vitamin-D-Menge mit der Nahrung aufgenommen. Oder anders gesagt: 82 Prozent der Männer und 91 Prozent der Frauen erreichen das Soll von 200 I. E. nicht. Noch ungünstiger ist es bei der Jugend: 86 Prozent der männlichen und 96 Prozent der weiblichen jungen Erwachsenen erfüllen nicht das Soll. Aber die Senioren setzen noch eins drauf: Bei ihnen bleiben 94 Prozent der Männer und 97 Prozent der Frauen unterhalb der Empfehlung.

Und man muss diese düsteren Zahlen sogar noch kritischer sehen: Denn mit Bestimmtheit lässt sich sagen, dass die Zufuhrempfehlungen der DGE nicht den aktuellen Erkenntnisstand abbilden und für einen gesunden Vitamin-D-Haushalt vorne und hinten nicht reichen.

Bei unseren Kindern sieht es übrigens auch nicht besser aus, wie zwei deutsche Studien kürzlich belegt haben. Zum einen die DONALD-Studie,[11] bei der die Ernährungsprotokolle einiger Tausend Kinder im Alter von 1–12 Jahren ausgewertet wurden. Das Ergebnis: 80 Prozent erreichten die Zufuhrempfehlung der DGE von 200 I.E. nicht. Die mittlere Zufuhr lag bei 76 I.E. pro Tag. Jene Kinder, die besonders viel Milch und Milchprodukte verzehrten, kamen immerhin auf 88 I.E. am Tag. Wenn sie Milch und Milchprodukte eher verschmähten, erreichten sie nur 60 I.E. pro Tag.

Die EsKiMo-Studie, eine Teilstudie der KiGGS-Studie des Robert Koch-Institutes an sechs- bis elfjährigen Kindern, ermittelte ebenfalls eine durchschnittliche Vitamin-D-Aufnahme von 60 I.E. pro Tag.[12] Wenn man weiß, dass gerade dies die Lebensphase ist, für die aufgrund des Größenwachstums Vitamin D (und Calcium) besonders wichtig ist, kann einem angst und bange werden.

Es gibt noch weitere Gesellschaftsgruppen, die bei uns ganz ohne Schleier eine besonders hohe Wahrscheinlichkeit aufweisen, einen Vitamin-D-Mangel zu entwickeln. Das sind an erster Stelle die Senioren, vor allem die Insassen von Alten- und Pflegeheimen. Das sind die Schwangeren und die Babys. Das sind die Schichtarbeiter. Und es sind schließlich die Dicken, das heißt alle Übergewichtigen jeden Alters.

Zu den Schichtarbeitern sei nur ganz kurz erwähnt: In der Europäischen Union wird von rund 20 Prozent aller Beschäftigten Schichtarbeit geleistet. Nachtarbeit stellt einen Widerspruch zur natürlichen, im Verlauf der Evolution herausgebildeten Tag-Nacht-Rhythmik dar. Nachtarbeiter belasten ihren Organismus dann besonders, wenn er biologisch auf Erholung und Regeneration eingestellt ist, und umgekehrt suchen sie Erholung und Regeneration tagsüber, wenn ihr Körper eigentlich die höchste Leistungsbereitschaft erreicht. Akute Folgen sind erwartungsgemäß Schlafstörungen und ein verringertes Aufmerksamkeitsniveau während der Arbeit mit erhöhter Fehlerrate und gesteigerter Unfallhäufigkeit. Ob die erhöhte Häufigkeit von Appetit- und Verdauungsstörungen, Depressionen, Brustkrebs und Herz-Kreislauf-Erkrankungen bei Nachtarbeitern von der schlechten Vitamin-D-Versorgung abhängt, wird noch erforscht.

Das Thema Schwangerschaft und früheste Kindheit werden wir gleich im nächsten Kapitel behandeln.

Zum Schluss aber noch, wie angekündigt, die lehrreiche kanadische Studie. Im Jahr 2008 erschien eine Analyse der Vitamin-D-Versorgung während des Winterhalbjahres in Toronto.[13] Sie werden sagen: »Na ja, Kanada – da oben im kalten und dunklen Norden – kein Wunder, wenn die einen Mangel haben.« Aber Vorsicht, hier täuscht man sich leicht! Auch diese kanadische

Stadt liegt am 42. Breitengrad, so wie Florenz in Italien – man mag es kaum glauben. An der dortigen Universitätsklinik hatte man bei jungen gesunden Menschen im Alter von 18 bis 30 Jahren den Vitamin-D-Spiegel gemessen – und zwar Mitte Februar bis Mitte März. Das ist der Zeitpunkt, zu dem die Vitamin-D-Reserven aus dem Fettgewebe schon stark aufgebraucht sind. Unter diesen Teilnehmern waren solche mit europäischer Abstammung, also »Weiße«, solche indischer oder pakistanischer, also süd-asiatischer Herkunft, aber auch Menschen aus dem östlichen Asien, also aus dem Raum China, Japan, Korea. Die 25D-Mittelwerte betrugen 22 ng/ml bei den Europäern, 14 ng/ml bei den Ostasiaten und 12 ng/dl bei den Südasiaten. Das sind heftige Werte – aber eigentlich genau so, wie man das erwarten kann. In dieser Studie hatte man die durch die natürlich vorhandenen Hautpigmente vermittelte Hauttönung objektiv gemessen. Das geschieht mit einem Lichtreflexionsmessgerät auf der Innenseite des Oberarms, die von Sonnenstrahlen normalerweise nicht erreicht wird. Zusätzlich hatte man noch eine genaue Ernährungserhebung durchgeführt, in der natürliche wie auch künstliche Vitamin-D-Quellen, also Supplemente, einbezogen waren. Das Ergebnis: Bei gleicher Sonnenbestrahlung entschied die Hautfarbe zu etwa 70 Prozent über den Vitamin-D-Status und die Nahrungszufuhr zu etwa 30 Prozent.

Man kann somit zusammenfassen: Im Prinzip ist die Vitamin-D-Versorgung des Körpers umso schlechter, je weiter man nördlich und südlich des Äquators lebt, je dunkler die Haut ist, je bedeckter man gekleidet ist, je seltener man sich an der frischen Luft bewegt oder an die Sonne geht, je weniger Vitamin D man mit der Nahrung aufnimmt und je älter und dicker man ist.

Eine Preisfrage zum Schluss: In welchen Ländern in Europa hat die Bevölkerung wohl die höheren 25D-Spiegel? In Italien, Spanien oder Griechenland? Oder in Finnland, Norwegen, Schweden und Dänemark? Nun – wenn es so offensichtlich wäre, würde ich nicht fragen. In der Tat findet man in den Mittelmeerländern durchschnittlich niedrigere Werte als in den skandinavischen Ländern. Ist das paradox? Ein Widerspruch? Nein, das lässt sich erklären. Es hat mit Bildung und Politik sowie mit konsequentem Umsetzen des Wissens zu tun.

Es ist allseits akzeptiert: Babys bekommen Vitamin D künstlich zugeführt, weil die Muttermilch nicht hinreichend vor Rachitis schützt. Eine veränderte Lebensweise hat verursacht, dass diese Muttermilch nicht mehr zur Vollversorgung geeignet ist. Umdenken ist angesagt: Sonne und Supplementation müssen genutzt werden, um einen ausreichenden Vitamin-D-Spiegel in allen Lebensumständen sichern zu können.

Von der Mutter zum Kind

Früher bekamen Neugeborene täglich einen Löffel Lebertran. Vielen geriet er ob seines ekeligen Geschmacks zum lebenslangen Trauma. Aber diese Qual hatte sie vor Schlimmerem bewahrt – vor der Knochenerweichung. Damit war der Rachitis, der damals weit verbreiteten Kinderkrankheit, vorzubeugen. O-Beine und andere schlimme Knochenverbildungen waren vorher in den Städten der industriellen Revolution weit verbreitet. Lange Zeit wusste man nicht, auf welche Weise das Fett der Dorschleber den Menschen hilft. In den Jahren 1918 bis 1922 entschlüsselte der bedeutende US-Vitaminforscher Elmer McCollum an der Johns Hopkins Universität die wirksame Substanz im Tran und nannte sie in alphabetischer Anlehnung an zuvor entdeckte lebenswichtige Nährstoffe Vitamin D.[01]

Der Ekel vor dem Fischöl-Löffel bleibt Säuglingen heutzutage erspart. Bereits seit einigen Jahrzehnten verabreicht man Babys das schützende Vitamin D in Form geschmackloser Öltropfen oder als Tabletten. Man nennt das heute die Vitamin-D-Prophylaxe, was ein bedenkenswerter Name ist, denn es soll ja nicht dem Vitamin, sondern seinem Mangel vorgebeugt werden. Man verabreicht allen Kindern ab der zweiten Lebenswoche täglich 400 oder in manchen Ländern 500 I.E. Vitamin D, den gestillten wie den

Flaschenkindern. Während der ersten Woche zehren die Neugeborenen noch von ihren Reserven. Danach sind sie auf künstliche Zufuhr oder auf Sonne angewiesen.

Wiederholte Untersuchungen haben bewiesen, dass mit einer Zufuhr von 400 I. E. Vitamin D am Tag bei allen Kindern ein 25D-Spiegel von mindestens 11 ng/ml und bei manchen sogar Werte von über 20 ng/ml erreicht wird. Damit ist die Kinderkrankheit Rachitis vermeidbar.

Das ist allseits akzeptiert, ganz selbstverständlich – Pharmaka für Babys! Selbst wenn Kinder von ihrer Mutter mit der artgerechtesten Babynahrung versorgt werden, mit der Muttermilch, sollen sie dennoch Medikamente schlucken! Ist Muttermilch etwa eine Fehlkonstruktion? Könnte es sein, dass da etwas nicht stimmt? Ist es vorstellbar, dass die Muttermilch nicht dazu auserkoren ist, das Kind mit allem für sein gesundes Gedeihen Nötigen auszustatten?

Unumstritten ist, dass die Muttermilch besonders leicht verdaulich ist, eine gute Darmflora fördert und dadurch das Risiko für Magen-Darm-Infektionen mindert. Darüber hinaus wird das Baby über die Muttermilch mit Abwehrkörpern, vor allem vom Typ Immunglobulin A (IgA) versorgt. Diese Stoffe schützen das Kind vor Keimen aus der Umwelt. Ein passiver Impfschutz über die Muttermilch sozusagen. Die Mutter bildet Antikörper gegen Fremdstoffe aus der Umgebung, gibt diese auch an ihr Kind weiter und schützt es damit vor Krankheiten. So weit, so gut. Und bei einem solch ausgeklügelten System soll es bei den Nährstoffen hapern?

Tatsächlich sind heute einige erhebliche Probleme bei der Versorgung über die Muttermilch aufgedeckt worden. Da sind zunächst die langkettigen, hoch ungesättigten Omega-3-Fettsäuren. Die sind unter anderem für die optimale geistige Entwicklung des Kleinkindes unentbehrlich. Ein Risiko besteht vor allem bei vegetarisch lebenden Frauen. Die wichtigen Fettsäuren sind nämlich nur im tierischen Fett enthalten. Konsequenterweise müssten die gesundheitsbewussten Mütter daran nicht sparen, sondern reichlich davon essen. Auf diese natürliche Weise hätten sie mehr davon in ihrem Kreislauf und könnten den Fötus ausreichend versorgen. Das ist gut erforscht – aber wie effektiv wird diese Erkenntnis zu den Verbrauchern transportiert? Darüber habe ich mich schon vor zehn Jahren aufgeregt und versuchte, ein wenig dagegen zu setzen.[02] Ins Grundwissen von Eltern scheint es aber bis heute noch immer nicht in nennenswertem Umfang vorgedrungen zu sein.

Auch ist seit geraumer Zeit bekannt, dass die Muttermilch »zu wenig« Vitamin D für eine adäquate Versorgung des Säuglings bereitstellt. Nach amerikanischen Studien würden im Winterhalbjahr 80 Prozent der mit Muttermilch gestillten, aber nicht supplementierten Babys einen Vitamin-D-Mangel erleiden. Der moderne Lebensstil ist für diesen Missstand verantwortlich: In der Muttermilch würden sich selbstverständlich alle für das Wachstum des Säuglings wichtigen Nährstoffe befinden – würden, wenn der Ernährungs- und Lebensstil der Mutter artgerecht wäre. Auch genügend Vitamin D wäre vorhanden, denn der Gehalt an Vitamin-D-wirksamen Komponenten in der Milch ist allein vom Vitamin-D-Status der Mutter abhängig.

Sowohl die Ausgangssubstanz Vitamin D als auch seine Speicherform 25D sind für die antirachitische, das heißt knochenwirksame Aktivität der Muttermilch zuständig. Dabei ist das frisch in der Haut gebildete oder aktuell mit der Nahrung aufgenommene Vitamin D für die Muttermilch viel wertvoller als das 25D, das in den Speichern der Mutter lagert. Von diesem nativen Vitamin D geht viel mehr in die Muttermilch über. Seine Konzentration in der Muttermilch entspricht etwa 20 bis 30 Prozent der Vitamin-D-Konzentration im Blut der Mutter. Das heißt je mehr Sonne die Mutter gerade abbekommt oder je mehr fetten Fisch sie beispielsweise gerade isst, desto höher ist die Versorgung des Kindes – und umgekehrt. Fällt das aus, ist die Versorgung des Kindes gefährdet. Wobei – als Anmerkung am Rande – fetter Fisch gleichzeitig auch ein zusätzliches zivilisationsbedingtes Problem aufwirft: Die Belastung mit Schwermetallen wie Quecksilber aus unserer Industrie.

Damit das Schlimmste bei akutem Sonnenmangel verhütet wird, gibt es da noch die Speicherform des Vitamin D im Blut der Mutter. Dieses 25D wird aber nur in einer Konzentration von einem Prozent des Blutwertes an die Milch abgegeben – dafür aber kontinuierlich. Das ist von Mutter Natur sehr sinnvoll eingerichtet, denn damit wird das Kind für seine Grundversorgung von der aktuellen Vitamin-D-Versorgung der Mutter unabhängig. Auf diese Weise ist die Basisversorgung des Säuglings langfristig gesichert, auch wenn die Mutter unvernünftig lebt. Andererseits wird damit klar, dass das ursprüngliche Vitamin D, die Muttersubstanz, für die Vitamin-D-Aktivität in der Milch besonders wichtig ist.

Säuglinge und Kleinkinder benötigen 400 I.E. am Tag – mindestens, aber nach neuen Erkenntnissen wären bis zu 1.000 I.E. Vitamin D pro Tag nötig, um optimal versorgt zu sein. Da eine Mutter pro Tag etwa einen Liter Milch produziert, muss diese Dosis über ihre Milch zu verabreichen sein. Und das ist tatsächlich leicht erreichbar! Kontrollierte Studien zeigen, dass nach Einnahme von 6.400 I.E. Vitamin D pro Tag über einen Zeitraum von sechs Monaten der Vitamin-D-Gehalt der Muttermilch auf 800–900 I.E. pro Liter ansteigt. Das wäre aber eine Menge Vitaminsupplement täglich – werden Sie vielleicht denken! Doch andererseits wissen wir: Eine weißhäutige Frau kann mittags bei strahlender Sommersonne im Bikini innerhalb von 10 bis 20 Minuten zwischen 10.000 und 20.000 I. E. Vitamin D selbst produzieren. Daraus folgt, dass eine ausreichende Vitamin-D-Versorgung des Säuglings allein mit Muttermilch absolut realistisch ist, sofern die Mutter Sonne tanken kann oder auf andere Weise für ihren guten Vitamin-D-Status sorgt.

Nebenbei angemerkt: Prinzipiell ist der Vitamin-D-Gehalt in der Vordermilch, also in dem, was der Säugling zuerst trinkt, um vor allem den Durst zu löschen, besonders niedrig. In der fetthaltigeren Hintermilch, die der Säugling zuletzt trinkt, um satt zu werden, ist er dagegen viel größer.

Wenn Mütter in unseren Breiten im Winterhalbjahr wenigstens täglich 2.000 I. E. Vitamin D einnehmen würden, erreichten sie in ihrer Milch den Vitamin-D-Gehalt von Durchschnittsmüttern ohne Supplemente während des Sommers – also ausreichend für das Kind, um Rachitis zu vermeiden, aber wahrscheinlich längst nicht optimal für dessen Gesundheit.[03]

2.000 I. E. pro Tag ist die Dosis, die von der Kanadischen Pädiatrischen Gesellschaft für werdende Mütter als sinnvoll empfohlen wird – insbesondere im Winterhalbjahr. Und diese kanadische Fachgesellschaft weist nachdrücklich darauf hin, dass die bislang von fortschrittlich eingestellten Experten empfohlenen 1.000 I. E. pro Tag für schwangere und stillende Mütter mit großer Wahrscheinlichkeit unzureichend sind und entsprechende Konsequenzen gezogen werden sollten.[04]

Werfen wir einen Blick auf unsere Ernährungsempfehlungen in Deutschland: Für Stillende werden von der Fachgesellschaft DGE denn auch schon 400 I. E. Vitamin D als Tagesdosis empfohlenen. Selbst wenn sich eine stillende Mutter ganz gesundheitsbewusst ernährte und tatsächlich diese Menge erreichen sollte, könnte sie damit dennoch nicht einmal annähernd eine ausreichende Vitamin-D-Versorgung ihres Säuglings gewährleisten! Denn pro 400 I. E. Vitamin-D-Zufuhr von außen erreicht die Muttermilch nur eine Vitamin-D-Aktivität von 40–140 I. E. pro Liter. Um mindestens 400 I. E. pro Tag zu erreichen, müsste der Säugling also zwischen drei und zehn Liter Milch am Tag trinken. Und diese große Milchmenge muss die Mutter vorher auch noch produzieren.

Da das offenbar selbst diese Fachgesellschaft als nicht realistisch ansieht, argumentiert sie, dass Mütter eben häufiger mit Gesicht und Händen ans Sonnenlicht gehen sollten. Aber im Winterhalbjahr kann sie das Gesicht endlos in die Sonne halten und die Hände in den Himmel strecken – da wird nichts passieren. Gleichzeitig wird den Frauen noch eingebläut, sich nur dick mit Sonnenschutz eingecremt an die Sonne zu begeben – und ihre Kinder erst recht. Realistisch betrachtet bleiben unter diesen Umständen nur noch

Supplemente. Doch Mütter erfahren von der Fachgesellschaft, dass eine Supplementation grundsätzlich bei vollwertiger Ernährung nicht nötig sei. Bis heute argumentieren die Leute an den Schalthebeln auch gegen eine Anreicherung in Nahrungsmitteln. Und deren Position hat Einfluss auf die Pharmaindustrie. In nicht apothekenpflichtigen Nahrungsergänzungsmitteln ist der Vitamin-D-Gehalt auf 200 I.E. limitiert. Die Industrie ist gesetzlich dazu angehalten, sich an den Vorgaben der DGE zu orientieren und diese keinesfalls zu überschreiten. Womit der Kreislauf der Unvernunft geschlossen ist. Bevor sich die DGE nicht bewegt, wird eine praktikable Versorgung von Müttern und Kleinkindern stark behindert bleiben.

Doch eine sinnvolle Prävention des Vitamin-D-Mangels muss bereits vor der Schwangerschaft beginnen! Die Entwicklung der Nachkommen wird ja nicht erst durch die Ernährung nach der Geburt bestimmt. Mangel, Fehlernährung und Stoffwechseldefekte der Mütter gefährden nicht nur die eigene Gesundheit gewaltig, sondern leider auch die ihres Kindes im Bauch. Wir wissen heute, dass die Versorgung im Mutterleib ganz entscheidenden Einfluss auf die spätere Gesundheit des Menschen ausübt. Man nennt das frühkindliche Programmierung.

Vom Rauchen und vom Alkohol ist längst bekannt, dass solche Lebensumstände der werdenden Mutter tief greifende Einflüsse auf den Fötus haben. Bei Störungen des biologischen Gleichgewichts werden während der fötalen Entwicklung Kompensationsmechanismen im Kind programmiert und in den Genen des Nachkömmlings für sein Leben fest verankert. Anders ausgedrückt: Im Mutterleib kann eine lebenslange Fehlprogrammierung ausgelöst werden. Der englische Begriff fetal imprinting drückt das hervorragend aus. Beispielsweise können diverse Stoffwechselstörungen der werdenden Mutter Einfluss auf das Kind nehmen. Weil immer mehr junge Frauen massiv übergewichtig sind und keine ausreichende körperliche Aktivität haben, nehmen Stoffwechselstörungen heute immer mehr zu. Unter diesen Lebensbedingungen entsteht sehr häufig eine Insulinresistenz. Damit nehmen die Zellen des Körpers die Insulinsignale nicht mehr ausreichend wahr. Die Folge sind Kompensationsversuche der Bauchspeicheldrüse: Sie produziert umso mehr Insulin. Hohe Spiegel dieses mengenmäßig wichtigsten Hormons verschieben die Geschlechtshormone der Frauen. Die Folge kann Zeugungsunfähigkeit sein! Man nennt das PCO-Syndrom (von polycystischem Ovar – blasig veränderten Eierstöcken). Falls Frauen mit Übergewicht, Insulinresistenz und hohen Insulinspiegeln dennoch schwanger werden, haben sie ein sehr hohes Risiko, einen Schwangerschaftsdiabetes zu entwickeln. Tritt dieser ein, dann haben sie ein hohes Risiko für einen Typ-2-Diabetes. Und damit stehen dann auch Krebs und Herzinfarkt Tür und Tor offen.

Beim Thema Vitamin-D-Versorgung während der Schwangerschaft gibt es noch einigen Klärungsbedarf. So ist etwa immer noch umstritten, wie und wann sich die unzureichende Vitamin-D-Versorgung beim Nachwuchs niederschlägt. Kompensationsmechanismen im Körper der Mutter scheinen zumindest die Versorgung des Fötus mit Calcium und Vitamin D bis zur Geburt sicherzustellen. Damit ist wenigstens die Knochenentwicklung zunächst gewährleistet. Doch Vitamin D hat noch viele andere Funktionen, als nur die Knochen- und Zahngesundheit sicherzustellen. Leider gibt es zum Einfluss auf den Fötus bisher viel zu wenig Daten, weil die Omnipotenz von Vitamin D erst in den letzten Jahren bekannt wurde.

Dennoch sind sich die Experten einig, dass eine sinnvolle Prävention für das Kind VOR oder spätestens MIT Beginn der Schwangerschaft einsetzen muss. Doch wie steht es um den Vitamin-D-Status unserer schwangeren Frauen?

Bevölkerungsrelevante Daten aus Deutschland konnte ich nicht ausfindig machen. Aber von unseren Nachbarinnen in Holland gibt es Zahlen. An der Universität von Amsterdam hat man dazu Daten von Schwangeren analysiert. Davon waren 29 Prozent weiße Holländerinnen, 22 Prozent stammten aus der Türkei, 19 Prozent kamen aus Marokko und die restlichen 29 Prozent aus vielen verschiedenen nichtwestlichen Ländern. Die durchschnittliche Konzentration der Speicherform 25D lag mit 21 ng/ml bei den hellhäutigen westlichen Frauen am höchsten. Die Marokkanerinnen hatten einen Mittelwert von 8 ng/ml und die Türkinnen langen mit 6 ng/ml am Ende der Skala. Die Frauen aus den anderen nicht-westlichen Regionen der Welt brachten es auf 11 ng/ml. Diese Zahlen sprechen für eine deutliche Mangelversorgung – und zwar für alle, auch für die Holländerinnen! Die Situation in Deutschland, Österreich und in der Schweiz dürfte nicht ein Jota besser sein.

Man vergegenwärtige sich einmal, dass ein 25D-Spiegel von weniger als 30 ng/dl schon nicht ausreicht, um eine nicht schwangere Frau adäquat zu versorgen. Eine Schwangerschaft bedeutet aber für den Organismus der Frau eine zusätzliche Belastung. Damit können sich Defizite noch deutlicher auswirken. Früh- und Fehlgeburten, ausgelöst durch nicht optimale Bedingungen während der Schwangerschaft, sind nicht selten. Mit solch miserablen Voraussetzungen – bezogen auf die Vitamin-D-Versorgung der Mütter – ist nach der Geburt sofort das Risiko einer Mangelversorgung der Säuglinge gegeben. Ein Ausweg für die Babys wäre eine ausreichende Sonnenbestrahlung. Denn Sonne ist auch für das Kleinkind die effektivste Vitamin-D-Quelle. Aber gerade davon wird ausdrücklich von den zuständigen pädiatrischen Fachgesellschaften abgeraten.

Und wie viele Mütter hätten eine Chance, ihr Kind in unserem Klima ausreichend dem Sonnenlicht auszusetzen, wenn sie denn wüssten, wie wichtig es ist? Und welche Mutter traut sich noch, ihrem Kleinen eine entsprechende Bestrahlung ohne Sonnenschutzmittel angedeihen zu lassen? Vor diesem Hintergrund verwundert es überhaupt nicht, dass die Rachitis heutzutage wieder auf dem Vormarsch ist, vor allem bei den dunkelhäutigen Immigranten in unseren nördlichen Breiten.

Deshalb hat sich die Vitamin-D-Prophylaxe bei Kleinkindern durchgesetzt – statt einer adäquaten Versorgung der Mutter und der Möglichkeit einer natürlichen Versorgung des Kleinkindes. So vernünftig wenigstens diese 400 I.E. als Kompromiss erscheinen mögen, es gibt offenbar doch auch einen Pferdefuß: Diese künstliche Versorgung für Kleinkinder hat möglicherweise unerwünschte Nebenwirkungen zur Folge. Zumindest gibt es Hinweise dafür. Die Vitamin-D-Prophylaxe steht im Verdacht, die Allergieneigung im späteren Leben zu fördern.[05] Bei Einführung der Vitamin-D-Rachitis-Prophylaxe vor rund 50 Jahren war noch nicht bekannt, dass Vitamin-D-Stoffwechselprodukte wichtige Funktionen im Immunsystem ausüben. Sie hemmen beispielsweise die Entwicklung wichtiger Immunzellen, der T-Helfer-Lymphozyten. Deren Hemmung ist ein Hauptmechanismus der Allergieentstehung. Erste Langzeitbeobachtungsstudien bestätigen den Verdacht, dass es zumindest Kinder gibt, die überempfindlich auf solch »hohe« Vitamin-D-Gaben reagieren. Es ist denkbar, dass der Körper eines Kindes, der während der Schwangerschaft mit wenig Vitamin D versorgt wurde, bei der plötzlichen hohen Anflutung nach der Geburt überfordert sein könnte. Hier ist noch viel Forschung notwendig, um genauere Aussagen treffen zu können. Aber es weist einmal mehr darauf hin, dass wir die Natur nicht immer so einfach austricksen können.

Wenn selbst Mütter mit »gesündester Vollwerternährung« scheitern, eine adäquate Versorgung mit Vitamin D für sich und ihre Babys sicherzustellen, könnte man da nicht einmal einige Gedanken an die Überlegung verschwenden, dass erstens an den Ernährungsempfehlungen und zweitens etwas an den Lebensstilempfehlungen nicht stimmen kann? Von wegen »Muttermilch arm an Vitamin D«. Wenn sich die Mütter entsprechend verhalten würden, wären alle Anforderungen einfach und natürlich zu bewerkstelligen. Sofern sie in einem sonnenarmen Land leben oder wenn es gerade Winter ist, müssten sie nur für eine entsprechende Supplementation sorgen. Sowohl das Wissen als auch die Mittel dazu hätten wir. Woran scheitert es also?

Die Knochengesundheit ist in Gefahr: Vitamin D ist unabdingbar für die Ausbildung und Erhaltung eines tragfähigen Skeletts. Sowohl in frühester Kindheit als auch im Alter bedingt ein Mangel deutliche Erkrankungsrisiken. Die ausreichende Versorgung mit Calcium allein genügt nicht – erst durch das Vitamin D kann der Körper den Mineralstoff wirkungsvoll aufnehmen.

Harte Knochen

Rachitis war während der ersten Industrialisierungswelle die »Standardkrankheit« bei Kindern. Sie trat geradezu epidemisch auf, vor allem in den Ballungsgebieten Englands. Die Ursache wurde erst viel später erkannt: Vom Tageslicht abgeschottete Arbeitsplätze sowie die zunehmende, durch allerorts rauchende Schlote bedingte Luftverschmutzung. Der berühmt berüchtigte englische Smog hielt insbesondere die schon von Natur aus nicht von der Sonne verwöhnten Briten immerfort unter einem Schleier. Da war für Sonnenstrahlen kaum ein Durchdringen. Der Vitamin-D-Mangel war quasi vorprogrammiert. Man nannte Rachitis früher auch nicht zufällig die »Englische Krankheit«.

Viele kennen heute das Krankheitsbild gar nicht mehr: Bei dieser kindlichen Entwicklungsstörung bleiben die Knochen weich wie Knorpel. Der Mangel an Vitamin D führt zu einem Ungleichgewicht im Calciumhaushalt, wodurch die entscheidenden Probleme im Knochenstoffwechsel auslöst werden. Sobald Kinder das Sitzen, Krabbeln und Gehen lernen und die Schwerkraft auf die weichen Knochen einwirkt, bilden sich charakteristische Verformungen wie X- oder O-Beine aus. Die typischen Zeichen der Vitamin-D-Mangel-Rachitis treten deshalb meist erst im dritten bis neunten Lebensmonat auf.

Wenn man aufmerksam ist, entdeckt man bereits etwas früher die ersten Symptome. Sie sind allerdings nicht gerade spezifisch. Unruhe, Schreckhaftigkeit, vermehrtes Schwitzen und dadurch ausgelöster juckender

Hautausschlag kann vielerlei Ursachen haben. Später entwickeln sich Muskelschwäche mit »Froschbauch«, Verstopfungsneigung und erste Knochenerweichungen am Schädel. Der immer krassere Calciummangel kann zusätzlich zu gesteigerter Muskelerregbarkeit bis hin zu Krämpfen führen. Wenn nicht eingegriffen wird, kann etwa einen Monat später durch Abflachung des Hinterkopfes und Auftreibung der Schädelnähte das Bild eines Quadratschädels entstehen. Aber auch Hand- und Fußgelenke verbreitern sich zunehmend. Später zeigen sich ein verzögerter Zahndurchbruch und auch Defekte im Zahnschmelz.

Da die Rachitis keine meldepflichtige Erkrankung ist, gibt es kaum Zahlen über die Erkrankungshäufigkeit. Deutlich ist nur, dass dunkelhäutige Kinder am häufigsten betroffen sind. Aber selbst die Weißhäutigen stehen mittlerweile offenbar auch wieder auf der Kippe. Zwar sind klinische Symptome einer Rachitis selten, doch finden sich wieder sehr viel häufiger bedenklich niedrige Vitamin-D-Werte. In amerikanischen Untersuchungen fand man, dass 80 Prozent der Neugeborenen am Ende des Winters bedenklich erniedrigte Vitamin-D-Konzentrationen im Blut hatten – und sich diese auch danach nur wenig besserten. Fast die Hälfte der Mädchen hatte auch noch im Alter zwischen neun und elf Jahren solch erschreckend niedrige Werte. In Europa beobachtet man Rachitis vermehrt bei Säuglingen und Kleinkindern, die makrobiotisch ernährt werden. Von ihnen entwickeln mehr als die Hälfte Symptome dieser Mangelkrankheit. Ähnlich problematisch dürfte es bei den sehr streng lebenden Vegetariern, den Veganern, sein. Denn ohne tierische Nahrung gibt es praktisch keine Vitamin-D-Zufuhr über die Ernährung.

Bei Erwachsenen führt ein Vitamin-D-Mangel zur Osteomalazie. Da die Wachstumsfugen längst verschlossen sind, kommt es zur Knochenerweichung ohne die im Kindesalter so typischen Knochenverformungen. Genauer gesagt: Bei Osteomalazie wird der Knochen während der immer wiederkehrenden Aufbauphase nicht genügend gehärtet. Die Anzeichen dafür sind leider auch recht unspezifisch und nicht einfach zu diagnostizieren. Anhaltende Müdigkeit, Schwäche, Muskelschmerzen – das kann viele Ursachen haben. Verdächtiger sind schon unvermindert anhaltende, tief sitzende Knochenschmerzen in Armen und Beinen, Brust, Becken oder Wirbelsäule. Selbst bei geringstem Druck nehmen die Schmerzen zu. Das wiederum veranlasst die Betroffenen, sich wenig zu bewegen. Außerdem ist der Schlaf gestört. Daraus folgen wiederum zusätzliche Schwäche und Muskelschwund. Es liegt auf der Hand, dass Fitness und Gehsicherheit leiden. Das Sturzrisiko steigt. Und da die Knochen sehr geschwächt sind, sind Knochenbrüche die häufige Folge.

Im höheren Alter schließlich kommt es bei Vitamin-D-Mangel zur Osteoporose, der vorzeitigen, krankhaften Entkalkung der Knochen, die ja schon zur Volkskrankheit geworden ist. Steigendes Alter, mangelnde körperliche Aktivität, Licht- und Nährstoffmängel sind die wesentlichen Risikofaktoren. Da diese Lebensbedingungen immer mehr überhand nehmen, steigt auch die Erkrankungsrate an Osteoporose in unserer Gesellschaft.

Knochen sind keine leblose Materie, sondern hoch aktives Gewebe. Sie unterliegen einem ständigen Auf- und Abbau. Auf diese Weise erneuern sich Jahr für Jahr etwa 20 bis 40 Prozent des Skeletts. Bei Kindern und Jugendlichen, also im Wachstumsalter, wird mehr Knochenmasse auf- als abgebaut, sodass sie zunimmt. Mit etwa 20 Jahren ist der Höhepunkt an Knochenmasse erreicht. Man nennt das auch Peak Bone Mass. Sie muss möglichst hoch sein, damit eine gute Basis für eine lebenslange Knochengesundheit gelegt ist. Im Alter zwischen 20 und 30 Jahren entspricht unter optimalen Bedingungen der Aufbau in etwa dem Abbau. Danach nimmt der Abbau überhand. Dieser »normale« Knochenschwund beträgt etwa 0,3 bis 0,5 Prozent der Knochenmasse pro Jahr. Mit 40 hat man also etwa fünf Prozent weniger Knochenmasse, mit 50 weitere fünf Prozent weniger. Mit den Jahren verliert das Skelett entsprechend an Dichte und wird brüchiger. Damit erhöht sich das Risiko von Knochenbrüchen. Bei Frauen geht es nach den Wechseljahren noch rascher: Sie verlieren dann jährlich etwa ein bis zwei Prozent ihrer Knochenmasse.

Vor diesem Hintergrund wird klar, dass man in seiner Jugend viel für die Knochengesundheit im höheren Alter tun kann. Selbstverständlich sollte man aber auch über 30 alles unterlassen, was einen gesteigerten Knochenabbau fördert. Oder besser: alles dafür tun, um ihn sogar abzubremsen. Hierfür ist außer regelmäßigem Muskeltraining und ausreichender Calciumversorgung vor allem ein guter Vitamin-D-Status entscheidend. Die Zusammenhänge sind gut erforscht. Die wesentliche physiologische Funktion von Vitamin D liegt dabei im Zusammenwirken mit anderen hormonellen Faktoren in der Regulation des Calcium- und Phosphatstoffwechsels. Einfach ausgedrückt passiert Folgendes:

Vitamin D ermöglicht im Dünndarm die Aufnahme von Calcium durch die Schleimhaut in den Blutkreislauf. Ausreichend Calcium im Blut ist die Voraussetzung dafür, dass dieses lebensnotwendige Element auch in hinreichender Menge zur Knochenneubildung eingesetzt werden kann. Um es noch einmal deutlich zu sagen: Sie können Calcium zuführen so viel Sie wollen – wenn Sie nicht genügend Vitamin D zur Verfügung haben, wird der Mineralstoff schlicht und einfach nicht aufgenommen oder zumindest viel zu wenig davon! Und umgekehrt: Bei sehr gutem Vitamin-D-Status erhöht sich die

Calciumaufnahme im Darm um ein Vielfaches. Dann kommt man auch mit weniger Calcium aus der Nahrung spielend aus. Aber es geht beim Calcium keinesfalls nur um die Knochengesundheit. Der Körper braucht zum Überleben ständig Calcium in vielen anderen Geweben. Dort liegt das Element im Gegensatz zum Knochen allerdings nicht in nennenswerter Reserve vor. Wenn dauerhaft zu wenig Calcium aufgenommen und über den Blutkreislauf nicht genügend verteilt wird, schalten sich mit der Zeit viele Zellen, insbesondere im Nerven- und Muskelgewebe, einfach ab. Das kann, wie man sich leicht vorstellen kann, ziemlich unangenehm werden. In diesen Geweben äußert sich der Calciummangel zunächst in einer latenten und später in einer ausgeprägten Krampfneigung, die bis zur Tetanie führen kann.

Zu wenig Vitamin D – zu wenig Calcium. Ganz einfach. Das bedingt im Endeffekt ein Absinken des Calciumspiegels im Blut. Wenn zu wenig des Mineralstoffes über die Blutversorgung angeboten wird, bekommt die Nebenschilddrüse eine Alarmmeldung. Daraufhin produziert sie das Nebenschilddrüsenhormon, auch Parathormon genannt, und schickt dieses zu den Nieren. Dort wird bekanntlich die Speicherform des Vitamin D, das 25D zu 1,25D aktiviert. Mit diesem Umwandlungsschritt zu Calcitriol ist aus Vitamin D selbst ein Hormon geworden. Es veranlasst den Darm, wiederum mehr Calcium aus der Nahrung zu entnehmen und ins Blut zu schleusen. Wenn dort die Calciumaufnahme zu gering bleibt, um das Gleichgewicht wieder herzustellen, initiieren Calcitriol und das Parathormon einen weitergehenden Prozess. Dieser setzt Calcium aus den Knochen frei und schleust es in den Blutkreislauf ein. Vorübergehend ist das zur Aufrechterhaltung des Blutcalciumspiegels sehr sinnvoll, denn der Knochen ist die wichtigste Calciumreserve im Körper. Und schlauerweise stimuliert 1,25D zusätzlich die Calciumrückresorption in der Niere, um jeden weiteren Verlust so gering wie möglich zu halten.

Mit diesem Rückkopplungssystem – Absinken der Menge an aktivem Vitamin D (1,25D) bei genügend hohem Calciumspiegel und umgekehrt Anstieg des aktiven Vitamin-D-Hormons bei zu niedrigem Calciumspiegel – werden Mangelsituationen zunächst ohne gesundheitlich negative Folgen völlig kompensiert. Wenn der Mangel zu lange anhält, stoßen unsere Kompensationsmechanismen aber wie üblich an ihre Grenzen. Dann kann das Gleichgewicht nicht mehr gehalten werden, und es entstehen körperliche Defekte – zunächst unauffällig und später merklich. Entsprechend ist eine mangelnde Vitamin-D-Versorgung ein gravierender Risikofaktor für Knochenerkrankungen und Knochenbrüche.

Spirale von ausreichender Vitamin-D-Versorgung bis zur klinisch manifesten Rachitis

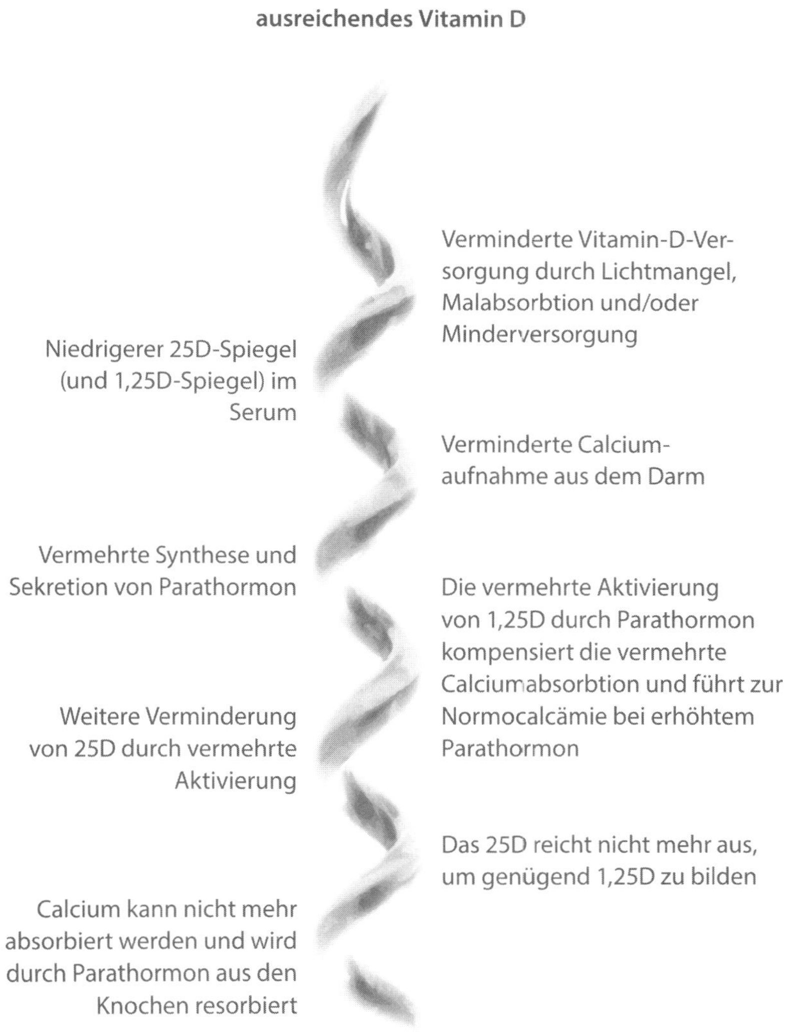

Abbildung nach Hollis, B. W. (2005) »Circulating 25-Hydroxy-Vitamin D Levels Indicative Of Vitamin D Sufficiency: Implications for Establishing A New Effective Dietary Intake Recommendation For Vitamin D.« J. Nutr. 135.317–322

Am besten beginnt man die Prävention von Kindheitsbeinen an. Unbestritten stellt die Bildung von Vitamin D in der Haut den wichtigsten natürlichen Rachitisschutz dar. Kinder sollten schon deshalb täglich ins Freie. Empfehlungen, Kinder nicht ohne Sonnenschutz dem Tageslicht auszusetzen, sind – wenn sie so undifferenziert abgegeben werden – regelrecht gemeingefährlich. Denn schon 10 bis 15 Minuten direkte Sonneneinstrahlung auf Gesicht und Hände zusammen mit 30 bis 60 Minuten UV-Reststrahlung im Schatten würden reichen, um die für die Knochengesundheit notwendige Vitamin-D-Produktion in der Haut anzuregen. Allerdings muss dazu die Sonne scheinen. Und das Winterhalbjahr verbringt man am besten in Äquatornähe …

Andererseits hilft die heute übliche Prophylaxe, wie im vorigen Kapitel beschrieben, selbst in sonnenarmen Gebieten, den Blutspiegel auf Werte über 11 ng/ml anzuheben. Damit ist eine akute Rachitisgefahr für Kleinkinder und Säuglinge weitestgehend ausgeschlossen. Bei Verzicht auf die Vitamin-D-Prophylaxe ist in unseren Breiten mindestens mit einem rachitischen Kind auf 500 Säuglinge zu rechnen.

Viele Kinder erreichen mit der Prophylaxe auch Werte von knapp über 20 ng/ml. Das bedeutet zwar langfristig immer noch eine Vitamin-D-Unterversorgung, aber zumindest ist die Knochen- und Zahngesundheit damit wirklich ausreichend gefördert. Doch je mehr Menschen mit dunkler Hautfarbe in sonnenarme Gebiete ziehen und noch dazu von der Supplementierung oft wenig halten, desto häufiger tritt Rachitis wieder auf.

Bei der klassischen Vitamin-D-Mangel-Rachitis bekommen die Kinder zunächst drei Wochen lang Vitamin D und Calcium in hoher Dosierung. Danach wird für weitere drei Wochen eine etwas reduzierte Dosis gegeben. Anschließend wird, je nach eingetretenem Hormonstatus, die Dauertherapie festgelegt. Über die heute empfohlenen Dosierungen informieren spätere Kapitel. Selbstverständlich ist generell die Umstellung auf eine calciumreiche Ernährung mit entsprechend ausreichender Sonnenexposition zu empfehlen. Die Knochenfehlstellungen heilen bei Kleinkindern mit der klassischen Rachitis nach der Vitamin-D-Therapie meist vollständig aus. Bei schweren Verformungen der Beine haben sich heute oberschenkellange Schienen bewährt.

Auch die entsprechende Erkrankung bei Erwachsenen, die Osteomalazie, tritt durch diese Umstände bedingt wieder wesentlich häufiger in unserer Bevölkerung auf. Und wie erwähnt ist die Osteoporose, die vorzeitige krankhafte Knochenentkalkung im Alter über 50, mit ihren Rückgratverkrümmungen und Knochenbrüchen geradezu eine Volkskrankheit geworden.

Die Vorbeugung und Therapie von Osteomalazie und Osteoporose liegt nicht nur theoretisch auf der Hand, sondern ist auch vielfach wissenschaftlich bestätigt worden. Ganz allgemein gilt: ausreichend Muskelaktivität im Sonnenlicht und ausreichende Nährstoffversorgung – ganz einfach!

Dass Vitamin D hier auch ganz spezifisch vorbeugend wirkt, wurde in kontrollierten Medikamentenstudien vielfach getestet und bestätigt. Eine Zusammenfassung der wichtigsten Studien (Metaanalyse) aus dem Jahr 2005 ergab folgendes Bild:[01]

Eine Vitamin-D-Dosierung von 700–800 I.E. pro Tag senkt bei älteren Menschen das Risiko einer Hüftfraktur um 26 Prozent oder um 23 Prozent für alle Knochenbrüche an unseren Extremitäten. Hingegen ist eine Dosis von 400 I.E. nicht ausreichend für einen solchen Schutzeffekt. Der präventive Effekt tritt erst ab einem 25D-Spiegel von 30 ng/ml ein. Und ein solcher Blutspiegel kann tatsächlich erst mit einer Dauerdosis von mindestens 700–800 I.E. Vitamin D erreicht werden – das wurde in placebokontrollierten Behandlungsstudien festgestellt. Mit einer Dosierung von 400 I.E. pro Tag erzielte man nur einen Anstieg auf etwa 24 ng/ml. Dieser Blutspiegel reicht nicht aus, um die Knochenbruchrate zu mindern. Man bedenke: Diese nicht funktionierenden 400 I.E. entsprechen schon dem Doppelten, was dank DGE in unseren Nahrungssupplementen enthalten sein darf! Im März 2009 erschien eine erweiterte Metaanalyse zur gleichen Fragestellung, die nun die neuesten Studien mit erfasst hat und kommt im Prinzip zum gleichen Ergebnis. Vitamin D hilft bei Senioren, Knochenbrüche vorzubeugen – selbst ohne gleichzeitige Calciumgabe – aber erst bei Dosen deutlich über 400 I.E.[02]

Dass sich die Frakturprävention durch noch höhere Vitamin-D-Dosierungen weiter verbessert, gilt als wahrscheinlich, wurde aber bisher nicht systematisch untersucht. Diese Vermutung wird jedoch durch epidemiologische Studien gestützt, die nachwiesen, dass die Knochendichte an der Hüfte bei jüngeren und älteren Personen sowie die Beinfunktion bei älteren Personen mit höheren 25D-Spiegeln stetig zunehmen. Eine optimale Knochendichte und Beinfunktion wird bei älteren Personen erst bei Blutspiegeln zwischen 30 und 40 ng/ml erreicht.[03] Unter den international ausgewiesenen Vitamin-D-Fachleuten besteht nunmehr ein Konsens, dass ein Mindestwert von 30 ng/ml 25D im Blut zur Prävention von Knochenbrüchen bei Männern und Frauen erreicht werden sollte. Dafür sind Dosierungen von mehr als 800 I.E. pro Tag einzusetzen. Ob die Prävention am effektivsten ist, wenn gleichzeitig 1.000 bis 1.200 Milligramm Calcium pro Tag zugeführt werden, ist nach wie vor umstritten. Aber entscheidend ist, dass die Therapie zuverlässig eingehalten wird. Deswegen hat sich dieses Therapiekonzept auch am besten bei Heimbewohnern, also in Alten- und Pflegeheimen, bewährt.[04]

Während die vorgeschlagenen Vitamin-D-Dosen mit großer Sicherheit unschädlich sind, kann man bei sehr hoher Calciumzufuhr bedauerlicherweise nicht ganz sicher sein. Das bezieht sich aber ausdrücklich nicht auf den Konsum von Milch und Milchprodukten beziehungsweise auf Dosen die damit erreicht werden! Es gibt neuerdings einige ernst zu nehmende Hinweise, dass eine sehr hohe Supplementation mit Calciumpräparaten Herz und Kreislauf möglicherweise nicht immer ganz zuträglich ist.[05]

Neue Studienergebnisse lassen aufhorchen: Neben der Knochengesundheit hat Vitamin D auch erheblichen Einfluss auf die Ausbildung und Funktion unserer Muskulatur. Das Sonnenhormon regt über die Proteinbildung den Muskelaufbau an – und über die Calciumfreisetzung steigert es die Kraft. Gerade bei älteren Menschen vermindert ein guter Vitamin-D-Status das oft verhängnisvolle Sturzrisiko.

Kräftige Muskeln

Ohne Muskelaktivität gibt es keine Knochengesundheit – und umgekehrt. Mit kranken Knochen bauen wir Muskeln und damit unsere Muskelkraft schnell ab. Wer sich einmal das Bein gebrochen oder an einer Hüftarthrose gelitten hat, der weiß, wie schnell das geht. Entsprechend trifft man den Abbau der Muskulatur und die Muskelschwäche vor allem bei älteren Menschen an. Es beginnt aber schon im mittleren Alter. Ab dem 50. Lebensjahr sinken Muskelmasse und -stärke etwa um ein Prozent pro Jahr. Dieser übliche, mit dem Altern zunehmende Muskelabbau, die damit einhergehenden Einschränkungen des Nervenleitsystems und die auf diese Weise ausgelösten funktionellen Einschränkungen nennt man Sarkopenie. Das ist ein sehr treffender Begriff aus dem Griechischen, wo sarx für Fleisch und penia für Mangel steht. Etwa 25 Prozent der über 65-Jährigen leiden heute daran. Die häufigsten Folgen sind die bekannte Sturzneigung und die damit verbundenen Verletzungen und Knochenbrüche. Das ist häufig, aber kann das normal sein?

Auch bei Jüngeren tritt eine krankhafte Schwäche der Muskulatur und insbesondere der Skelettmuskulatur auf. Diese bezeichnet man als Myopathie. Es gibt eine Vielzahl von Ursachen für diese frühzeitige Muskelschwäche: Der Rahmen dieses Buches würde von einer differenzierten Beschreibung gesprengt. Für unser Thema ist aber wichtig zu wissen, dass Muskelschwäche auch durch ein Ungleichgewicht im Hormonsystem ausgelöst werden kann, und dass das Vitamin D hier direkt hineinspielt. Woher man das so genau weiß? Tatsächlich hat man auf allen Muskelzellen reichlich Vitamin-D-Rezeptoren entdeckt. Aus dieser Konstellation folgt untrüglich: Vitamin D ist während des ganzen Lebens für die Muskelfunktion relevant, ja für eine normale Muskelfunktion sogar Voraussetzung.[01] Umgekehrt bestätigen Messungen des Parathormons, das mit dem Absinken von Vitamin D reaktiv ansteigt, diese Einschätzung: Je höher der Parathormonspiegel, desto stärker ist der Verlust an Muskelkraft.

Während Vitamin D schon lange als unentbehrlich für die Knochengesundheit gilt, ist diese Relevanz für die Muskulatur recht neu und wird bislang noch viel zu selten thematisiert.

Zahlreiche Forscherteams haben sich in den letzten Jahren auf dieses Thema gestürzt. Nun ist belegt, dass Muskelschwäche, Muskelschmerzen, Standunsicherheit, Stürze und Knochenbrüche umso häufiger auftreten, je schlechter der Vitamin-D-Status ist. Umgekehrt findet man bei älteren Menschen mit einem guten Vitamin-D-Status seltener Muskelschwäche, und sie stürzen auch nicht so oft. Ist das ein Zufall?

Um genau zu prüfen, ob diese Beobachtungen in der Tat ursächlich miteinander zu tun haben, führt man placebokontrollierte Medikamentenstudien durch. Dabei werden zwei zufällig ausgewählte Gruppen gebildet, von denen eine Gruppe das echte Medikament bekommt, während die andere ein Scheinmedikament, ein Placebo, einnimmt. Sonst ändert man nichts im Verhalten der Teilnehmer, und sie dürfen auch nie erfahren, welches Präparat sie tatsächlich einnehmen.

Inzwischen ist eine ganze Reihe solcher placebokontrollierter Studien zur Frage der Muskelschwäche in Relation zum Vitamin D durchgeführt worden. Im Jahr 2004 erschien eine erste zusammenfassende Bewertung aller bis dahin durchgeführten wichtigen Studien (eine Metaanalyse)[02] – bis zu diesem Zeitpunkt waren noch ausschließlich ältere Menschen untersucht worden. Das Ergebnis ist beeindruckend: Allein durch Vitamin-D-Gaben reduzierte sich das Sturzrisiko im Mittel um 22 Prozent. Und erneut wurde deutlich, dass die Dosierung entscheidend ist: Mit nur 400 I.E. Vitamin D pro Tag erreichte man keinen Effekt – erst mit wenigstens 800 I.E. Vitamin D pro Tag kam die erhoffte Wirkung zustande. Und wenn man auch noch 1.200 Milligramm Calcium dazulegte, ergab sich sogar eine Verminderung des Sturzrisikos um 35 Prozent. In jüngerer Zeit konnten weitere placebokontrollierte Studien die Wirksamkeit dieses Therapieansatzes untermauern. So wurde bei gesunden, zu Hause lebenden älteren Personen mit einem Mindestalter von 65 Jahren belegt, dass 700 I.E. Vitamin D plus 500 mg Calcium pro Tag das Sturzrisiko längerfristig reduzieren konnten – um 46 Prozent bei den eher aktiveren und sogar um 65 Prozent bei den weniger aktiven Teilnehmern.[03] Den Vitamin-D-Status hatte man dabei natürlich auch überprüft. Unter der Therapie war der 25D-Spiegel im Schnitt auf 40 ng/ml angestiegen. Das ist offensichtlich ein erstrebenswerter Blutspiegel – aber mehr als doppelt so hoch, wie man ihn bei älteren Menschen bei uns heute im Durchschnitt antrifft. Die Wichtigkeit einer ausreichenden Dosierung von Vitamin D wurde auch in einer Untersuchung in einem Pflegeheim demonstriert.[04] Die Teilnehmer erhielten fünf Monate lang täglich ein Präparat: Es gab entweder 200, 400, 600 oder 800 I.E. Vitamin D – oder aber ein Placebo. Äußerlich konnte man die Präparate selbstverständlich nicht unterscheiden. Schließlich fand man nur bei der höchsten Dosierung den gewünschten Effekt: Eine Sturzreduktion um 72 Prozent! Sämtliche niedrigeren Vitamingaben zeigten keine signifikante Wirkung. Inzwischen wurden auch schon Extremdosen getestet.[05] Da gab man Patienten, die schon einmal einen Sturz erlitten hatten und deren 25D-Spiegel unter 12 ng/ml lag, eine einmalige Spritze mit 600.000 I.E. Vitamin D oder aber eine Placebospritze. Darüber hinaus änderte man nichts. Nach sechs Monaten hatten sich zwar nicht die reinen Kräfte, dafür aber Muskelfunktionen wie Körperbalance und Reaktionszeit signifikant verbessert. Besonders bemerkenswert: Selbst bei dieser exorbitanten Dosis kam es zu keinerlei unerwünschten Nebenwirkungen.

Im Jahre 2009 wurde endlich auch eine aussagefähige Studie aus Deutschland und Österreich vorgestellt. Durchgeführt wurde sie an der berühmten »Knochenklinik« Am Fürstenhof in Bad Pyrmont und an der Universität Graz. Bad Pyrmont liegt am 52. und Graz am 46. Breitengrad, das heißt beide Städte sind nicht gerade ganzjährig vom UV-Licht verwöhnt. Behandelt wurden »frei lebende«, das heißt nicht-stationäre Senioren im Durchschnittsalter von 77 Jahren mit 800 I.E. Vitamin D plus 1.000 mg Calcium am Tag oder der gleichen Menge Calcium plus Placebo. Die Untersuchung umfasste zunächst eine aktive zwölfmonatige Behandlungsphase, an die sich eine achtmonatige behandlungsfreie Phase anschloss, in der die Teilnehmer weiterhin unter Beobachtung standen. Die Wissenschaftler allerdings wussten über die gesamten 20 Monate hinweg nicht, welche Patienten mit dem echten oder welche mit dem Scheinmedikament behandelt worden waren.

Das Ergebnis ist wiederum beeindruckend: In der echten Kombitherapie wurden im Vergleich zur Calcium-plus-Placebo-Gruppe nach zwölf Monaten 27 Prozent weniger Stürze registriert. Nach 20 Monaten war der Unterschied auf 39 Prozent angestiegen! Zudem fand man in der Vitamin-D-Gruppe eine um acht Prozent höhere Muskelkraft und ein um 28 Prozent vermindertes Körperschwanken.[06] In neuester Zeit hat man sich auch daran gemacht, jüngere Menschen zu diesen Fragestellungen zu untersuchen. So wurden in einer dänischen Studie 36-jährige, verschleierte muslimische Frauen mit

Vitamin-D-Mangel in Bezug auf ihre Muskelfunktion und Muskelkraft getestet und ihre Werte mit denen von gleich alten Däninnen mit normalem Vitamin-D-Spiegel verglichen. Tatsächlich schnitten die muslimischen Frauen wesentlich schlechter ab. Daraufhin gab man ihnen über sechs Monate hinweg hoch dosiert Vitamin D. Nach dieser Zeit waren alle Werte signifikant verbessert, ohne dass die Frauen etwas an ihrem Lebensstil verändert hätten.[07]

Kürzlich hat man an der Universität von Manchester sogar 12- bis 14-jährige Mädchen zu dieser Fragestellung untersucht. Maximalkraft, Schnellkraft und Sprungkraft nahmen schon in diesem Alter proportional zum 25D-Spiegel ab. Das unterstreicht deutlich die Bedeutung von Vitamin D für die Prävention. Es wäre auch ein Wunder, wenn es anders wäre. Denn Vitamin D regt einerseits den Proteinaufbau an, ist also für genügend Bausubstanz des Muskels zuständig. Mit der Steigerung der Vitamin-D-Zufuhr nimmt die Zahl an Muskelzellen und Muskelfasern zu. Andererseits fördert Vitamin D auch die Calciumfreisetzung in der Muskelzelle, sodass es zu einer Muskelkontraktion kommen kann. Die Muskelkraft nimmt bekanntlich mit dem Durchmesser des Muskels zu, aber der Krafteinsatz ist natürlich auch direkt von der Kontraktionsfähigkeit abhängig. So kann es nicht wirklich verwundern, dass Vitamin-D-Mangel mit Muskelschwäche einhergeht und umgekehrt eine Supplementierung mit Vitamin D die Muskelkraft erhöht.

Zwar sind die Ergebnisse der Forschung noch nicht hinreichend und sie sind auch nicht alle einheitlich ausgefallen, aber es deutet immer mehr darauf hin, dass dem Muskelschwund im Alter nicht nur durch Training und ausreichende Eiweißzufuhr, sondern tatsächlich auch durch einen optimierten Vitamin-D-Status vorgebeugt werden kann. Vielversprechend ist auch der Ansatz, Vitamin D hoch dosiert in der Therapie bei Sarkopenie einzusetzen. Es zeichnet sich bei all diesen Konzepten allerdings ab, dass sie nur dann wirken, wenn die Betroffenen ihre Vitaminpräparate vorschriftsmäßig einnehmen. Und es scheint für diese Krankheitsbilder sinnvoll zu sein, dass gleichzeitig Calcium in höherer Dosis gegeben wird.

Noch zu erwähnen ist, dass die Sturz- und Verletzungsgefahr bei Sarkopenie und Myopathie offenbar nicht nur allein auf Muskelschwäche, sondern auch auf eine eingeschränkte Leistung des Nervensystems zurückzuführen ist.[08] Womit wir beim Thema des nächsten Kapitels angelangt sind: Dem Einfluss von Vitamin D auf die Hirn- und Nervenfunktion.

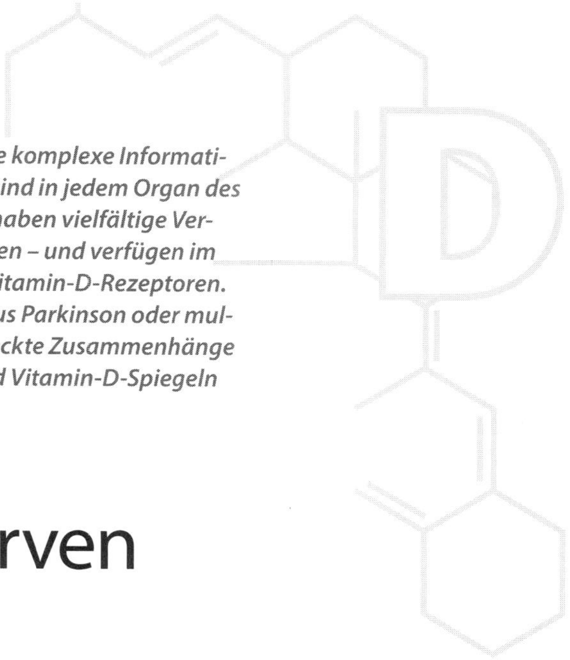

Unser Körper ist auch eine komplexe Informationsgesellschaft: Nerven sind in jedem Organ des Menschen zu finden. Sie haben vielfältige Verbindungen und Funktionen – und verfügen im Gehirn über spezifische Vitamin-D-Rezeptoren. Morbus Alzheimer, Morbus Parkinson oder multiple Sklerose – neu entdeckte Zusammenhänge zwischen Erkrankung und Vitamin-D-Spiegeln lassen aufhorchen.

Gute Nerven

Was sind eigentlich gute Nerven? So oft wünschen wir uns welche – und anderen ebenso. Nerven sitzen überall, im Hirn, in den Armen und Beinen, im Magen, im Darm und allen anderen Körperteilen. All diese Nerven können uns prinzipiell zu schaffen machen – und je länger wir leben, desto sicherer tun sie das auch.

Wie wir im letzten Kapitel erörtert haben, kommt es mit fortschreitendem Alter vermehrt zu Muskelschwund und Muskelschwäche. Das Gehen wird unsicherer. Manche Senioren haben oft schon Probleme, einfach nur gerade zu stehen. Sie schwanken, und man hat Sorge, dass sie gleich umkippen. Daran sind sowohl die Muskeln, aber auch die Nerven beteiligt. Und wie ich geschildert habe, hilft eine ausreichende Vitamin-D-Versorgung gegen das Nachlassen der Muskelfunktion. Aber Muskeln und Nerven sind in ihrem Wirken untrennbar verknüpft.

Die Nerven! Man unterscheidet grob zwei Bereiche des Nervensystems. Da ist zum einen das zentrale Nervensystem (ZNS). Es sitzt im Schädel und im Rückenmark: Durch das Knochengewebe und die Blut-Hirn-Schranke ist es zumindest einigermaßen geschützt. Den Teil des Nervensystems, der außerhalb des Gehirns und des Rückenmarks gelegen ist, bezeichnet man als das periphere Nervensystem (PNS). Eine starre Abgrenzung von ZNS und PNS ist allerdings nicht wirklich sinnvoll. Denn alle Nervenzellen bestehen stets aus einem Zellkörper und seinen Fortsätzen – und die können ellenlang sein.

Die Fortsätze werden zur Isolierung von einem Mark umhüllt. Fast alle, das heißt sowohl die für unsere Bewegungen zuständigen als auch die für die Funktion der inneren Organe verantwortlichen Nerven, haben ihren Ausgangspunkt im ZNS.

Für die sensiblen, also die für unsere Sinne und Empfindungen zuständigen Nerven, die überall in Haut, Muskeln, Knochen und Sinnesorganen eingebaut sind, gilt Gleiches in umgekehrter Richtung. Sie funken von der Peripherie ins ZNS. Und auch bei den Nerven in der Wand der inneren Organe verläuft die Informationsverarbeitung zum Teil unabhängig vom ZNS. Diese Nerventypen lasse ich außen vor, weil das den Rahmen dieses Buches sprengen würde. Je nach Größe sind im Gehirn bis zu 100 Milliarden Nervenzellen platziert. Jede dieser Nervenzellen steht mit rund 30.000 anderen in Verbindung. Alle können direkt oder mit nur ein oder zwei Zwischenschritten indirekt miteinander kommunizieren. Es ist leicht vorstellbar, dass dieses System gut geschützt werden muss, um nicht in heillosem Chaos zu enden. Es dürfte Sie nun nicht mehr verwundern – man hat auch an diesen Nervenzellen im Gehirn spezifische Vitamin-D-Rezeptoren entdeckt. Das spricht Bände: Die Funktion unseres ZNS und des PNS ist offensichtlich vom Vitamin D abhängig und eine dauerhafte Unterversorgung kann zwangsläufig nicht ohne Folgen bleiben. Wenn vom Nervensystem und seinen Störungen und Erkrankungen die Rede ist, sind wir inmitten einer Unmenge von neurologischen, aber auch psychiatrischen Erkrankungen. Diese alle sauber voneinander abzugrenzen soll hier ebenfalls nicht meine Aufgabe sein. Vielmehr werde ich Ihnen auf den nächsten Seiten vermitteln, dass die in der Bevölkerung immer häufiger auftretenden Erkrankungen wie Alzheimer, Parkinson, multiple Sklerose, Depression, ja sogar Schizophrenie bis hin zum Autismus alle etwas mit Vitamin D zu tun haben.

Wer hat nicht Angst vor Alzheimer? Vergesse ich zweimal etwas, wird mir gerne mal Alzheimer vorgeworfen! Meist bezeichnet man damit eine degenerative Nervenzerstörung, die zum Formenkreis der Demenzerkrankungen gehört. Unter Demenz wiederum versteht man ein Defizit in der Gedächtnisleistung sowie bei den emotionalen und sozialen Fähigkeiten. Vorrangig sind das Kurzzeitgedächtnis, das Denkvermögen, die Sprache, die Motorik und auch die Persönlichkeitsstruktur betroffen. Für den Morbus Alzheimer ist eine zunehmende Verschlechterung des Gedächtnisses und der Denkfähigkeit charakteristisch, in der Regel gepaart mit Verhaltensauffälligkeiten und einer Abnahme der täglichen Aktivitäten. Begleitsymptome sind zuerst Probleme bei Sprache, Koordinationsfähigkeit und Sinneswahrnehmung.[01] Meist tritt sie bei Personen über dem 65. Lebensjahr auf. Weltweit gibt es etwa 24 Millionen Demenzerkrankte, und schätzungsweise 60 Prozent davon leiden unter Alzheimer.

Bis heute ist die Ursache der Alzheimer-Erkrankung nicht vollständig geklärt. Wie bei allen degenerativen Erkrankungen wird es sich auch hier um ein Zusammentreffen verschiedener ungünstiger Umstände handeln. Bekannt ist inzwischen, dass sich in den Hirnnervenzellen der Betroffenen Ab- und Anlagerungen entwickeln, die aus fehlerhaft geformten Eiweißstrukturen bestehen. Das beginnt schon viele Jahre vor dem Sichtbarwerden erster Symptome. Diese Veränderungen im Gehirngewebe können bereits im jungen Erwachsenenalter auftreten und mit steigendem Lebensalter stetig zunehmen. Es gibt auch eine vaskuläre, also gefäßbedingte Alzheimer-Krankheit. Dabei sind nicht Eiweißablagerungen Auslöser der Störungen, sondern durch Mangelversorgung oder Hirnblutungen verursachte Zerstörungen der Hirnstruktur.

Eine wirksame Therapie ist bis heute nicht bekannt. Umso wichtiger ist die Prävention. Dabei geht es darum, möglichst viele negative Einflussfaktoren aus Umwelt und Lebensstil zu meiden. Bedauerlicherweise ist Alter der größte Risikofaktor. Dagegen ist noch kein Kraut gewachsen. Rauchen und Fernsehen sollen das Risiko ebenfalls erhöhen. Gleiches gilt für die ewigen Verdächtigen – eine Ernährung mit zu wenig Gemüse, Ballaststoffen, ungesättigten Fettsäuren und Antioxidantien. Auf der anderen Seite schützt offenbar regelmäßiger, aber mäßiger Alkoholgenuss, was vor allem für Wein beobachtet wurde. Sehr wichtig für die Prävention scheinen eine gute Bildung und regelmäßige, geistig anspruchsvolle Tätigkeiten bis ins hohe Alter zu sein.

Neue epidemiologische Studien haben auch eine Vitamin-D-Mangelversorgung als Risikofaktor für den Morbus Alzheimer aufgedeckt: sowohl für die nervenbedingte als auch für die gefäßbedingte Form. Umgekehrt weiß man, dass eine genügend hohe Vitamin-D-Versorgung die Leistungsfähigkeit des Nervensystems erhöht. Wie das genau zusammenhängt, ist heute noch nicht geklärt. Aber nichts spricht gegen eine adäquate, das heißt wesentlich höhere Vitamin-D-Versorgung, als sie heute üblich ist. Alles spricht dafür, vor allem, da unerwünschte Wirkungen für die adäquaten Dosen nicht beobachtet werden. Das erscheint insbesondere für älter werdende Menschen sinnvoll, die aufgrund ihrer körperlichen Unsicherheit und abnehmender Muskelkraft eher seltener ins Freie gehen. Noch mehr gilt das für bereits Erkrankte und für die vielen Bewohner von Pflege- und Altersheimen.

Eine weitere Krankheit des zentralen Nervensystems ist der Morbus Parkinson. Muhammad Ali, der geniale Boxer, hat sie wohl berühmter gemacht als die meisten anderen Betroffenen. Aktuell sorgt in den deutschen Medien der Schauspieler und Kabarettist Ottfried »Bulle von Tölz« Fischer für größere Aufmerksamkeit und für mehr Bewusstsein am Leiden der

Betroffenen. Parkinson ist eine langsam fortschreitende Degeneration des Nervensystems. Ausgelöst wird sie durch das Absterben von Zellen in einem Bereich des Mittelhirns (Substantia nigra). Dadurch wird der dort hergestellte Nervensignalstoff Dopamin nicht mehr in ausreichender Menge produziert. Krankheitszeichen fallen erst auf, wenn rund 70 Prozent dieser dopaminproduzierenden Zellen abgestorben sind. Das führt letztlich zu einer Minderung der Funktionen in der Großhirnrinde. Die Hauptsymptome sind Muskelzittern und verlangsamte Bewegungen bis hin zur Muskelstarre. Viele Betroffene können in diesem fortgeschrittenen Stadium nicht mehr gerade stehen und gehen. Im schlimmsten Fall kann die Krankheit bis hin zur Bewegungslosigkeit führen. Parkinson beginnt meist zwischen dem 50. und 60. Lebensjahr, kann aber auch schon vor dem 40. Lebensjahr auftreten, wie etwa bei dem an Parkinson erkrankten amerikanischen Schauspieler Michael J. Fox (»Zurück in die Zukunft«), der im Alter von 30 Jahren erste Symptome entwickelte. Mit höherem Alter nimmt die Häufigkeit zu. In Deutschland wird derzeit von 300.000 bis 400.000 Betroffenen ausgegangen. Warum bislang eher Männer von der Krankheit betroffen waren und Frauen auf einmal »aufholen«, ist völlig ungeklärt, legt aber die Beteiligung eines starken Umwelt- beziehungsweise Lebensstileffektes nahe.

Epidemiologische Studien haben neuerdings einen Zusammenhang mit Vitamin D bestätigt, die meisten davon allerdings im asiatischen Raum. Ende 2008 ist auch eine sogenannte Fall-Kontroll-Studie aus der Universitätsklinik in Atlanta (USA) erschienen. Dabei verglich man den Vitamin-D-Status von Parkinson-Patienten mit dem von vergleichbaren, genauso so alten, aber gesunden Menschen.[02] Es zeigte sich, dass bei den Gesunden der 25D-Blutspiegel im Durchschnitt signifikant höher lag als der der Parkinsonpatienten. Umgekehrt hatten 55 Prozent der Parkinsonpatienten einen auffällig schlechten Vitamin-D-Status.

An diesem Beispiel ist gut erkennbar, dass solche degenerativen Erkrankungen immer mehrere Ursachen haben. Am Vitamin D allein kann es daher nicht liegen. Vielmehr ist Vitamin D offenbar ein Cofaktor, ein Mitverantwortlicher bei der Entstehung der zugrunde liegenden Störung. Auf alle Fälle ist ein schlechter Vitamin-D-Status ein Risikofaktor für Parkinson. Und es ist biologisch absolut plausibel, dass es sich um einen ursächlichen Zusammenhang handelt. Allerdings muss man bei solchen statistischen Zusammenhängen auch immer an eine umgekehrte Relation denken. Es könnte ja auch sein, dass Parkinson-Patienten deshalb niedrigere 25D-Spiegel haben, weil sie krank sind und deshalb besonders selten ins Freie gehen und damit noch seltener einer UVB-Bestrahlung ausgesetzt sind als gesunde ältere Menschen. Solche Fragen nach Ursache und Wirkung können immer nur placebokontrollierte Studien klären. Und die fehlen noch.

Eine andere Angst verbreitende Krankheit des Nervensystems ist die multiple Sklerose (MS). Sie ist eine chronisch-entzündliche Erkrankung des zentralen Nervensystems, bei der das Mark der Nervenfortsätze zerstört wird. Dabei greifen körpereigene Immunzellen Zellstrukturen in Gehirn und Rückenmark an und lösen so die MS-typischen Schäden aus. Wegen des Angriffs des Immunsystems auf den eigenen Körper zählt die multiple Sklerose zu den Autoimmunkrankheiten.

Mit der Zeit entwickeln sich bei MS-Patienten zahlreiche (multiple) Vernarbungen (Sklerosen) auf den Nervenfortsätzen. Diese blockieren die normale Signalübertragung in den Nervenbahnen. Da die Entmarkung im gesamten zentralen Nervensystem auftreten kann, sind die Symptome nicht immer sehr spezifisch. Häufig fallen zunächst Sehstörungen, eine Minderung der Sehschärfe und Störungen der Augenbewegung auf. Es kommt meist mit der Zeit zu einer verlangsamten und später zu einer vollständig blockierten Koordinationsfähigkeit der Skelettmuskulatur, etwa zu Gangstörungen. Mit dem Abbau der Muskelfunktion entwickelt sich auch eine Muskelschwäche, was die Situation nicht besser macht.

Die Ursache dieser Fehlfunktion des Immunsystems ist ebenfalls noch nicht gefunden. Die MS ist in Mitteleuropa die häufigste chronisch-entzündliche Erkrankung des Zentralnervensystems. Dabei sind Frauen ungefähr doppelt so häufig betroffen wie Männer. Nach aktuellen Schätzungen sind in Deutschland zurzeit 100.000 bis 130.000 Personen davon betroffen. Weltweit sind etwa 2,5 Millionen Menschen an der multiplen Sklerose erkrankt.

Eine Therapie zur wirklichen Heilung ist auch heute noch nicht bekannt. Jedoch kann der Verlauf durch verschiedene Maßnahmen, die hier nicht näher besprochen werden sollen, günstig beeinflusst werden. So führt die Erkrankung nicht zwangsläufig zu schweren Behinderungen, und manche Patienten bleiben auch viele Jahre nach Beginn der Erkrankung noch gehfähig. Seit einiger Zeit wird auch Vitamin D in die Therapieoptionen einbezogen. Wie kommt man auf Vitamin D?

Seit langem hat man beobachtet, dass ein Zusammenhang zwischen Sonnenbestrahlung und MS besteht. In Europa und USA tritt MS etwa fünfmal so häufig auf wie in den Tropen. Das könnte natürlich die verschiedensten Ursachen haben. Wirklich aufmerksam wurde man auf diese Beziehung, als man auch innerhalb der USA bei relativ vergleichbarem Lebensstil ein viel häufigeres Auftreten der Erkrankung in nördlichen als in südlichen Breiten fand. Unterstützt wird diese These auch dadurch, dass MS in hoch gelegenen Gegenden mit entsprechend stärkerer UVB-Bestrahlung – etwa ab 2.000 Höhenmetern – seltener auftritt als in tiefergelegenen Regionen. Besonders interessant ist dabei die Beobachtung, dass es offenbar auch eine Altersabhängigkeit gibt: Wenn Bewohner der Tropen vor ihrem 15. Lebensjahr in Länder höherer Breitengrade emigrieren, haben sie das gleiche erhöhte Risiko wie die dortige Stammbevölkerung. Verweilen sie jedoch bis in ein etwas höheres Alter in ihrer Heimat und wandern dann erst aus, ist ihr Risiko so niedrig, als wären sie im Ursprungsland geblieben. Umgekehrt passt es auch: Wenn weißhäutige Menschen in ein Sonnenland ziehen, sinkt ihr Risiko zwar etwas, aber eine erhöhte Erkrankungsrate als bei der Stammbevölkerung bleibt bestehen. Eine weitere stimmige Beobachtung ist, dass etwa Norweger im Landesinneren häufiger MS entwickeln als die Küstenbewohner. Die mögliche Erklärung: Ein viel höherer Konsum von Fisch, der wichtigsten Vitamin-D-Quelle der Nahrung. Das könnte auch die Begründung dafür liefern, dass die Inuit (Eskimos) trotz ihres Lebens im hohen Norden nicht gehäuft an MS erkranken.[03]

Was kann also Vitamin D, um der MS vorzubeugen? Einerseits hat es sehr wahrscheinlich einen günstigen Effekt auf das Immunsystem (siehe auch Kapitel 12). Genügend Vitamin D scheint die Neigung zu unkontrollierten Prozessen einzudämmen[04]. Andererseits werden durch Vitamin D offenbar die Bildung von Myelin (Markscheiden) in Nervenfortsätzen angekurbelt und entzündungshemmende Effekte eingeleitet.[05]

Ein riesiges Problem für die Therapie von MS liegt darin, dass es zum Zeitpunkt der Diagnosestellung meistens bereits zu spät ist. Wenn der Autoimmunprozess einmal angelaufen ist, lässt er sich zwar phasenweise aufhalten, aber kaum stoppen. Der bislang stärkste Hinweis auf eine ursächliche Beziehung und zugleich der größte Hoffnungsschimmer dafür, dass es eines Tages eine heilende Therapie geben wird, kommt aus der klinischen Forschung: An der Universitätsklinik in Toronto (Kanada) hatte man zwölf Patienten mit einem aktiven MS-Schub über 28 Wochen mit einer steigenden Dosis Vitamin D behandelt.[06] Man begann mit 4.000 I.E. pro Tag und steigerte kontinuierlich auf schließlich 40.000 I.E. pro Tag. Während dieser Behandlung stieg der 25D-Spiegel von 31 ng/ml auf 154 ng/ml an. Die Zahl der MS-Herde im Gehirn nahm in dieser Periode um die Hälfte ab! Die Behandlung verlief auch ohne Komplikationen und therapiebedingte Beschwerden. Nun ist das zwar ein beeindruckendes Ergebnis, aber solch hohe Tagesdosen gelten auf Dauer als bedenklich, und der damit erzielte Blutspiegel von 154 ng/ml ebenfalls. In diesem Bereich sind unerwünschte Nebenwirkungen, vor allem im Calciumhaushalt, zu erwarten und folglich kann diese Dosis keine Therapieoption sein. Wir müssen mehr Forschungsergebnisse abwarten und das Hauptaugenmerk auf die Prävention legen – ausreichend Sonne.

Eine weitere Facette der zahlreichen Erkrankungen des Nervensystems soll in diesem Kapitel noch kurz gestreift werden – die Schizophrenie. Dieser Begriff kommt vom Altgriechischen und ist eine Zusammensetzung der Worte für abspalten und Seele. Damit ist eine psychische Störung des Denkens, der Wahrnehmung und der Affektivität gekennzeichnet. Etwa ein Prozent der Bevölkerung macht solch eine Periode im Laufe des Lebens durch. Das wesentliche Symptom der Schizophrenie ist nicht etwa – wie oft angenommen – eine Persönlichkeits- oder Bewusstseinsspaltung, sondern es umfasst zahlreiche Störungen, die das Gedächtnis, das Denkvermögen, das Sprechen, die Wahrnehmung und die Gefühlswelt der Betroffenen beeinträchtigen und zu Wahnvorstellungen führen. Auch die Ursachen dieser tief greifenden Störungen sind nicht bekannt. Als denkbar werden Virusinfektionen und frühkindliche Hirnschäden diskutiert.

In diesem Zusammenhang wird auch der Einfluss von Vitamin D erforscht. Einiges spricht dafür, dass eine Mangelversorgung im Mutterleib eine spätere Erkrankung begünstigt. Darauf ist man gekommen, weil im Winter und Frühjahr geborene Kinder in nördlichen Gebieten der USA eine höhere Schizophrenierate aufweisen als die Sonnenkinder.[07] Ebenso tritt die Krankheit umso häufiger bei Einwandererkindern aus der Karibik auf, je weiter sie in nördliche Gebiete ziehen. Auch Befunde aus Europa sprechen für einen direkten Zusammenhang. So waren finnische Kinder, die nach der Geburt die Vitamin-D-Prophylaxe bekamen, viel seltener betroffen, als solche, die diese vorbeugende Maßnahme nicht erhielten.[08] Bedeutend mehr Forschungsergebnisse gibt es noch nicht zu dieser Frage. Aber nachdem zurzeit fast täglich neue Studien zum Einfluss des Vitamin D in hochkarätigen Fachzeitschriften erscheinen, wird man sicher nicht lange darauf warten müssen.

Als letzter Aspekt soll noch der Autismus angesprochen werden. Das ist quasi der jüngste Zweig der Vitamin-D-Forschung.[09] Bei dieser Erkrankung handelt es sich um eine angeborene, unheilbare Wahrnehmungs- und Informationsverarbeitungsstörung des Gehirns. Die Symptome können von leichten, fast unauffälligen Verhaltensproblemen wie Schüchternheit bis zu einer schweren geistigen Behinderung reichen. Typisch sind Beeinträchtigungen im Sozialverhalten. Betroffene haben Schwierigkeiten, mit anderen Menschen zu sprechen, Gesagtes richtig zu interpretieren und Mimik und Körpersprache treffend einzusetzen.

Die Zahl der Autismusfälle, zumindest der registrierten, stieg in den vergangenen Jahrzehnten in der industrialisierten Welt ständig. In Gegenden mit vielen Niederschlägen und in städtischen Gebieten mit hoher Luftverschmutzung ist die Krankheit besonders häufig zu beobachten. Der alte Verdacht, dass Umweltgifte oder Impfstoffzusätze die Krankheit auslösen würden, gilt inzwischen als widerlegt. Interessant für unser Thema ist, dass Menschen mit dunkler Haut häufiger betroffen sind als Weiße. Schon machen Hypothesen die Runde: Zu wenig Vitamin D! Das stimmt zumindest gut mit der Zunahme an Erkrankungen bei Abnahme der Sonnenbestrahlung beziehungsweise mit der vermehrten Anwendung des aktiven Sonnenschutzes in der Bevölkerung überein. Aus Tierversuchen weiß man, dass Vitamin-D-Mangel während der Schwangerschaft zu ähnlichen Veränderungen in der Gehirnstruktur führt, wie man sie bei Autisten findet. Umgekehrt geht hoher Fischkonsum der werdenden Mutter mit einer niedrigen Autismuswahrscheinlichkeit einher. Auffällig auch, dass rachitische Kinder eine Reihe von Symptomen zeigen, die für den Autismus typisch sind. Warten wir mehr Forschungsergebnisse ab und erfreuen uns inzwischen der Sonne.

Jeder kennt diese Erfahrung: Sonniges Wetter lässt die Stimmung steigen, trübes Herbstlicht macht depressiv. Je nach Lichteinfall sorgen Hormone für Euphorie oder Niedergeschlagenheit, für Hellwachsein oder Müdigkeit. Die Erkenntnis »niedriger Vitamin-D-Spiegel bei depressiven Menschen« macht Hoffnung, diese negativen Gemütslagen durch Sonne und Supplemente überwinden zu können.

Sonnige Laune

Kann man den Morgen schöner beginnen, als mit einer Tasse Kaffee vor die Tür zu treten, sich auf der Terrasse niederzulassen und das Gesicht in die ersten wärmenden Sonnenstrahlen zu recken? Ich kann es nach wie vor nicht glauben, welchen Unterschied es für das Lebensgefühl macht, ob ich in Südfrankreich Morgen für Morgen mit verschlafenen Augen als erstes goldene Strahlen und blauen Himmel erblicke oder trübes Grau am Regenhimmel über München.

O sole mio! Den Sonnenkult gibt es seit Urzeiten. Früh erkannten die Menschen: ohne Sonne kein Leben! Die Inka haben Sonnentempel hinterlassen, die alten Ägypter dokumentierten ihre Verehrung des Sonnengottes mit der weltberühmten Sphinx vor der Cheopspyramide. Die Griechen der Antike sind für die Heliotherapie verantwortlich, und die Römer wussten mit ihren Bädern und Solarien auch schon sehr genau, was gut für sie war. Im Norden war der Kult vermutlich noch größer: Ich darf nur an das auch nach der Sonnenwende ausgerichtete Steinmonument Stonehenge erinnern.

Sonnenstrahlen zur Energiegewinnung in Zellen von Lebewesen und in Kollektoren sind als Thema aktueller denn je. Langsam lüftet sich aber auch das Geheimnis, warum Sonne auch für die andere Art von »Lebensenergie zuständig ist: Für die lebensbejahende Grundstimmung. Wie entsteht die? Unsere Hirnzellen werden einmal mehr mit Hormonen beschossen – von unzähligen Botenstoffen! Dann beginnen die Nervenzellen ein paar bestimmte chemische Verbindungen zu produzieren, woraufhin die Synapsen glühen – und plötzlich geht es uns blendend.

Etwas nüchterner ausgedrückt: Unsere Augen nehmen das Sonnenlicht auf, und dieser Sinneseindruck wird über spezielle Rezeptoren und eine Abzweigung des Sehnervs als elektrischer Impuls ins Gehirn weitergeleitet. Im Bereich des Hypothalamus, dem Steuerzentrum für unseren Körper, befinden sich spezielle Nervenzellen, die daraufhin Serotonin ausschütten. Diese als Gute-Laune-Hormon bekannte Verbindung sorgt anschließend für Wohlbefinden.

Im Winter ist es genau umgekehrt: Die ewige Dunkelheit drückt aufs Gemüt. Wir werden müde, lustlos, gereizt, manchmal sogar depressiv. Im Winter bringen sich mehr Menschen um als im Sommer, in Helsinki wesentlich mehr als in Rom. Warum Wien hier mit rekordverdächtigen Selbstmordraten aus der Reihe tanzt, können nur die Österreicher erklären. Dass man in den Nordländern zum besinnungslosen Trinken neigt, während in den Sonnenländern der moderate (Wein-)Genuss verbreitet ist, soll auch eine Folge des Lichtmangels sein.

Wenn es dunkel ist, schüttet der Körper verstärkt das Hormon Melatonin aus. Das sorgt nachts dafür, dass wir müde werden und einschlafen. Wenn wir früh aufstehen (müssen) und es noch dunkel ist, fühlen sich die meisten Menschen immer noch müde und ohne Antrieb. Das könnte vor allem daran liegen, dass immer noch zu viel Melatonin im Hirn seine Wirkung tut. Wenn es im Winter gar nicht richtig hell werden will, möchte man am liebsten gleich wieder ins Bett gehen und weiterschlummern. Winterdepression und Frühjahrsmüdigkeit – ja, es könnte am Melatonin liegen. Kaum scheint die Sonne intensiver im März oder noch steiler im April, kommen die Frühjahrsgefühle auf. Weniger Melatonin – mehr Sexualhormone – so die gängige Theorie. In der Tat gibt es aber zu diesen Fragen mehr Annahmen als klare Belege. Tatsache ist jedenfalls, dass die Winterdepression inzwischen als eigenes Krankheitsbild anerkannt und beschrieben ist. Man nennt sie offiziell Saisonale Affektive Störung (oder sinnigerweise »SAD« für Seasonal Affective Disorder). SAD-Patienten zeigen die klassischen Symptome der Depression wie Antriebslosigkeit, Konzentrationsschwächen, Müdigkeit, schlechte Stimmung und so weiter. Zudem haben sie häufig ein erhöhtes Schlafbedürfnis, einen gesteigerten Appetit – vor allem auf Kohlenhydrate und Süßes – was die oft zu beobachtende Gewichtszunahme im Winter erklären hilft.

Laut Lehrbuch wurde die SAD erstmals 1984 beschrieben. Sie wird dadurch charakterisiert, dass es sich um wiederkehrende Episoden schwerer Depression handelt, die im Herbst beginnen und im Frühjahr nachlassen. Während der hellsten Jahreszeit, also von Mai bis August, kommt es sogar zum vollständigen Rückgang der Symptome. Außerdem gibt es viele Fälle von nicht saisonaler Depression, bei denen sich die Symptome während der Herbst- und Wintermonate immer deutlich verschlechtern.

Was ist aber mit dem anderen bekannten Botenstoff, dem Serotonin? Tatsächlich konnte bei Depressiven ein chronisch niedriger Serotoninspiegel festgestellt werden. Bei Gesunden folgt Serotonin einem saisonalen Muster: Die niedrigsten Werte im Herbst und im Winter und die höchsten während des Frühlings und des Sommers. Patienten mit Winterdepression weisen Regulationsstörungen an speziellen Serotoninrezeptoren an den Nervenzellen auf. Dass sich bei der Winterdepression die Lichttherapie bewährt hat, spricht ebenso für diese Zusammenhänge. Viele haben es schon probiert: Einige Stunden unter einer Kunstlichtlampe helfen, während der Wintermonate die Symptome zu vertreiben. Auch das Solarium kann hier Gutes tun.

Wenn Sonne und Licht so deutlich auf unsere Gefühlswelt einwirken, liegt die Überlegung nahe, inwieweit das auch etwas mit dem Sonnenvitamin D zu tun haben kann. Obwohl sich diese Fragestellung förmlich aufdrängt, gibt es erstaunlich wenige systematische wissenschaftliche Untersuchungen dazu. Vieles spricht für einen ursächlichen Zusammenhang. Zunächst findet man die berühmten Vitamin-D-Rezeptoren gerade in besagten Hirnregionen, die über ein Netzwerk von Hormonen und Signalstoffen unsere Stimmung beeinflussen, vor allem im sogenannten Hypothalamus. Diese Andockstellen sind dort ja nicht ohne Sinn angebracht. Erste epidemiologische Studien zeigen die erwarteten Ergebnisse. So erbrachten Querschnittstudien immer wieder einen statistischen Zusammenhang zwischen 25D-Spiegeln und depressiver Stimmungslage: Je schlechter der Vitamin-D-Status, desto depressiver. Die neueste, größte und methodisch beste Studie kommt aus Holland.[01] Man hatte hier bei Senioren im Alter von 65 bis 95 Jahren den 25D-Spiegel bestimmt und den Gemütszustand mit objektiven psychologischen Testverfahren ermittelt. Was vermuten Sie? Ja, die Patienten mit milden bis ausgeprägten depressiven Symptomen hatten einen um 14 Prozent signifikant niedrigeren 25D-Spiegel als jene ohne Befund. Selbstverständlich hatte man unterschiedliches Alter und Gewicht, diverse Lebensstilfaktoren wie auch die Verwendung von Antidepressiva in der Auswertung berücksichtigt.

Doch Vorsicht! Querschnittstudien sind Momentaufnahmen. Sie können nicht unterscheiden, ob Depressive wegen der schlechten Vitamin-D-Versorgung depressiv sind oder ob sie wegen ihrer Depressivität selten ans

Tageslicht gehen und deshalb einen niedrigen Vitamin-D-Status haben. Dies ist ein altes methodisches Problem in der Epidemiologie. Deshalb werden wir diese Studien auch ganz schnell hinter uns lassen.

Um die Frage nach der Ursächlichkeit besser beantworten zu können, muss man Längsschnittstudien durchführen. Dazu bezieht man gesunde Menschen ein und verfolgt ihre Entwicklung über viele Jahre. Wenn genügend Fälle aufgetreten sind, überprüft man, ob bei ihnen im Vergleich zu den gesund Gebliebenen der verdächtige Faktor gehäuft auftritt. Bedauerlicherweise habe ich bei meiner Literaturrecherche nicht einen einzigen solchen Studienansatz gefunden. Deshalb müssen wir gleich zu den Studien mit der theoretisch höchsten Aussagekraft kommen: placebokontrollierte, möglichst doppelblind durchgeführte Experimente mit dem zu untersuchenden Wirkstoff. Allerdings hängt leider deren Ergebnis auch noch von »Kleinigkeiten« wie der richtigen Dosierung und der Bereitschaft der Teilnehmer ab, die Pillen überhaupt wie verordnet zu schlucken.

Enttäuschenderweise sind einige solcher placebokontrollierter Studien mit Vitamin D negativ ausgegangen. Kein Effekt. Allerdings waren die gewählten Dosen mit 200 oder 400 I.E. viel zu niedrig, um einen schlechten Vitamin-D-Status merklich zu verbessern. Sinnvoller konzipiert war da schon eine Studie der Universität von Toronto (Kanada). Dort hatte man Senioren mit niedrigem 25D-Spiegel sechs Monate lang entweder 600 I.E. oder 4.000 I.E. pro Tag oder aber Placebo gegeben. Damit wurde im Laufe der Monate mit den echten Präparaten ein 25D-Spiegel von 32 ng/ml beziehungsweise 45 ng/ml erreicht. Aber nur unter der höheren Dosis fand man einen nachweisbaren günstigen Einfluss auf die Gemütsverfassung.[02]

Die bislang aussagefähigste Studie ist im Jahr 2008 veröffentlicht worden. Sie stammt aus der Universität von Tromsø (Norwegen).[03] Dort hatte man übergewichtige Männer und Frauen in der Altersgruppe von 21 bis 70 Jahren in die Untersuchung einbezogen. Warum ausgerechnet nur Übergewichtige? Weil diese Menschen üblicherweise einen noch schlechteren Vitamin-D-Status haben als vergleichbare Schlanke. Wir kommen im Laufe des Buches noch darauf zurück. Zur Studie: Man fand zunächst, dass die Teilnehmer mit einem 25D-Spiegel unter 16 ng/ml eine statistisch auffällige Häufung von Depressionen hatten. Dann wurden alle Teilnehmer durch ein Losverfahren in drei Gruppen aufgeteilt. In einer erhielten die Probanden eine Kapsel mit 20.000 I.E. pro Woche, in der zweiten Gruppe gab es zwei Kapseln, also 40.000 I.E. pro Woche und in der dritten Gruppe gab es Placebo. Mit dieser Supplementation erreichte die erste Gruppe im Laufe der Monate einen durchschnittlichen 25D-Spiegel von 35 ng/ml. Die Gruppe mit doppelter Dosis kam auf 45 ng/ml, während die Placebogruppe auf ihren niedrigen Werten um 21 ng/ml sitzen blieb. Zwar sind einige Teilnehmer im Laufe der sechs Monate aus der Studie ausgestiegen, aber bei denen, die bis zum Ende brav ihre Kapseln schluckten, zeigte sich im Vergleich zu Placebo eine signifikante Besserung der Depression.

Eine weitere Studie fand ich wirklich bemerkenswert: Sie wurde nicht mit direkter Vitamin-D-Zufuhr durchgeführt, sondern mit einer Solariumsbestrahlung.[04] Tatsächlich kann man im Solarium auch etwas für seinen Vitamin-D-Status tun, sofern Lampen mit UVB-Anteil eingesetzt werden. Später davon mehr. Man hatte für dieses Experiment zwei Solarien vorbereitet, die sich durch nichts unterschieden außer durch die Lampenart. Eine lieferte UVB-Anteile, die andere nicht. Dann wurden zwölf Personen, die gewohnheitsmäßige Solariengänger waren, sechs Wochen lang angeleitet. Sie sollten abwechselnd beide Sonnenbänke benutzen. Nach Ablauf des Experimentes wurden sie befragt, welches Gerät sie bevorzugen würden, in welchem sie sich wohler fühlten, welches sie eher in gute Stimmung versetzte. Verblüffend – von den zwölf Teilnehmern entschieden sich elf für das UVB-Gerät! Es ist zu hoffen, dass das Thema bald ernster genommen und besser erforscht wird. Ein Problem ist dabei, dass Vitamin D kostengünstig herzustellen ist und an den entsprechend billig abgegebenen Präparaten nicht viel Geld verdient werden kann. Da die Pharmaindustrie ihre erstaunlichen Umsätze mit Psychopharmaka wohl kaum beschneiden will, wird deren Forschungsbereitschaft vermutlich dürftig sein. So kann man nur auf staatliche Forschungsunterstützung oder auf Stiftungsgelder hoffen, um größere und besser kontrollierte Studien mit unterschiedlichen Dosen durchzuführen.[05] Es könnte sein, dass man vielen Millionen Menschen ganz einfach eine Linderung ihrer Depression vermitteln könnte.

Bei der Linderung könnte vielleicht auch noch Fisch helfen. Oder doch vielleicht eher gereinigte Fischölkapseln?! Denn es gibt bereits eine Reihe von Beobachtungsstudien, die zum Ergebnis haben, dass mit vermehrtem Fischkonsum die Depressionsneigung abnimmt.[06] Bislang standen die Omega-3-Fettsäuren im Verdacht, diesen Effekt zu erzielen. Die Pharmaindustrie hat das rasch aufgegriffen und placebokontrollierte Studien mit Omega-3-Fettsäuren durchgeführt. Diese sind bisher aber wenig überzeugend ausgegangen. Könnte es folglich sein, dass nicht die ungesättigten Omega-3-Fettsäuren vor Depressionen schützen, sondern das Vitamin D im Fischfett?[07]

Der Mensch ist fortwährenden Angriffen ausgesetzt: Bakterien, Viren oder körperfremde Stoffe setzen dem Körper zu. Eine mehrstufige Immunabwehr sorgt dafür, dass wir diese Attacken in der Regel unbeschadet überstehen. Warum häufen sich solche Erkrankungen im Winter? Die fehlende Sonne und der damit einhergehende ungenügende Vitamin-D-Spiegel liefern eine überzeugende Erklärung.

Starke Abwehr

In diesem Kapitel geht es um Effekte, die viele verblüffende, neu entdeckte Wirkungen des Vitamin D auf die Gesundheit erst verständlich machen. In den folgenden Kapiteln beschreibe ich die Auswirkungen im Einzelnen. Es geht dabei um unser Immunsystem und um unsere körpereigene Abwehr. Denn was nützen uns die stärksten Knochen und die kräftigsten Muskeln, wenn uns schon ein kleiner Bakterienangriff aus der Bahn wirft?

Mit Immunsystem bezeichnen wir das gesamte biologische Abwehrsystem des Körpers. Es kommt zum Einsatz noch bevor oder sobald unerwünschte körperfremde Stoffe oder Mikroorganismen wie Bakterien, Viren, Pilze oder Parasiten eingedrungen sind. Es ist ein äußerst komplexes Netzwerk aus verschiedenen Organen, Zelltypen und Molekülen. Unser Immunsystem kommt aber auch dann zum Einsatz, wenn fehlprogrammierte Zellen entsorgt werden müssen. Es verhindert die unkontrollierte Vermehrung dieser Zellen. Man unterscheidet im Prinzip zwei Abwehrsysteme. Das eine ist ein eher primitives, über das alle Lebewesen verfügen – die sogenannte angeborene Immunabwehr. Dazu zählen bereits die anatomischen und physiologischen Abgrenzungen, also etwa die Außenschichten der Haut oder unspezifische keimabtötende Sekrete auf den Schleimhäuten, wie etwa das Lysozym in Speichel, Nasensekret und in der Tränenflüssigkeit. Falls ein Mikroorganismus dennoch diese Barrieren durchbricht, muss sofort eine breit aufgestellte Abwehrreserve zur Verfügung stehen. Das sind primär spezielle Fresszellen, die Makrophagen, sowie natürliche Killerzellen, die Eindringlinge von körpereigenen Zellen unterscheiden können – meistens zumindest. Außerdem können viele Abwehrzellen durch die Produktion spezieller Botenstoffe (Interleukine) andere Abwehrbereiche in Alarmzustand versetzen und auf diese Weise die Immunreaktion noch verstärken. So werden beispielsweise Entzündungen und Fieber ausgelöst. Man vergisst so gerne: Entzündungen und Fieber sind erst einmal etwas Gesundes und Teil unseres Abwehrsystems, zumindest so lange die Prozesse kontrolliert ablaufen. Deshalb sollte man sie tunlichst nicht immer sofort bekämpfen. Rund 90 Prozent aller Erregerangriffe werden durch diese primitive, angeborene Immunabwehr erkannt und erfolgreich bekämpft.

Das andere Immunsystem ist viel komplexer und kann sich an neue oder veränderte Krankheitserreger anpassen. Man spricht deshalb auch von der erworbenen, spezifischen oder adaptiven Immunabwehr. Es umfasst ein Zellsystem, das bestimmte Strukturen (Antigene) der Eindringlinge erkennt und ganz gezielt Antikörper und andere zelluläre Abwehrmechanismen dagegen ausbildet. Eine zentrale Rolle spielen dabei die T-Lymphozyten, aber auch die B-Lymphozyten aus der Gruppe der weißen Blutkörperchen (Leukozyten). Nach jeder erfolgreich bekämpften Infektion bleiben Gedächtniszellen und spezifische Antikörper im Kreislauf erhalten und ermöglichen bei einem erneuten Angriff der gleichen Krankheitserreger binnen kürzester Zeit eine intensive Abwehrreaktion.

Beide Immunsysteme arbeiten gemeinsam. Erst ein gut koordiniertes Zusammenspiel ermöglicht eine umfassende, angemessene Abwehrreaktion des Körpers. Aber nicht immer klappt das so, wie es sein sollte. So kann es sowohl zu einer zu schwachen als auch zu einer überschießenden Immunreaktion kommen. Das Immunsystem kann leider auch seine Fähigkeit verlieren, auf Erreger oder körpereigene Zellen angemessen zu reagieren. Wenn potenzielle Krankheitserreger nicht mehr effektiv bekämpft werden, können selbst normalerweise harmlose Krankheiten lebensbedrohlich werden. Es gibt dabei genetisch angelegte, das heißt angeborene Fehler im Immunsystem. Aber auch erworbene Störfaktoren können das Immunsystem in seiner Effektivität hemmen.

Mit fortschreitendem Alter leidet typischerweise die Funktionsfähigkeit des Immunsystems. Degenerative Prozesse kann man durch entsprechend cleveres Verhalten möglichst lange abbremsen, aber ganz aufhalten oder gar völlig aufheben können wir sie nicht. Das Anti-Aging klappt dann doch nicht so, wie die Protagonisten es versprechen. Die eigene Gesundheit erfolgreich zu bekämpfen – das funktioniert hingegen ganz hervorragend: Rauchen, Alkoholmissbrauch, Mangelernährung, negativer Stress, Schlaf- und

Bewegungsmangel, körperliche Überlastung, Unterkühlung, Überhitzung sowie Umweltgifte – alle diese Probleme sind hausgemacht. Dass radioaktive Strahlung und auch chronische Erkrankungen das Immunsystem weiter schwächen, dürfte nicht überraschen. Am kritischsten wird es, wenn eine Kombination aus mehreren Faktoren zusammenkommt. Ein Klassiker, quasi aus dem Alltag eines modernen Menschen gegriffen, ist Stress plus Rauchen plus Alkoholexzess plus Schlafmangel – und das möglichst im Winter, wenn Millionen von Keimschleudern unterwegs sind.

Womit wir beim Stichwort Winter angelangt sind. Im Winter »verkühlen« sich viele Menschen in gut geheizten Wohnungen und Büros. Warum kommt es im Winter derartig gehäuft zu »Erkältungen«, obwohl man nicht ein einziges Mal gefroren hat? Warum kann man gut bezahlte Freiwillige im Winter viel leichter mit dem Grippevirus anstecken, als wenn man das gleiche Experiment im Sommer durchführt? Viele ungeklärte Fragen stehen jeden Winter an. Doch immer mehr Wissenschaftler kommen zu der Auffassung, dass die Häufung von grippalen Infekten im Winter nicht die Folge von Kälte, sondern von mangelndem Sonnenlicht ist.[01] Ihrer Ansicht nach erklärt die Vitamin-D-These die vielen schwarzen Löcher im Verständnis für die Grippeepidemien besser als alle anderen Vorschläge zusammen.

Die Puzzlesteine passen perfekt zusammen: Im Jahr 1981 war es der Wissenschaftler Edgar Hope-Simpson, der als erster die Vermutung veröffentlichte, dass es einen saisonalen Einfluss auf den Grippevirus geben muss, der im Zusammenhang mit dem Sonnenlicht steht. Es dauerte nicht lang, da fand man heraus, dass Vitamin D tief greifende Einflüsse auf das Immunsystem hat. Damit war eine Hypothese geboren, die die Häufung von grippalen Infekten in der dunklen Jahreszeit zumindest teilweise erklären könnte. Tatsächlich bilden menschliche Abwehrzellen bei Kontakt mit den Zellwänden von Bakterien nicht nur Vitamin-D-Rezeptoren, sondern sie produzieren sogleich auch jenes Enzym, das unser Vitamin D in das biologisch aktive 1,25D umwandelt. Ich darf daran erinnern: Diese Substanz ist ein Steroidhormon, ähnlich wie Cortison! Das aktivierte Vitamin D regt die Immunzellen wiederum dazu an, körpereigene Stoffe namens Kathelicidin und Defensin zu produzieren. Diese Defensivspieler sind nichts anderes als knallharte Antibiotika! Sie wirken gegen ein breites Spektrum von Bakterien, Viren und Pilzen. Außerdem bringt das 1,25D auch unsere Killer- und Fresszellen in Aktion. Diese Schutzeffekte sind im Bereich der Atmungsorgane besonders gut ausgeprägt. Umgekehrt findet man bei Menschen, die sich eine Bronchitis oder eine Lungenentzündung zugezogen haben, sehr häufig einen schlechten Vitamin-D-Status.[02] Kürzlich konnte eine Auswertung des bekannten National Health and Nutrition Examination Survey (NHANES), einer Studie an einer repräsentativen Bevölkerungsstichprobe in den USA, einen umgekehrten Zusammenhang zwischen dem Vitamin-D-Status und Atemwegsinfektionen nachweisen. Wer mit seinem Vitamin-D-Spiegel im niedrigen Bereich von 10–30 ng/ml lag, hatte ein um 24 Prozent höheres Risiko als jene, die einen höheren Blutspiegel aufwiesen.[03]

Viel beachtet war die Entdeckung, dass das aktivierte Vitamin D ganz besonders effektiv das Mycobacterium tuberculosis abtötet. Dieses Bakterium erzeugt die Tbc! Damit gibt es endlich eine plausible Erklärung für die alte Erfahrung, dass man mit Sonnenlicht Tuberkulose therapieren kann: Eine Sonnenkur am Meer oder in großer Höhe war bis zur Entdeckung der Antibiotika vor 80 Jahren die einzige bekannte wirksame Therapie gegen die früher als Schwindsucht bezeichnete, oft tödlich verlaufende Erkrankung. In Thomas Manns »Zauberberg« ist diese Medizinhistorie anschaulich dokumentiert. Und dass auch Lebertran in der Therapie der Tbc in früherer Zeit relativ erfolgreich eingesetzt wurde, dürfte nicht ganz zufällig sein.[04] Diese Zusammenhänge bieten schließlich auch noch eine Erklärung dafür, dass Afroamerikaner in den USA mit ihrem regelmäßig schlechteren Vitamin-D-Status deutlich häufiger an Infektionskrankheiten der Atemwege leiden als die weiße Bevölkerung.

Die moderne Wissenschaft findet immer mehr Bestätigungen für die Vitamin-D-These. Im Jahr 2008 veröffentlichten Forscher der Oxford-Universität eine zusammenfassende Auswertung aller wichtigen Beobachtungsstudien zum Einfluss von Vitamin D auf Tbc.[05] Auch hier das vermutete Ergebnis: Je besser der Vitamin-D-Status, desto niedriger das Tbc-Risiko. Aus einer Kinderklinik in London wurde im gleichen Jahr berichtet, dass von 64 eingelieferten Tbc-Fällen im Laufe der letzten Jahre nur ein einziges Kind einen normalen Vitamin-D-Spiegel hatte.[06] Und eine australische Studie weist darauf hin, dass ein niedriger Vitamin-D-Spiegel nicht nur das Risiko einer Erstinfektion mit mykobakterieller Tuberkulose erhöht, sondern auch die Wahrscheinlichkeit steigert, dass es, einmal infiziert, zum Ausbruch einer offenen Tbc kommt.[07] Die Tbc ist wieder im Vormarsch, in unseren Großstädten und vor allem in Osteuropa. Es ist wirklich höchste Zeit, dass sich die Wissenschaft dieser Zusammenhänge intensiver widmet. Die wenigen randomisiert-kontrollierten doppelblinden Therapiestudien haben bislang leider vor allem widersprüchliche Ergebnisse erbracht, wobei sich die Frage nach adäquater Dosis stellt.

Das größte Organ des Körpers ist die Haut. Sie ist das Bollwerk gegen unsere Umwelt. So sollte es nicht verwundern, dass auf unserer Haut ein ständiger Abwehrkampf gegen potenzielle Eindringlinge und Übeltäter tobt. Krankheitserregende Keime sind überall.

Im Falle des Falles greift zunächst das angeborene Immunsystem ein: Die primäre Barriere ist die Oberhaut, die erst einmal durchdrungen sein muss. Und manche Menschen haben ja bekanntlich eine besonders »dicke Haut«! Zusätzlich werden auf der Hautoberfläche chemische Kampfstoffe zur Abwehr gegen Bakterien, Pilze und Viren in Stellung gebracht. Das erinnert an historische Stadtmauern, von deren Zinnen Pech und Schwefel auf die Angreifer gekippt wurde.

Unsere Hautzellen bilden eigene Antibiotika, die schon erwähnten Substanzen Defensin und Kathelicidin. Ihre Primärfunktion ist zwar antimikrobiell, aber inzwischen kristallisiert sich heraus, dass Kathelicidin noch eine weitere wichtige Funktion ausübt. Es wirkt auch noch bei der Koordination des komplexeren adaptiven Immunabwehrsystems mit. Man nennt es in dieser Funktion auch Alarmin, da es sowohl Zellen der adaptiven Immunabwehr im Kreislaufsystem alarmieren und aktivieren kann, als auch an Ort und Stelle die Produktion von Abwehrzellen stimuliert. Bei einer Störung der Hautbarriere, beispielsweise durch eine Verletzung, wird in den Hautzellen die Bildung von Kathelicidin angeregt, was die Überlebenschancen eindringender Mikroben deutlich verschlechtert. Eine Störung bei der Herstellung und der Funktionsfähigkeit von Kathelicidin führt unweigerlich zu weitergehenden Störungen der Koordination der komplexen adaptiven Immunabwehr.

Ein solches Chaos liegt beispielsweise der Neurodermitis, der Schuppenflechte oder der Rosazea (Knollennase) zugrunde. Alle sind Folge einer falsch koordinierten Abwehr. In jüngster Zeit mehren sich – nicht gerade überraschend – die Studien, deren Ergebnisse die Bedeutung von Kathelicidin und damit verbunden einer ausreichenden Vitamin-D-Versorgung bei entzündlichen Hauterkrankungen unterstreichen.[08] Allerdings sind die Zusammenhänge komplex, und man ist weit davon entfernt, eine effektive Therapie anbieten zu können.

Auch für die Autoimmunerkrankungen stellt ein schlechter Vitamin-D-Status einen Risikofaktor dar. Diese Krankheiten beruhen auf der Fehlprogrammierung von selbstzerstörerisch wirkenden T-Zellen, die in einem gesunden Immunsystem im Gleichgewicht mit gewebeschützenden T-Zell-Typen leben. Über die Abwehr von Fremdmolekülen und Fremdorganismen hinaus erkennen diese falsch gepolten T-Zellen nun auch körpereigene, gesunde Organe und Gewebe fälschlich als fremd und greifen sie an. Wenn lebensnotwendige Bereiche betroffen sind und diese im Laufe der Zeit immer mehr zerstört werden und damit ihre Funktion nicht mehr erfüllen, kann das zum Tod führen. Bei diesem selbstzerstörerischen Kampf wird das gesamte Immunsystem geschwächt. Dadurch wird der Körper für eine ganze Reihe von Krankheiten anfällig, vor allem für Infektionskrankheiten.

Immer mehr Forschungsarbeiten weisen darauf hin, dass die attackierenden T-Zellen bei unzureichendem Vitamin-D-Status leichter die Oberhand gewinnen und die schützenden zurückgedrängt werden. Vieles spricht dafür, dass bei ausreichenden Spiegeln an aktiviertem Vitamin D diese fehlgeleiteten T-Zellen an Aggressivität verlieren, ohne dass die Reaktionsfähigkeit des restlichen Immunsystems darunter litte. Die Hoffnung, eines Tages daraus eine erfolgreiche Therapie zu entwickeln, nimmt stetig zu.

Auch die multiple Sklerose ist ein bekanntes Beispiel für eine Autoimmunerkrankung und wurde in Kapitel 10 schon erwähnt; ein anderes ist der Typ-1 Diabetes. Hier zerstören Antikörper die insulinproduzierenden Beta-Inselzellen der Bauchspeicheldrüse. Über die Zuckerkrankheit werden wir uns noch ausführlicher im nächsten Kapitel Gedanken machen. Die rheumatoide Arthritis (früher Polyarthritis genannt), bei der es zu einem Angriff auf die Gelenkinnenhaut mit nachfolgender Entzündung kommt, gehört ebenfalls zum Formenkreis der Autoimmunerkrankungen – dasselbe gilt für bestimmte entzündliche Darmerkrankungen.

Zur Frage der Rolle des Vitamin-D-Status bei Autoimmunerkrankungen steckt die Forschung noch in den Kinderschuhen. Inzwischen interessieren sich jedoch immer mehr Wissenschaftler für diese Zusammenhänge. Sehr auffällig ist die Epidemiologie – sie weist weltweit auf einen Zusammenhang mit Hautfarbe und Sonnenbestrahlung hin, beides ja klassische Indikatoren für den Vitamin-D-Status.[09] Je dunkler die Haut, je weiter entfernt vom Äquator der Lebensraum und je weniger Sonnenexposition, desto höher ist das Risiko für Autoimmunerkrankungen. Multiple Sklerose tritt am häufigsten in Nordamerika und Nordeuropa auf. Die rheumatoide Arthritis kommt besonders oft in Nordamerika und in Japan vor. Entzündliche Darmerkrankungen haben das häufigste Auftreten in Nordamerika sowie in Nord- und Westeuropa.

Offenbar stehen aber auch Allergien, Asthma und Heuschnupfen im Zusammenhang mit dem Vitamin-D-Haushalt. Bei diesen Störungen reagiert das Immunsystem überschießend auf einen Eindringling. Die übermäßige Aktivierung von Mastzellen führt dann zu den unterschiedlichen allergischen Reaktionen.

Zum Abschluss dieses Kapitels soll noch eine weitere ganz wesentliche Abwehrfunktion angerissen werden. Wenn normale Körperzellen im Laufe der Zeit ihre gesunde Funktion verlieren, müssen sie entweder von Abwehrzellen aktiv abgebaut werden oder sie müssen sich selbst außer Funktion setzen.

Für letztere Alternative hat sich die Natur einen eigens dafür im Erbgut verankerten Trick ausgedacht: den programmierten Zelltod, wie die Apoptose auch bezeichnet wird. Das ist in der Tat ein lebenswichtiger Mechanismus. Dabei erkennen die Zellen selbst, wenn sie nicht mehr richtig funktionieren. Sie entwickeln dann Wölbungen auf ihrer Oberfläche, die sich ablösen, bis sich die Zelle in einen Haufen kleiner Gebilde verwandelt hat. Diese Partikel werden von den umliegenden Zellen aufgenommen, also gleichsam aufgefressen. Wenn eine Zelle krankhaft entartet und von Abwehrzellen nicht schnell genug vernichtet wird, aber auch zum Selbstmord nicht fähig ist, kann sie der Ursprung für unkontrolliert wuchernde Zellen werden. Daraus kann Krebs entstehen.

Je mehr wir über die Bedeutung und die vielfältigen Funktionen von Vitamin D lernen, desto deutlicher wird auch, dass sich einige seiner Schutzfunktionen im Laufe der Evolution direkt aus dem Ort seines Ursprungs entwickelt haben – aus der Haut. Unsere Körperoberfläche ist unter ursprünglichen Lebensbedingungen einer häufigen und zum Teil sehr intensiven UVB-Strahlung ausgesetzt. Ein Übermaß an UVB macht dabei nicht nur Sonnenbrand, sondern schädigt auch das Erbgut der Hautzellen. Auf diesem Wege können diese entarten. Deswegen musste die Natur einen Mechanismus entwickeln, der uns bei der ständigen Konfrontation mit potenziell schädigenden UVB-Strahlen vor der Zellentartung schützt. Wen wundert es noch, wenn ich hier die Feststellung vorwegnehme: Vitamin D hemmt einerseits die unkontrollierte Vermehrung von Zellen und fördert andererseits die Apoptose und schützt damit vor Krebs!

Das Kreislaufsystem ist in Gefahr: Diabetes, die Zuckerkrankheit, ist zu einer wahren Volkskrankheit geworden. Der Zusammenhang zwischen Sonnenexposition, Vitamin-D-Status und Typ-1-Diabetes ist signifikant. Bewegungsmangel, Übergewicht und dazu eine viel zu kohlenhydrathaltige Ernährung sind neben anderen Lebensstilfaktoren die wichtigsten Ursachen für Typ-2-Diabetes – zusammen mit ungenügender Vitamin-D-Versorgung.

Gezügelter Zucker

Eine Zivilisationskrankheit wird weltweit immer bedrohlicher: Diabetes mellitus, die Zuckerkrankheit. Im Moment leiden weltweit etwa 246 Millionen Menschen daran. Die jährliche Zuwachsrate ist beängstigend – 300 Millionen Fälle werden sehr bald erreicht sein. Dabei muss deutlich betont werden: Diese Krankheit ist kein Zuckerschlecken – sie ist brandgefährlich! Im Endeffekt schädigt sie alle Blutgefäße im Körper – die kleinen wie auch die großen. Daher sind indirekt praktisch alle Organe betroffen und typischerweise auch die oft schlechter durchbluteten Gewebe der unteren Extremität (diabetischer Fuß). Bekommt man die Störung nicht schnell und ausreichend in den Griff, sind schwere Komplikationen fast sicher – das Risiko des vorzeitigen Todes inbegriffen. Bevor wir uns mit dem Zusammenhang zum Vitamin D beschäftigen, hier zunächst einige Grundlagen zum Verständnis der Erkrankung.

Die Bezeichnung Diabetes mellitus kommt aus dem Altgriechischen und bezieht sich auf das Hauptsymptom der Krankheit, den »honigsüßen Durchfluss«. Zu viel Zucker im Blut ist die Folge einer Störung im Insulinhaushalt. Insulin ist ein Hormon, das den Zucker, der als Endprodukt der Verdauung aller Kohlenhydrate im Dünndarm in die Blutbahn gelangt, in unsere Körperzellen schleust. Dort wird er als Energiequelle verbrannt. Bei ausreichender Insulinmenge wird auch genügend Zucker in unsere Zellen gefüllt. Ist zu wenig oder gar kein Insulin verfügbar, bleibt der Zucker im Blut. Bei fortgesetzter Kohlenhydratzufuhr steigt dann die Blutzuckerkonzentration weiter. Zu viel Zucker im Blut greift alle Gewebe an. Schließlich öffnet sich für den extremen Überschuss an Zucker ein Notausgang: Die Niere kann ihn nicht mehr vollständig im Blut zurückhalten, und er fließt dann teilweise mit dem Urin ab. Entsprechend süß ist der Urin dann. Früher wurde die Diagnose der Zuckererkrankung tatsächlich durch eine Geschmacksprobe des Urins gestellt, heute kann man den Urinzucker per Messstreifen entdecken, was beispielsweise auch als (viel zu ungenaue) Screening-Methode eingesetzt wird.

Der Zucker ist eine wichtige Energiequelle für die Arbeit unserer Zellen. Und das Blut ist das Transportvehikel für den Zucker. Volle Transporter nützen aber nichts, wenn die Endverbraucher, die Körperzellen, nicht versorgt werden. Denn sobald Insulin fehlt, reichert sich der Zucker im Blut an und die Fracht gelangt nicht ans Ziel. Aber woran liegt es, dass der Zucker nicht in die Zielzellen gelangt? Es gibt im Prinzip zwei Gründe und damit zwei Typen von Diabetes. Der erste ist ein primärer absoluter Insulinmangel. Betroffene werden als Typ-1-Diabetiker bezeichnet. Der zweite ist ein relativer Insulinmangel. Diese Erkrankung wird auch Typ-2-Diabetes genannt.

Zunächst zum Typ-1-Diabetes: Die Bauchspeicheldrüse kann derart erkranken, dass ihre Insulinproduktion völlig versiegt. Der Auslöser dieser schweren Störung ist, wie schon im letzten Kapitel angedeutet, eine Fehlsteuerung des Immunsystems, das Antikörper gegen die Inselzellen der eigenen Bauchspeicheldrüse richtet. Das sind genau jene Zellen, die für die Insulinproduktion verantwortlich sind. Die Antikörper lösen dort einen Entzündungsprozess aus. Es kommt zu einer fortschreitenden Zerstörung der Inselzellen und damit zu einem zunehmenden Insulinmangel. Wenn etwa 80 bis 90 Prozent der Inselzellen zerstört sind, entsteht das Vollbild des Typ-1-Diabetes. Diese Autoimmunreaktion setzt häufig bereits in Kindheit oder Jugend ein – die Krankheit wurde deshalb oft auch als jugendlicher Insulinmangeldiabetes bezeichnet. Typ-1-Diabetes ist nicht überall auf der Welt in gleichem Maße anzutreffen. Am häufigsten kommt er in Nordeuropa und in Nordamerika vor. Ein Finne hat bei der Geburt eine um etwa 400 Prozent höhere Wahrscheinlichkeit daran zu erkranken als ein Neugeborenes in Venezuela. Zurzeit tritt die Krankheit in Deutschland etwa bei zwölf von 100.000 Kindern auf, in Österreich sind es etwa zehn und in der Schweiz etwa acht pro 100.000 Kinder. Die Rate der Neuerkrankungen ist weltweit im Steigen begriffen. Insgesamt werden jährlich etwa 65.000 neue Fälle bekannt. Das entspricht einer jährlichen Steigerungsrate von rund drei Prozent. Die Vorhersage lautet, dass es im Jahr 2010 bis zu 40 Prozent mehr Betroffene geben wird als zehn Jahre zuvor.

Warum das Immunsystem sich auf einmal gegen die Inselzellen in der Bauchspeicheldrüse richtet, ist bis heute nicht bekannt. Es gibt viele Thesen und Vorschläge. Häufig ist zu hören, dass eine zu frühzeitige Gabe von Kuhmilch und Weizen in der Beikost der Kleinkinder einer vorhandenen genetischen Anlage zum Ausbruch verhilft.

Sie werden sich fragen: Was hat Typ-1-Diabetes mit Vitamin D zu tun? Es gibt einen Zusammenhang, und der kommt immer deutlicher zutage. Da ist zunächst die Epidemiologie. Man fand schon vor einiger Zeit eine auffällige Häufung der Krankheit, je weiter man sich vom Äquator nach Norden oder Süden entfernte.[01] Jüngst hat man es noch genauer überprüft. Dazu wurde in 51 Ländern der Welt analysiert, ob sich zwischen der mittleren Dauer der Sonnenbestrahlung – korrigiert nach der Bewölkungsdauer – und dem Auftreten von Typ-1-Diabetes ein Zusammenhang findet: Und ja, genau das bestätigte sich.[02] Noch mehr Aussagekraft hat eine Beobachtungsstudie aus Finnland.[03] Man hatte 10.000 Kinder, die im Jahr 1966 geboren waren, bis ins Jahr 1997 nachuntersucht. Nach 30 Jahren stellte sich heraus, dass jene, die im ersten Lebensjahr im Mittel täglich 2.000 I. E. Vitamin D bekommen hatten, ein um 78 Prozent gemindertes Risiko für die Entwicklung von Typ-1-Diabetes zeigten als diejenigen, die als Kleinkind wenig Vitamin D zu sich nahmen. Ich darf nebenbei noch einmal daran erinnern: Das ist eine um 500 Prozent höhere Dosis als sie bei uns empfohlen wird! Bei den Kindern, die eine merkliche Vitaminmangelversorgung oder sogar schon Rachitissymptome aufwiesen, war das Risiko für Typ-1-Diabetes sogar um 240 Prozent gesteigert! Dieses Ergebnis stimmt auch mit einer Reihe von Fall-Kontroll-Studien überein. Sie zeigen, dass eine Supplementierung mit Vitamin D das Risiko umso mehr mindert, je höher die Dosierung ist.[04] Nun fehlen noch placebokontrollierte Studien, um die Ursächlichkeit des Zusammenhangs zu belegen. Da solche Daten noch nicht existieren, muss man umso mehr hinterfragen, ob es denn einen biologischen Wirkmechanismus von Vitamin D gibt, der diesen Schutzeffekt plausibel erklären kann. Die Antwort ist »Ja«. Einerseits dämpft Vitamin D gewisse überschießende Immunreaktionen und damit das Risiko für die Selbstzerstörung von Zellen, andererseits wirkt es entzündungshemmend und schließlich hat es sich als unersetzlich für die Insulinproduktion in der Bauchspeicheldrüse erwiesen. Nun zur zweiten Form der Zuckerkrankheit, zum Typ-2 Diabetes mellitus. Diese Störung entwickelt sich schleichend vor dem Hintergrund einer Insulinresistenz der Körperzellen. Insulinresistenz bedeutet, dass Insulin seine Wirkung an den Zellen in Muskel- und Fettgewebe nicht ausreichend entfalten kann. Sie reagieren nicht mehr auf die Insulinwirkung. Neben Alter und Genetik ist unser falscher Lebensstil der Auslöser. Dabei stehen an erster Stelle Übergewicht mit Bauchfettansatz und Bewegungsmangel, aber auch Schlafmangel, negativer Stress, Rauchen und mehr. Wenn die zur Verfügung stehende Insulinmenge ihre Wirkung an den Zellen des Muskel- und Fettgewebes nicht mehr ausreichend entfalten kann, dringt der Zucker aus dem Blut nicht gleich in die Zellen ein. Daher wird ein Notsignal an die Bauchspeicheldrüse gesendet, es doch schnell einmal mit noch mehr Insulin zu probieren. Das funktioniert tatsächlich auch viele Jahre. Je nachdem, wie insulinresistent ein Mensch ist, schafft er es vielleicht mit der doppelten oder dreifachen, der sechsfachen, achtfachen oder zehnfachen Menge an Insulin, den Zucker doch noch aus dem Blut in die Zellen zu schleusen. Solche hohen Insulinmengen muss die Bauchspeicheldrüse aber ständig produzieren können, was angesichts der hohen Reservekapazität der Bauchspeicheldrüse bei Betroffenen auch über viele Jahre der Fall ist. Ihre Blutzuckerspiegel sind unter diesen Umständen normal oder sogar relativ niedrig – bei einer Blutabnahme mit Blutzuckerbestimmung fällt dem Arzt daher nichts Ungewöhnliches auf. Bemerken könnte man die Störung frühzeitig durch eine parallele Messung des Insulinspiegels, der ja unter Umständen exorbitant erhöht ist. Doch kaum ein Arzt lässt auch routinemäßig den Insulinspiegel bestimmen, da es sich hierbei nicht um eine Kassenleistung handelt und oft auch die nötige Sensibilisierung für das Thema innerhalb der Ärzteschaft fehlt. Sobald die Bauchspeicheldrüse die Megamengen an Insulin nicht mehr vollständig bereitstellen kann, sinkt der Blutzuckerspiegel nicht mehr auf die normale Konzentration. In dieser Situation zirkuliert zwar immer noch ein, im Vergleich zum Gesunden, Vielfaches an Insulin im Blut, aber trotzdem reicht es nicht mehr aus, um all den Zucker aus dem Blut in die Körperzellen zu schleusen. Erst jetzt, im Stadium des manifest gewordenen relativen Insulinmangels, misst man erhöhte Blutzuckerkonzentrationen. Sobald zwei Stunden nach einer standardisierten Blutzuckerbelastung mit Traubenzucker eine bestimmte Blutzuckerkonzentration überschritten wird, wird die Diagnose des Typ-2-Diabetes gestellt.

Aus diesen Zusammenhängen folgt übrigens: Typ-2-Diabetes ist keine Krankheit, sondern eine Definition. Ab einem gewissen Schwellenwert hat man ihn – den Diabetes. Liegt man nur geringfügig darunter, dann »hat man ihn nicht«. Dennoch ist die eigentlich ursächliche Störung vorhanden – die Insulinresistenz. Wenn diese Ursache nicht behoben wird, ändert sich auch an dem übermäßigen Bedarf an Insulin nichts. Die Bauchspeicheldrüse arbeitet jahrelang so gut sie kann, auch wenn es für normale Blutzuckerwerte nicht mehr ausreicht. Typ-2-Diabetiker schwimmen also viele Jahre lang förmlich im Insulin. Wenn sich die Bauchspeicheldrüse immer mehr erschöpft, kommt zunehmend weniger und schließlich gar kein Insulin mehr in den Blutkreislauf. Dann ist man auch als Typ-2-Diabetiker von einer künstlichen Insulinzufuhr abhängig geworden.

Starke Fetteinlagerungen in Muskel- und Leberzellen sowie ein großes Fettdepot im Bauchinnenraum lassen Insulinresistenz entstehen. Mangelnde Muskelaktivität hat die gleichen Folgen. So sind das weltweit zunehmende Übergewicht und der grassierende Bewegungsmangel verantwortlich für die steigende Rate an Insulinresistenz. Daraus folgt direkt, warum sich immer mehr Menschen gerade auf dem direkten Weg zum Typ-2-Diabetiker befinden. Früher nannte man den Typ-2-Diabetes auch Altersdiabetes, weil er, im Gegensatz zum jugendlichen Typ-1-Diabetes, in der Regel erst im höheren Alter auftrat. Heute wird der Typ-2-Diabetes zunehmend bereits bei jüngeren Menschen diagnostiziert, in letzter Zeit sogar immer häufiger auch bei Kindern. Deshalb ist der Begriff Altersdiabetes nicht mehr angebracht. Die Folgen der Insulinresistenz sind krankhaft erhöhte Insulinkonzentrationen, die bereits für sich genommen – also ohne den Zusammenhang mit dem erhöhten Blutzucker – zu gesundheitlichen Störungen führen können. Durch ständig erhöhte Insulinspiegel werden unter anderem typische Fettstoffwechselstörungen (hohe Triglyceride, erniedrigtes HDL-Cholesterin, viele kleine dichte LDL-Cholesterinpartikel) und erhöhte Blutdruckwerte ausgelöst. Da diese Störungen häufig gemeinsam auftreten, fasst man sie auch mit den Begriffen metabolisches Syndrom oder Insulin-Resistenz-Syndrom zusammen. Bevor wir zum Einfluss von Vitamin D auf den Typ-2-Diabetes kommen, möchte ich hier noch einen kleinen gedanklichen Exkurs einfügen. Man muss sich vergegenwärtigen: Diesen Menschen mit einer massiv gestörten Kohlenhydratverwertung empfehlen die Fachgesellschaften in den letzten 30 Jahren ernsthaft, den Großteil ihrer täglichen Kalorien als Kohlenhydrate zuzuführen! Ausgerechnet die Nahrung, die sie besonders schlecht verarbeiten können, sollen sie in höchster Menge essen. Ein verwegener Plan! Oder sollte man ihn besser als »irrwitzig« bezeichnen? Stellen Sie sich vor, Sie hätten eine Allergie, zum Beispiel gegen Nüsse, und die Ernährungsberaterin empfiehlt Ihnen in diesem Fall besonders viele Nüsse zu verzehren!

Erfreulicherweise erkennen zurzeit immer mehr Diabetologen und Diabetesberater, dass dies ein Irrweg ist. Ich habe mich in den letzten zehn Jahren mit Verve in die Diskussion eingebracht. Meine LOGI-Methode konnte vielen Menschen mit Übergewicht, Insulinresistenz, metabolischem Syndrom, Prä-Diabetes und Typ-2-Diabetes helfen, ein Leben ohne oder zumindest mit sehr viel weniger Medikamenten oder Insulinbedarf zu führen – und dabei auch noch ihre gesundheitlichen Risiken zu mindern.[05]

Nun endlich zum Vitamin D. Es fördert die Anlage von Inselzellen und die Produktion sowie die Ausschüttung von Insulin in der Bauchspeicheldrüse. Umgekehrt führt ein Vitamin-D-Defizit zu einer verminderten Insulinsekretion. Zusätzlich stimuliert Vitamin D die Anlage und die Funktion der wichtigen Insulinrezeptoren auf Muskel- und Fettzellen. Auf diese Weise kann es die Insulinsensitivität – also die Empfindlichkeit der Zellen auf Insulin zu reagieren – direkt fördern. Zusätzlich mindert Vitamin D, wie schon erwähnt, die Entzündungsneigung in den Inselzellen und dämmt Degenerations- und Autoimmunreaktionen ein.[06] Diese recht neuen Erkenntnisse der experimentellen Forschung werden auch durch immer mehr epidemiologische Studien gestützt. In dem berühmten Gesundheitssurvey der USA namens NHANES fand man einen deutlichen umgekehrten Zusammenhang zwischen einem vorhandenen Typ-2-Diabetes und dem 25D-Spiegel im Blut. Ab einem 25D-Wert über 32 ng/ml war bei weißen Amerikanern das Risiko für Typ-2-Diabetes um 75 Prozent niedriger als bei einem Wert unter 14 ng/ml. Bei Teilnehmern mit spanisch-mexikanischer Abstammung war bei den gleichen Werten das Risiko sogar um 83 Prozent reduziert. Warum bei den Afroamerikanern in dieser Studie dieser Zusammenhang nicht auftauchte, ist nicht geklärt. Aber dieses Ergebnis passt dennoch bestens: Man fand, dass die Insulinresistenz parallel zum sinkenden 25D-Spiegel immer mehr zunahm.[07] Noch einige weitere Querschnittsstudien zu dieser Fragestellung haben zusammengenommen ergeben, dass bei ausreichend hohem 25D-Spiegel das Typ-2-Diabetes-Risiko um etwa 64 Prozent niedriger liegt als bei der typischen ungenügenden Versorgung. Auch die weltberühmte Nurses' Health Study an mehr als 100.000 amerikanischen Krankenschwestern hat diesen Zusammenhang bestätigt. Nach 20 Jahren Langzeitbeobachtung zeigte sich, dass mit höherer Vitamin-D-Zufuhr über Supplemente das Risiko für Typ-2-Diabetes deutlich abnahm.[08]

Da Diabetes von solch großem allgemeinen Interesse ist, wird es nicht lange dauern, bis noch mehr aussagefähige Studienergebnisse zur Verfügung stehen. Bislang spricht jedenfalls vieles dafür, dass unsere miserable Vitamin-D-Versorgung mit der Häufung der Diabetesentstehung zu tun hat. Umgekehrt ist ein ausreichender Vitamin-D-Status wesentlich für die Vorbeugung. An dieser Stelle sei noch einmal daran erinnert, dass Übergewichtige prinzipiell einen niedrigeren Vitamin-D-Spiegel haben als Schlanke, da bei ihnen mehr von dem fettlöslichen Vitamin in den Fettzellen gespeichert und dort festgehalten wird. Übergewicht fördert andererseits entscheidend die Insulinresistenz und alle ihre Folgen. Damit erhöhen gerade die Übergewichtigen noch einmal ihr Risiko für Herz und Kreislauf. Und weil ein hoher Blutzuckerspiegel ein besonders großes Risiko für das Kreislaufsystem darstellt, sollten wir uns gleich einmal die Gefäße näher ansehen.

Unser Lebensstil ist riskant. Aber warum steigt die Bluthochdruckrate, je weiter die Menschen vom Äquator entfernt leben? Und warum sinkt er bei regelmäßiger UVB-Bestrahlung im Solarium? Der Zusammenhang mit dem Vitamin-D-Spiegel ist verblüffend: Weitere Studien werden den Einfluss auf die Gefäße ursächlich klären.

Gesunde Gefäße

Herz-Kreislauf-Erkrankungen, die für die meisten Todesfälle in der westlichen Welt verantwortlich sind, beruhen überwiegend auf Erkrankungen des Gefäßsystems. Deren Vorbeugung sollte daher die größte Aufmerksamkeit und Anstrengung gelten. Ein Großteil der Bevölkerung in den Industrieländern lebt Tag ein Tag aus mit gesundheitlichen Beeinträchtigungen, die das Risiko für ernsthafte Gefäßerkrankungen und damit für Herz- und Hirninfarkt deutlich verschärfen: Bluthochdruck und krankhafte Blutfettkonzentrationen, gestörter Zuckerhaushalt und vieles mehr. Der Haken dabei – man verspürt üblicherweise viel zu lange keinerlei Symptome. Inzwischen findet man diese Störungen auch immer häufiger schon bei Kindern. Unser moderner Lebensstil mit Bewegungsmangel und Übergewicht fordert seinen Tribut. Aber ist es vielleicht nicht auch der Sonnenmangel?

Das Thema Blutzucker haben wir bereits beleuchtet, und das Thema Blutfette wird im nächsten Kapitel angerissen. Jetzt soll es vor allem um den Blutdruck gehen. Auch bei diesem Thema kann ich Ihnen ein paar Grundlagen nicht ersparen. Als Blutdruck wird der in den Blutgefäßen und den Herzkammern herrschende Druck bezeichnet. Er ist abhängig vom Widerstand der Blutgefäßwand, dem Blutvolumen und der Pumpkraft des Herzmuskels. Mit Bluthochdruck, auch Hypertonie oder Hypertonus genannt, wird das Krankheitsbild bezeichnet, bei dem der Blutdruck chronisch erhöht ist.

Der hohe Druck bewirkt einerseits eine Überbeanspruchung des Herzens, was mit einer krankhaften Vergrößerung des Herzmuskels einhergeht. Wenn dieser mit der Zeit immer dicker und steifer wird, kann das Herz sich in seiner

Füllungsphase nicht mehr so leicht entspannen und das Blut ansaugen. Hierdurch kommt es zu einer schlechteren Füllung des Herzens, wodurch anschließend keine ausreichende Blutversorgung im Körper mehr gewährleistet ist. Es entwickelt sich Herzschwäche und in weiterer Folge können Herzrhythmusstörungen, etwa das sogenannte Vorhofflimmern, auftreten. Das kann, sofern nicht erfolgreich behandelt wird, zu einem Schlaganfall führen, oder es kann Herzversagen eintreten.

Wenn der Druck dauerhaft zu hoch ist, werden mit der Zeit auch die Blutgefäße geschädigt, allen voran die kleinsten Blutgefäße im Gehirn, im Augenhintergrund und in der Niere. Sie verkalken umso schneller, je höher der Blutdruck ist, und sie verlieren dadurch immer mehr an Elastizität – womit sich wiederum der Gefäßwiderstand erhöht und noch höherer Blutdruck die Folge ist. Das bildet die Basis für die gefürchtete Arteriosklerose. Wenn der Durchmesser der verkalkenden Arterien immer geringer wird, führt dies zunehmend zu einer Mangelversorgung der Organe mit Sauerstoff und Nährstoffen. Unter solchen Umständen können diese nicht einwandfrei funktionieren. Zudem besteht in verengten Gefäßen immer ein erhöhtes Risiko, dass ein anderswo entstandenes Blutgerinnsel an solch einer Stelle stecken bleibt und die Blutversorgung im gesamten Versorgungsgebiet unterbricht – ganze Organe können davon betroffen sein.

So erhöht Bluthochdruck das Risiko für Funktionsstörungen in praktisch allen Organen im Körper. Die häufigsten und am meisten gefürchteten Folgen sind die koronare Herzkrankheit (KHK), die unbehandelt oft in einen Herzinfarkt mündet, sowie der Schlaganfall oder Hirninfarkt. Sie entstehen, wenn ein Blutgerinnsel in einem Herzkranz- oder Hirngefäß stecken bleibt und die Blut- und damit auch die Sauerstoffversorgung behindert. Wie bereits erwähnt, sind diese beiden Herz-Kreislauf-Krankheiten die Haupttodesursache in den Industrieländern, noch vor den Krebserkrankungen.

Weit verbreitet ist der Glaube, dass man seinen Blutdruck spüren oder ahnen könnte. Oft hört man sogar die Einschätzung, dass besonders aktive, übernervöse, angespannte Menschen oder solche, die schnell mit einem hochroten Kopf reagieren, an Bluthochdruck leiden. Das ist ein reines Vorurteil. Man kann eine ganz kühle und entspannte Mentalität besitzen und trotzdem unter Bluthochdruck leiden! Es hilft nur Messen, wenn man es genau wissen will. Als optimal bezeichnet man denjenigen Blutdruckbereich, bei dem die geringsten Risiken für Herz-Kreislauf-Erkrankungen beobachtet worden sind. Das ist ein Wert von höchstens 120 zu 80 mmHg im Ruhezustand. Oft werden noch Blutdruckwerte bis zu einer Höhe von 130 zu 85 mmHg als normal angesehen. Auf alle Fälle gilt ein systolischer (oberer) Wert bis 139 und/oder ein diastolischer (unterer) Wert bis 89 mmHg als hoch normal beziehungsweise grenzwertig. Blutdruckwerte von mehr als 140 mmHg (systolisch) und/oder 90 mmHg (diastolisch) gelten als Bluthochdruck. Sie stellen bereits einen gravierenden Risikofaktor dar.

Bei rund 90 Prozent aller Fälle ist die Ursache für Bluthochdruck nicht eindeutig festzustellen. Sicher ist, dass hier die Erbanlagen eine große Rolle spielen. Aber Umwelt und Lebensstil entscheiden in der Regel darüber, ob die Veranlagung Wirkung zeigen kann. Typischerweise geht Übergewicht mit einer Blutdrucksteigerung einher. Sehr häufig findet man bei Bluthochdruckpatienten mit Übergewicht gleichzeitig auch Zucker- und Fettstoffwechselstörungen sowie chronisch erhöhte Insulinspiegel. Damit sind wir wieder beim metabolischen Syndrom oder dem Insulin-Resistenz-Syndrom. Zudem spricht vieles dafür, dass bei hohen Insulinkonzentrationen die Niere weniger Natrium ausscheidet, wodurch wiederum – wie in einem Teufelskreis – ein blutdrucksteigernder Effekt ausgelöst wird.

Ganz entscheidend für den Blutdruck und damit für die Gesundheit ist die Funktionsfähigkeit der Gefäßwände. Blutgefäße sind mehrschichtig aufgebaut. Die innerste Schicht, die Intima, ist zum Gefäßlumen hin mit Endothel ausgekleidet, einer einschichtigen Lage von Zellen. Diese Endothelzellen dienen unter anderem der Kontrolle des Stoffaustauschs mit dem Gewebe und der Produktion von gefäßaktiven Substanzen. Auf die Endothelzellschicht folgen je nach Gefäßart elastische und Muskelzellschichten sowie eine Bindegewebsschicht zur Abgrenzung nach außen.

Blutgefäße müssen flexibel bleiben. Werden sie steif oder verengen sie sich, steigt der Blutdruck. Damit der richtige Spannungszustand der Gefäßmuskulatur erhalten bleibt, produzieren die Endothelzellen eine Verbindung namens Stickstoffmonoxid (NO). Bei einem Mangel an NO entstehen Probleme durch eine Engstellung der Gefäße. Manche Herz-Kreislauf-Medikamente wirken deshalb über eine Erhöhung der NO-Produktion.

Das Endothel muss auch ständig zum schnellen und effektiven Stoffaustausch mit dem Blut fähig sein. Sonst gibt es weder genug Sauerstoff noch Nährstoffe für die Zelle, und auch der Abfall wird nicht richtig entsorgt. Das Endothel ist darüber hinaus auch am Gerinnungssystem und an der Fließfähigkeit des Blutes beteiligt. Zudem muss es Entzündungsvorgänge zur Immunabwehr einleiten, aber auch kontrolliert beenden können. Das Endothel ist vergleichbar mit einer wichtigen Schaltstelle. Daher haben Störungen seiner Funktion stets gravierende krankheitsauslösende Folgen.

Wozu die lange Erklärung? Vielleicht ist es kaum mehr zu fassen, aber die Muskelzellen der Gefäßwand haben ebenfalls spezielle Rezeptoren für Vitamin D angelegt. Das lässt die Bedeutung erahnen. Tatsächlich weiß man inzwischen aus vielen Tierexperimenten, dass unser »Wundervitamin« in den Calciumstoffwechsel der Endothelzellen eingreift und dabei die Elastizität der Gefäßwand fördert, die Wirkung eines gefäßverengenden Hormons (Angiotensin) hemmt, die Entzündungsneigung reduziert, vorschnelle Blutgerinnung stoppt und unkontrollierte Zellwucherungen, woraus arteriosklerotische Ablagerungen entstehen können, eindämmt.[01]

Was würden all die biochemischen und physiologischen Erkenntnisse, die man experimentell erforscht hat, bedeuten, wenn sie nicht mit Ergebnissen aus der Epidemiologie übereinstimmten? Das erst macht die Sache wirklich interessant. Auch hier tut sich ein globales Bild auf: Je weiter vom Äquator ihr Lebensraum entfernt ist, desto mehr Menschen haben Bluthochdruck.[02] Lange Zeit konnte man keine Erklärung dafür finden, warum Afroamerikaner bei vergleichbaren Parametern in Sachen Ernährung, Alter und Gewicht bis zu dreimal häufiger an erhöhtem Blutdruck leiden als weiße Amerikaner, wobei sie noch dazu in besonderem Maße zur ausgeprägten Form der Hypertonie neigen.[03]

Irgendwann geriet die Sonne in den Fokus von Bluthochdruckforschern. Bald kam man auf die Idee, die Zusammenhänge auch am Menschen zu prüfen. So hat beispielsweise eine deutsche Arbeitsgruppe um Malte Bühring und Rolf-Dieter Krause aus der Charité (Universität Berlin), in Kooperation mit dem berühmten Vitamin-D-Forscher Michael Holick die Wirkung von UVB-Bestrahlung getestet.[04] Dabei hatte man Probanden dreimal pro Woche über einen Zeitraum von sechs Wochen auf eine Sonnenbank gelegt. In dieser Zeit stieg der 25D-Spiegel um 162 Prozent an. Gleichzeitig sank der systolische wie auch der diastolische Blutdruck um jeweils 6 mmHg – nur durch das Solarium! Das ist übrigens eine Größenordnung, die durch Medikamente erreicht wird und auch mehr, als unter salzarmer Kost zu erwarten ist. Um sicherzustellen, dass der blutdrucksenkende Effekt nicht auf die entspannende Wirkung der wohligen Wärme im Solarium zurückzuführen ist, hat man eine Kontrollgruppe auf einer völlig identischen Sonnenbank, die allerdings kein UVB, sondern nur UVA abstrahlte, in gleicher Weise behandelt. Bei diesen Probanden stieg aber weder der 25D-Spiegel noch sank der Blutdruck.

Holick und Kollegen hatten aufgrund dieser überraschenden und bahnbrechenden Beobachtung anschließend die Wirkung von UVB-Bestrahlung bei einer Gruppe von Herzpatienten getestet. Tatsächlich ließ sich bei ihnen nur mithilfe der Sonnenbanknutzung sowohl die Herzkraft beziehungsweise die

Pumpleistung steigern, während die Herzbelastung gleichzeitig abnahm.[05] Solche Effekte kann man sonst nur mit körperlichem Training erzielen. Da liegt es nahe, einmal Bewegung an der Sonne zu versuchen ...

Bald wurden große Bevölkerungsstudien durchgeführt. Die wichtigste davon ist das repräsentative Gesundheitssurvey der USA, das schon erwähnte NHANES-Projekt (National Health and Nutrition Examination Survey). In ihm wurde bei fast 13.000 Teilnehmern auch die Höhe des Blutdrucks mit dem 25D-Spiegel verglichen. Trotz Berücksichtigung von unterschiedlichem Alter, Geschlecht, Hautfarbe und Bewegungsaktivität und anderen Faktoren fand man einen signifikanten Zusammenhang: Je höher der 25D-Spiegel, desto niedrigerer der Blutdruck. Diese Beziehung war vor allem bei Teilnehmern über 50 Jahren besonders ausgeprägt.

Aus dem gleichen Forschungsprojekt gibt es auch Erkenntnisse zu einer anderen Erkrankung, die direkt mit der Gesundheit der Blutgefäße zusammenhängt. Man nennt sie periphere arterielle Verschlusskrankheit oder vom Englischen abgeleitet PAD. Das meint eine Störung der Durchblutung der Extremitäten, die durch Einengungen oder Verschlüsse der Hauptschlagader oder anderer, die Extremitäten versorgenden Arterien ausgelöst wird. Schätzungsweise leiden zurzeit deutschlandweit etwa 4,5 Millionen Menschen an einer PAD. Sie tritt überwiegend in den Beinen auf und bewirkt, je nach Schweregrad, zunächst nur Schmerzen beim Gehen. Mit der Zeit ergibt sich eine immer größere Einschränkung der Gehstrecke. Die Patienten müssen Gehpausen einlegen und können sich dabei die Auslagen der Geschäfte betrachten – so kam es auch zu der umgangssprachlichen Bezeichnung Schaufensterkrankheit. Schlimmstenfalls kann sie zum Absterben des Gewebes führen und eine Amputation erforderlich machen. Die Hauptursache ist die Arteriosklerose, die Arterienverkalkung; gelegentlich können aber auch Entzündungen der Gefäße eine PAD hervorrufen.

Jedenfalls fand man in NHANES, dass das Risiko für eine PAD linear ansteigt, je niedriger der 25D-Spiegel ist. Pro 10 ng/ml niedrigerem Blutwert war ein Anstieg der PAD-Wahrscheinlichkeit um 35 Prozent die Folge – und das unabhängig von allen wichtigen sonstigen Risikofaktoren für diese Krankheit.[06]

Dennoch – wir müssen uns immer wieder besinnen. Ich habe es in vorigen Kapiteln schon erwähnt: Solche Analysen eines Bevölkerungsquerschnitts sagen nichts über Ursache und Wirkung aus. Dafür muss man immer Langzeitbeobachtungen an zunächst gesunden Personen durchführen.

Inzwischen liegt eine Reihe solcher Untersuchungen vor. In einigen der bekanntesten und methodisch besten Langzeitstudien zeigte sich, dass Männer mit einem 25D-Spiegel unter 15 ng/ml im Vergleich zu solchen mit Werten von über 30 ng/ml ein um 600 Prozent erhöhtes Risiko für die Entwicklung von Bluthochdruck haben.[07] Bei Frauen war das Risiko um 270 Prozent erhöht. Und das unabhängig von anderen bekannten Einflussfaktoren auf den Blutdruck. Das ist mehr als beeindruckend!

Zwar gibt es aus der epidemiologischen Forschung auch einige widersprüchliche Ergebnisse, aber zusammenfassend wird doch deutlich: Die statistische Wahrscheinlichkeit für Bluthochdruck steigt mit unzureichender Vitamin-D-Versorgung. Zur endgültigen Sicherheit können nur Studien mit placebokontrollierten Vitamingaben beitragen. Solche sind inzwischen vorgenommen worden. Eine davon ist ein riesiges Projekt in den USA. Es nennt sich Women's Health Initiative. Hierbei wurde 36.000 Frauen entweder 1.000 Milligramm Calcium plus 400 I. E. Vitamin D oder Calcium plus Placebo über einen Zeitraum von sieben Jahren gegeben.[08] Das Ergebnis wurde heiß diskutiert: Man fand nicht den geringsten Effekt! Als Leser dieses Buches wird man aber davon vielleicht nicht ganz so überrascht sein wie die Forscher selbst. Was bitteschön kann man schließlich von einer 400-I. E.-Dosis erwarten? Gar nichts! Diese konnte auf den Vitamin-D-Status der Teilnehmerinnen kaum einen Einfluss haben. Wir werden das im nächsten Kapitel noch einmal aufgreifen.

Zum Thema Blutdruck soll hier abschließend von einer wirklich spannenden klinischen, placebokontrollierten Studie die Rede sein, die an einer Bevölkerungsgruppe mit besonders hohem Risiko durchgeführt wurde: an Typ-2-Diabetikern. An der Universität von Dundee (Großbritannien) hatte man bei Patienten während des Winters den 25D-Spiegel bestimmt.[09] Immerhin hatten 49 Prozent von ihnen einen 25D-Spiegel von weniger als 20 ng/ml. Der Durchschnitt lag bei sehr niedrigen 15 ng/ml. Dann wurden diese in Therapie genommen. Die eine Hälfte erhielt einmalig eine Spritze mit 100.000 I. E. Vitamin D, die anderen bekamen eine Placebospritze. Die Studie verlief doppelblind, sodass weder die Patienten noch die direkt beteiligten Forscher über die Gruppenzugehörigkeit Bescheid wussten. Und das Ergebnis lässt aufhorchen: Acht Wochen nach der einmaligen Vitamin-D-Gabe fand man eine Erhöhung des 25D-Spiegels um 6 ng/ml auf 21 ng/ml. In Übereinstimmung damit wurde die messbare Endothelfunktion signifikant verbessert. Und der Blutdruck sank um 7 mmHg systolisch (das ist der obere der beiden gemessenen Blutdruckwerte) beziehungsweise um 2 mmHg diastolisch. Das ist ein Effekt, der sich sehen lassen kann und der auch nur dem Vitamin D zuzuschreiben ist.

Ein großes Risiko bei Bluthochdruck ist die Entwicklung einer chronischen Nierenerkrankung. Der hohe Blutdruck in diesem Organ fördert die Arteriosklerose. Solche Patienten können Dank der Dialyse ihre Überlebenszeit deutlich verlängern, aber sehr gefährlich bleibt diese Krankheit dennoch. Und auch für diese Nierenerkrankung gibt es schon Studien zum Einfluss von Vitamin D – und zwar nicht die schlechtesten.[10] Ihre Ergebnisse sind zwar nicht einheitlich ausgefallen, aber sie sprechen zusammenfassend dafür, dass erstens eine schlechte Vitamin-D-Versorgung das Risiko für die chronische Nierenerkrankung erhöht[11] und weiterhin, dass Vitamin-D-Gaben in der Therapie helfen könnten.[12]

Dennoch bleibt anzumerken, dass große placebokontrollierte Interventionsstudien notwendig sind, um den Stellenwert von Vitamin D als Standardtherapie bei Bluthochdruck, Nieren- und anderen Gefäßerkrankungen zu sichern. Doch was spricht dagegen, schon jetzt mit der Vitamin-D-Gabe anzufangen, wenn diese Maßnahme nicht nur billig und ohne Nebenwirkung ist, sondern gleichzeitig noch eine unglaublich große Palette an anderen gesundheitsförderlichen Wirkungen entfacht?

Biologie und Statistik stimmen überein: Die Plausibilität aktueller Studien zum Zusammenhang zwischen Herz-Kreislauf-Erkrankungen und Vitamin-D-Status ist überzeugend. Sonne gegen Herzerkrankungen? Bemerkenswerte Langzeitbeobachtungen auch in Deutschland zeigen auf, dass das Sterblichkeitsrisiko bei guter Versorgung mit dem Sonnenvitamin signifikant geringer ist.

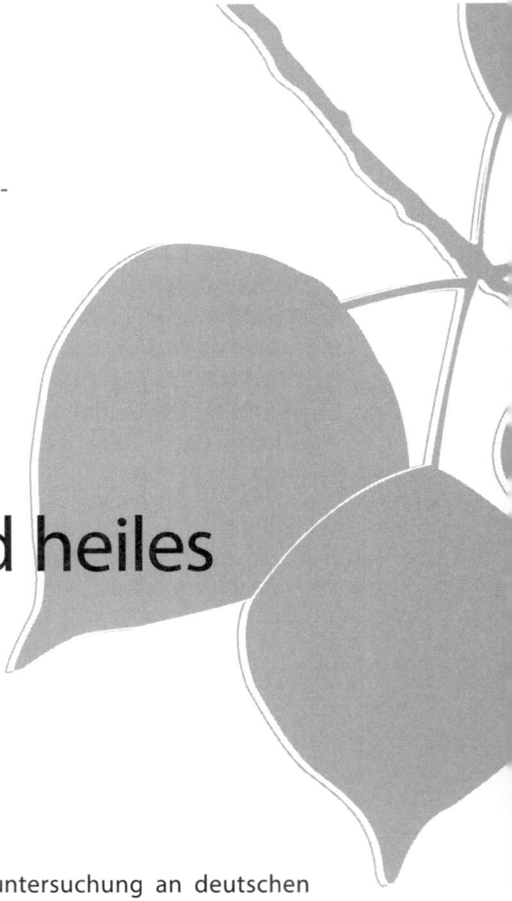

Heiles Herz und heiles Hirn

Deutschland im Juni 2008: Eine Langzeituntersuchung an deutschen Bürgern deckt auf, dass man ein um bis zu 220 Prozent höheres Risiko für tödliche Herz-Kreislauf-Erkrankungen hat, wenn die Vitamin-D-Spiegel sehr niedrig sind![01] Im September und Oktober 2008 wird nachgelegt: Zwei weitere Auswertungen der gleichen Langzeitstudie. Die eine bringt zutage, dass bei niedrigem Vitamin-D-Spiegel die Sterblichkeit durch Herzmuskelschwäche beziehungsweise Herzversagen und plötzlichem Herztod um 280 beziehungsweise um 500 Prozent erhöht ist![02] Die andere wertet Hirninfarkt gesondert aus. Das Ergebnis: Mit schlechtem Vitamin-D-Status ist auch das Hirninfarktrisiko um 33 Prozent erhöht.[03] Diese sensationellen Ergebnisse wurden in führenden internationalen Medizinschriften veröffentlicht. Die Fachwelt horchte auf. Doch die deutschen Medien lagen im Tiefschlaf. Diese aufschreckenden Daten haben weder die breite Ärzteschaft, geschweige denn die Ernährungsexperten oder gar die Verbraucher erreicht. Das ist umso erstaunlicher, als bisher weltweit nur ganz wenige umfangreiche Studien annähernd so aufwendig den Zusammenhang zwischen dem Vitamin-D-Status und der Herz-Kreislauf-Sterblichkeit untersucht hatten. Da kommt endlich einmal eine exzellente Studie aus Deutschland und Österreich – und die Betroffenen erfahren nichts davon.

wer gar weniger als 10 ng/ml 25D im Blut hatte, lebte über fünf Jahre der Beobachtung schon mit einer 230-prozentigen Risikosteigerung für ein Herz-Kreislauf-Ereignis.

Ins Bild passt auch, dass bei Kindern mit Rachitis vermehrt Herzmuskelvergrößerungen und Herzmuskelschwäche gefunden wurden, die nach Gabe von Vitamin D und Calcium völlig verschwanden.[10, 11, 12] Und bei nierenkranken Dialysepatienten konnte gezeigt werden, dass Vitamin D (beziehungsweise verwandte Vitamin-D-Substanzen) die Füllungsfunktion des Herzens verbesserte und zu einer Reduktion der Herzmuskelschwäche führte.[13]

Im Rahmen der Women's Health Initiative (WHI) aus den USA erbrachte eine tägliche Gabe von 400 I. E. Vitamin D plus 1.000 mg Calcium (gegen Placebo) nicht nur keinen blutdrucksenkenden Effekt – wie im letzten Kapitel schon dargelegt –, sondern auch keine signifikante Reduzierung kardiovaskulärer Ereignisse.[14] Auch dies ist nach Ansicht führender Vitamin-D-Forscher die Folge der zu niedrig gewählten Vitamin-D-Supplementierung. Bedauerlicherweise wurde in dieser Studie der 25D-Spiegel nicht dokumentiert. Diese einzelne Negativstudie sollte daher niemanden entmutigen. Zumal es mit Sicherheit nicht lange dauern wird, bis wesentlich aussagefähigere klinische Studien zur Verfügung stehen werden.

Zum Abschluss sei aber noch einmal deutlich herausgestellt: Für einen ursächlichen Zusammenhang spricht die biologische Plausibilität. Da ist zunächst die Tatsache, dass Vitamin-D-Supplementierung die Muskelkraft steigert, was wir in Kapitel 9 schon beleuchtet haben. Es ist nahe liegend, dass es sich mit der »Herzmuskelkraft« ähnlich verhält. Weiterhin spricht eine riesige Palette von klassischen und neuen Risikofaktoren, die sich alle durch Vitamin-D-Gaben verbessern lassen, für einen ursächlich bedingten Schutzeffekt.[15]

Unsere weit verbreitete unzureichende Vitamin-D-Versorgung steigert den Blutdruck, erhöht die Thromboseneigung und reduziert die Fähigkeit zur Auflösung von Gerinnseln. Die Blutfettwerte, wie das Verhältnis von »bösem« LDL- zu »gutem« HDL-Cholesterin, verschlechtern sich. Und – vermutlich noch wichtiger – die Entzündungsneigung nimmt zu, die Regenerationsfähigkeit der Gefäßwände nimmt ab, und das unkontrollierte Wachstum glatter Gefäßmuskelzellen wird gesteigert. Das ist quasi die gesamte Palette der wesentlichen beeinflussbaren Risikofaktoren, die daran teilhaben, dass Herz- und Hirninfarkte die Nummer-1-Killer in der industrialisierten Welt sind.

In Deutschland weist Professor Armin Zittermann vom Herz- und Diabeteszentrum Bad Oeynhausen seit vielen Jahren auf solche Daten und Zusammenhänge in einer Reihe von exzellenten Facharbeiten hin (siehe auch Literaturverzeichnis). Aber auch sein Rufen verhallte bislang in den deutschen Medien und bei deutschen Gesundheitspolitikern.

Es gibt also eine hohe Wahrscheinlichkeit, dass durch ein ganz einfaches, natürliches Verhalten – mehr Zeit im Freien an der Sonne zu verbringen – diese Geißel der Menschheit signifikant zurückgedrängt werden könnte. Und wie wäre es, wenn im gleichen Zuge auch noch die Geißel Nummer 2 bekämpft würde?

Eine simple Beobachtung brachte die Forscher auf die Spur. Menschen, die sich häufig unter freiem Himmel in der Sonne aufhalten, haben ein geringeres Risiko an Krebs zu erkranken. In sonnenreichen Gebieten ist die Krebssterblichkeit geringer. Jahrzehnte dauerte es, bis der Zusammenhang klar wurde: Ein hoher Vitamin-D-Spiegel ist tatsächlich ein wirkungsvoller Schutz vor Krebs.

Gutartige Zellen

Seit Jahren zeigt die epidemiologische Forschung: Das Krebsrisiko nimmt ab, je besser die Vitamin-D-Versorgung ist. Das gilt für praktisch alle wichtigen Krebsarten. Und: Die Überlebenschancen steigen, je mehr Vitamin D im Körper des Krebskranken seine heilende Wirkung entfalten kann! Damit aber nicht genug: Dutzende Studien belegen auch, dass Sonne vor Krebs schützt! Gerade Sonnenbestrahlung, die Quelle für Vitamin D, vor der ständig wegen des angeblichen Krebsrisikos gewarnt wird, ausgerechnet sie schützt vor Krebs – zumindest vor sehr vielen Krebsarten! Und damit es noch spannender wird, hier schon mal der Hinweis: Die ernst zu nehmenden, neuen wissenschaftlichen Hinweise mehren sich, dass genügend Sonnenbestrahlung sogar vor dem Melanom, dem schwarzen Hautkrebs, schützt! Das ist starker Tobak – der übrigens auch gegen Melanom schützt … Ja, das ist ernst gemeint. Wir werden dieser »Hautkrebslüge« ein eigenes Kapitel widmen.

Ein Mittel gegen Krebs, gegen die am meisten gefürchtete aller Krankheiten? Zu schön, um wahr zu sein – werden sich viele Leser denken. Am besten fangen wir mit der Geschichte ganz von vorne an. Vorher möchte ich jedoch den mit dem Thema nicht vertrauten Lesern noch kurz darlegen, was Krebs eigentlich ist.

Mit Krebs bezeichnet man eine unkontrollierte Neubildung von Zellen, die sich in einem Verband, der Geschwulst, anhäufen. Das passiert, wenn die Abstimmung von Wachstum, Teilung und Zerstörung von entarteten Zellen nicht funktioniert. Bekanntlich wird bei jeder Zellteilung die genetische Information in der DNA identisch weitergegeben. Wenn hierbei einmal ein Kopierfehler passiert, haben wir – ebenfalls genetisch programmiert – Wächter in der Zelle, die den Fehler melden und die – ebenfalls genetisch programmiert – die Möglichkeit abrufen, Reparaturprogramme laufen zu lassen. Das Immunsystem versucht also zunächst, die unkontrolliert wachsenden Zellen zu bekämpfen und das System ins Lot zu bringen. Wenn das alles schief geht, haben wir – auch genetisch programmiert – nur noch das Selbstmordprogramm der Zellen, die Apoptose (siehe Kapitel 12). Doch auch diese letzte Barriere kann unter manchen Umständen nicht funktionieren.

Wenn diese Abwehrmaßnahmen nicht greifen, wird das Ganze zum Problem, dann werden die entarteten Zellen unsterblich. Ihr Zellverband kann expandieren, eine eigene Blutversorgung aufbauen, sich gegenüber den Zellen des Immunsystems maskieren und selbst unter Sauerstoffmangel überleben. Wenn es sich um ein fest umgrenztes Geschwür handelt, ist das Todesrisiko geringer. Der Tumor kann zwar auch in gesundes Gewebe von Organen eindringen, es verdrängen und damit deren Funktion einschränken. Aber die große Gefahr entsteht primär durch die Fähigkeit der entarteten Zellen, aus ihrem Zellverband auszuwandern und sich in fremden Geweben wie Knochen, Lunge oder Gehirn anzusiedeln und sich dort geschwulstartig zu vermehren. Das sind die gefürchteten Metastasen. Sie erst machen den Krebs zum Killer. Etwa 90 Prozent aller Krebspatienten sterben nicht am zugrunde liegenden Tumor, sondern an den Folgen der Auswanderung von Krebszellen, der Metastasierung.

Zurück zur Vitamin-D-Story.[02] Am Anfang war die Sonne. Es war im Jahr 1936, als der amerikanische Arzt Dr. Peller bei der US-Marine die Beobachtung machte, dass es bei Matrosen und Offizieren eine ungewöhnliche Entwicklung für Krebs gab. Diese entwickelten häufig Hautkrebs, dafür aber viel weniger andere Krebsformen als die Durchschnittsbevölkerung. Dr. Peller war damals schnell der Überzeugung, dass der Hautkrebs selbst vor anderen Krebsarten schütze, was aber natürlich nicht stimmt. Ein paar Jahre später, im Jahre 1942, war es Frank Apperly, der als Erster feststellte, dass in den sonnigsten Gebieten wesentlich weniger Menschen an Krebs verstarben als in den sonnenarmen. Als er genauer hinsah, konnte er für die USA und Kanada dokumentieren, dass in Städten zwischen dem 30. und 40. Breitengrad die Krebssterblichkeit um 85 Prozent höher lag als in Städten zwischen dem 10. und 30. Breitengrad. Zwischen dem 40. und 50. Breitengrad war sie um 118 Prozent und zwischen dem 50. und 60. Breitengrad sogar um 150 Prozent höher.

Wieder vergingen viele Jahre. Erst 1970 erklärte die US-amerikanische Regierung dem Krebs offiziell den Krieg. In diesem Zusammenhang veröffentlichte das National Cancer Institute Landkarten, auf denen, nach Krebsarten getrennt, die Sterblichkeit dargestellt war. Darauf stach Anfang der 80er-Jahre den Forschern Cedric und Frank Garland von der Johns Hopkins University (Baltimore, Maryland) der geografische Zusammenhang zwischen Breitengrad und Krebs, vor allem beim Darmkrebs, ins Auge. Sie stellten als Erste die Hypothese auf, dass dahinter Unterschiede in der UVB-Bestrahlung stünden und folglich Unterschiede im Vitamin-D-Status der Menschen die unterschiedlich hohen Krebsraten erklären könnten. Damit waren sie die Ersten, die Vitamin D in die Krebsdiskussion einbrachten. Bald begannen andere Forscher, sich für das Thema zu interessieren. Es dauerte nicht lange, da wurden die ersten Fall-Kontroll-Studien durchgeführt und Langzeitbeobachtungsstudien initiiert oder ausgewertet. Beide Aspekte wurden dann im Zusammenhang mit Krebs untersucht: der Einfluss der UVB-Bestrahlung und die Vitamin-D-Zufuhr mit der Nahrung.

Erst im Jahr 1989 waren es wiederum Garland & Garland, die zum ersten Mal den Zusammenhang zwischen dem 25D-Blutspiegel und dem Auftreten von Darmkrebs überprüften. Man hatte dazu Daten aus acht Jahren Beobachtung von 26.000 Menschen aus Washington County im Bundesstaat Maryland ausgewertet. Tatsächlich fanden sie ihre Vermutung bestätigt: Je höher der 25D-Spiegel der Teilnehmer, desto niedriger ihre Wahrscheinlichkeit, an Darmkrebs zu erkranken.

Ermutigt von ihren Befunden gingen Garland & Garland an die nächsten Fragestellungen: Brustkrebs, die häufigste Krebserkrankung bei Frauen, und Prostatakrebs, den viele Männer entwickeln. Sie fanden wiederum einen deutlichen geografischen Zusammenhang. Somit waren die drei häufigsten Krebsarten in einer gemeinsamen Hypothese vereint: Sonne beziehungsweise Vitamin D schützt vor Krebs.

Diese Hypothese wurde anschließend in Dutzenden von Fall-Kontroll- und Langzeitbeobachtungsstudien weiter untersucht. Man kann sie schon kaum mehr zählen, und es würde den Rahmen dieses Buches sprengen, würde ich versuchen, auch nur annähernd der Fülle der Daten gerecht zu werden. Ich habe in den Literaturhinweisen am Schluss des Buches ein paar der neuesten Arbeiten angeführt. Relativ gut untersucht sind die Zusammenhänge zwischen Vitamin D und Darm-, Brust-, Prostata-, Blasen-, Speiseröhren-, Magen-, Gallenblasen-, Gebärmutterhals-, Eierstock-, Lungen-, Pankreas-, Nieren- und Schilddrüsenkrebs sowie für das Hodgkin-Lymphom.

Zusammenfassend ergibt sich noch kein gänzlich einheitliches Bild. Manche Studien widersprechen der These, dass das Krebsrisiko mit steigenden

Vitamin-D-Spiegeln sinkt. Manche bestätigen sie, manche sind aufgrund methodischer Mängel nicht aussagekräftig. Aber es gibt inzwischen viele gute Studien, die den beschriebenen Zusammenhang zu Vitamin D sehr deutlich unterstreichen. Für andere als die bereits genannten Krebsformen ist die Datenlage noch zu schwach, um darüber sinnvolle Aussagen treffen oder gar Empfehlungen abgeben zu können.

Ein Trend ist deutlich festzustellen: Die statistischen Zusammenhänge zwischen Krebs und der Vitamin-D-Zufuhr mit der Nahrung sind nicht überzeugend ausgefallen, was daran liegen dürfte, dass es kaum einen Einfluss auf das Erkrankungsrisiko hat, ob man damit »zu wenig« oder »viel zu wenig« für eine adäquate Versorgung erreicht. Wenn man stattdessen die 25D-Spiegel im Blut heranzog und diesen Vitamin-D-Status mit dem Krankheitsrisiko in Beziehung setzte, ergaben sich deutliche, statistisch haltbare Zusammenhänge. Aber das dürfte Sie als Leser an dieser Stelle nicht mehr überraschen.

Die Highlights der bisherigen Forschung zum Thema möchte ich Ihnen nicht vorenthalten. Da sind zunächst die drei methodisch besonders gut angelegten und sorgfältig ausgewerteten großen Langzeitbeobachtungsstudien aus der Harvard-Universität in Boston: Die Nurses' Health Study (NHS) an 100.000 Frauen, die Health Professionals Follow-Up Study (HPFS) an 50.000 Männern und die Physicians' Health Study (PHS) an 22.000 Ärzten. Diese haben vier verschiedene Ansätze überprüft: den Zusammenhang mit der natürlichen Ernährung, denjenigen mit Supplementgaben, den mit dem 25D-Blutspiegel und schließlich etwas ganz Neues, den Zusammenhang mit dem 25D-Vorhersagefaktor. Was ist das? Das ist eine Formel, die alle wichtigen Einflussfaktoren auf den Vitamin-D-Status berücksichtigt: Breitengrad des Lebensraums, Pigmentierung der Haut, Nahrungsaufnahme, Supplementeinnahme, Aufenthaltsdauer im Freien und den Body-Mass-Index. Aus allen verschiedenen Ansätzen ergibt sich in diesen drei bedeutenden Studien ein einheitlicher, deutlicher Schutzeffekt gegen Darmkrebs.[03]

Die berühmte Krankenschwesternstudie (NHS) findet auch ein um 30 Prozent gesenktes Brustkrebsrisiko bei ausreichend hohem 25D-Spiegel. Weiterhin ergibt sich übereinstimmend aus allen drei Studien ein leichter Schutzeffekt bei Bauchspeicheldrüsenkrebs. Allerdings finden die Arbeiten keinen nennenswerten Zusammenhang mit Prostatakrebs. Schließlich bestätigen die Studien auch das erhöhte Risiko für Afroamerikaner noch einmal deutlich. Diese weisen in den bewohnten Breitengraden aufgrund ihrer starken Pigmentierung ja meist einen sehr schlechten Vitamin-D-Status auf. Und auch sehr wichtig: In der NHS und der HPFS reduziert sich bei Krebspatienten die Sterblichkeit um 50 Prozent, wenn sie nach einer Krebsdiagnose einen hohen 25D-Spiegel, das heißt einen guten Vitamin-D-Status haben![04]

Nachdem es inzwischen eine sehr gute Langzeitbeobachtungsstudie aus Deutschland gibt, soll auch sie hier gewürdigt werden. Es handelt sich dabei wieder um die LURIC-Studie, in der 3.300 Patienten mit koronarer Herzkrankheit aus der Gegend um Ludwigshafen über eine Laufzeit von acht Jahren beobachtet worden waren.[05] Ich hatte sie ausführlich im letzten Kapitel vorgestellt. Bei diesen Patienten erwies sich ebenfalls eine niedrige Vitamin-D-Konzentration als unabhängiger Risikofaktor für alle Krebstodesfälle. Umgekehrt war ein guter Vitamin-D-Status ein Schutzfaktor: Pro Anstieg der 25D-Blutkonzentration um 10 ng/ml sank das Krebsrisiko um 34 Prozent. Die Größenordnung dieses Ergebnisses stimmt völlig mit dem Ausgang der erwähnten Männerstudie aus Harvard überein, bei der sich bei vergleichbarer Konzentrationszunahme das gesamte Krebsrisiko um 29 Prozent minderte.[06]

Soweit ein paar Ausschnitte aus der Epidemiologie. Wenn man sich fragt, wie Vitamin D vor Krebs schützen kann, sind wir bei einer ganzen Palette von Effekten: Vitamin D hemmt die unkontrollierte Zellteilung. Es unterstützt die Zellreifung in Richtung gutmütiger Zellwucherung. Es aktiviert Gene, die für die DNA-Reparatur zuständig sind, aber zusätzlich auch solche Gene, die für die Hemmung der Metastasenbildung verantwortlich sind. Vitamin D hemmt das Wachstum entarteter Zellen. Es steigert die Fähigkeit zur Apoptose, dem kontrollierten Selbstmord der Zelle. Es hemmt die Anlage von Blutgefäßen im Geschwür, sodass der Tumor weniger gut versorgt wird. Und schließlich ist Vitamin D ein wirksamer Gegenspieler des Hormons Östrogen, das bei vielen Brustkrebspatientinnen das Tumorwachstum verstärkt.

Somit sind wir wieder einmal bei der biologischen Plausibilität. Sie ist in hohem Maße gegeben. Und die epidemiologische Datenlage ist zwar nicht einheitlich, aber vielversprechend. Was nunmehr fehlt, das sind placebokontrollierte klinische Studien mit entsprechenden Vitamin-D-Gaben.

Zwei solche Studien sind bislang veröffentlicht worden. Da wäre zum einen wieder die leidige WHI-Studie an den 18.000 Frauen mit ihren 1.000 Milligramm Calcium plus 400 I.E. Vitamin D pro Tag in Bezug auf Darmkrebs. Wie in den vorigen Kapiteln schon angedeutet, ist diese Vitamingabe viel zu niedrig dosiert, um etwas zu bewirken. Tatsächlich wurde mit dieser Vitamin-D-Supplementierung der Blutspiegel um nur 4,7 ng/ml angehoben! Dennoch zeigte sich in der behandelten Gruppe im Vergleich zu Placebo eine – allerdings nicht signifikante – Reduktion der Darmtumorsterblichkeit um elf Prozent. In der neuesten Auswertung dieser Studie war sogar auch die gesamte Krebssterblichkeit um elf Prozent[07] gesenkt, allerdings war auch dieses Ergebnis statistisch nicht ganz signifikant.[08]

Am Ende möchte ich noch auf das überaus positive wie wichtige Ergebnis der zweiten doppelblinden, placebokontrollierten Studie zum Thema kommen, die von Lappe und Kollegen im Jahre 2007 publiziert wurde, und bei der wirklich auch eine nennenswerte Vitamin-D-Dosis zum Einsatz kam.[09] Vier Jahre lang erhielten dort nämlich 1.200 Frauen im Alter von über 55 Jahren – in drei Gruppen unterteilt – täglich entweder 1.400 Milligramm Calcium als Supplement, ein Präparat mit der gleichen Menge Calcium plus 1.100 I. E. Vitamin D oder aber sie bekamen nur ein Placebo. Mit dem Kombipräparat stieg der 25D-Spiegel um 38 ng/ml an. Nach Ablauf der vier Jahre Behandlung war in der Calcium plus Vitamin-D-Gruppe im Vergleich zur Placebogruppe das Neuauftreten von Krebs um 77 Prozent gesenkt! Dabei hatte man alle Krebsarten zusammengefasst. In der Gruppe mit Calcium allein war das Risiko »nur« um 41 Prozent gesenkt. Die Unterschiede zwischen Calcium und Calcium plus Vitamin D waren signifikant. Somit ist diese Studie der erste deutliche klinische Beleg, dass Vitamin D bei Frauen in diesem Alter tatsächlich vor Krebs schützt.

Täglich wird in den Medien und in Fachkreisen diskutiert, wie man der Schreckenskrankheit Krebs vorbeugen kann. Kaum ein Zusammenhang aus dem Bereich Ernährung und aus dem Bereich Umwelt ist so gut belegt. Und kaum eine nachgewiesen wirkungsvolle Vorbeugemaßnahme ist so einfach verfügbar. »Yes it can!« – Vitamin D kann das Krebsrisiko senken. Wann fangen wir an?

Letztlich sind Gesundheit und Krankheit Definitionssache. Für den Statistiker also eine schwer zu fassende Größe. Exakt hingegen, auch wenn es etwas zynisch klingt, ist der Tod. Ja oder nein. Leidenschaftslos stellt die medizinische Forschung in einer Vielzahl von Studien dazu fest: Wer einen höheren Vitamin-D-Status hat, weist eine geringere Wahrscheinlichkeit auf, vorzeitig zu sterben.

Länger leben

Jede gute Geschichte entwickelt sich langsam und führt in einem Spannungsbogen zu ihrem Höhepunkt. Hier kommt er! Sie erinnern sich – wir haben mit drögen Zahlen und Definitionen angefangen, kamen anschließend zu den biologischen und darauf zu den physiologischen Effekten von Vitamin D, um schließlich die gesundheitliche Bedeutung in Prävention und Therapie der häufigsten Zivilisationskrankheiten zu beleuchten. Aber jetzt geht es um Leben oder Tod!

Der Mensch entwickelt meist einen ungeheuren Überlebenstrieb, wenn es mit ihm bergab geht. Hauptsache leben! Egal wie! Das wird nicht auf alle zutreffen – vor allem nicht auf jene Menschen, die lange Zeit sehr leiden müssen, bevor sie der Tod erlöst. Aber vielen dürfte es weitgehend gleichgültig sein, ob sie an einem Herzinfarkt, einem Hirninfarkt oder einer Grippe sterben.

Was ist Ihr angestrebtes Ziel? Wollen Sie länger leben? Oder lieber auf ein paar Jährchen verzichten, aber immer gesund bleiben und zum Schluss ganz schnell ohne Qualen sterben? Oder ist es nicht doch Ihr Ziel, möglichst gesund und dennoch möglichst lange zu leben? Um diese Frage beantworten zu können, muss man sich erst einmal darüber klar werden, was eigentlich Gesundheit ist.

Bin ich gesund, wenn ich nicht krank bin? Beim Versuch, Gesundheit zu definieren, wird es rasch kompliziert. Das berühmte Sprichwort »Gesundheit ist nicht alles, aber ohne Gesundheit ist alles nichts« hilft da nicht wirklich weiter. Das Wort gesund geht auf einen germanischen Ausdruck zurück, der ursprünglich stark oder kräftig bedeutete. Der römische Schriftsteller Juvenal trug diese bekannte Weisheit bei: »Mens sana in corpore sano« – dass also ein gesunder Geist in einem gesunden Körper wohnen möge – und erweiterte damit den Begriff Gesundheit schon früh über die körperlichen Gebrechen hinaus.

Eine umfassende Definition stammt von der WHO, der Weltgesundheitsorganisation. Im Jahre 1946 formulierte sie wie folgt: »Die Gesundheit ist ein Zustand des vollständigen körperlichen, geistigen und sozialen Wohlergehens und nicht nur das Fehlen von Krankheit oder Gebrechen. Der Besitz des bestmöglichen Gesundheitszustandes bildet eines der Grundrechte jedes menschlichen Wesens, ohne Unterschied der Rasse, der Religion, der politischen Anschauung und der wirtschaftlichen oder sozialen Stellung.« Diese Definition hat bis heute Bestand.

Neben den körperlichen bestimmen also auch seelische Anteile die Gesundheit. Da spielen stark soziale Elemente hinein, wie Familie, Freundschaften, Stellung in der Gesellschaft und vieles mehr. Immer klarer wird, dass auch Umwelteinflüsse wie Luft und Lärm großen Anteil haben. Die moderne Sichtweise bezieht also in den Begriff Gesundheit nicht nur das Fehlen von Krankheit, sondern vielmehr ein Wohlbefinden in körperlicher, seelischer und sozialer Hinsicht ein.

In der Medizin hat man allerdings mit solch einer Definition erhebliche Probleme. Wie kann man die geistige oder seelische und vor allem die soziale Gesundheit objektiv messen? Sobald die Symptome sich körperlich niederschlagen, wird die Prüfung schon einfacher. Dann ist man sehr schnell wieder im Bereich der körperlichen Gebrechen.

Diese unüberbrückbaren Schwierigkeiten haben dazu geführt, dass man in der medizinischen Forschung den Begriff Gesundheit meist sehr viel eingeschränkter benutzt. Im Prinzip geht es hierbei primär um das Vorhandensein oder die Abwesenheit von physischen und psychischen Krankheiten. Betrachtet werden Krankheitslast, also das Auftreten von Erkrankungen in einer Bevölkerung, wie auch die Sterblichkeit durch einzelne Erkrankungen, die Gesamtsterblichkeit durch alle Erkrankungen zusammen genommen und schließlich auch die Lebenserwartung generell. Außerdem misst man Risikofaktoren, also Einflüsse, die nach dem Dosis-/Wirkungsprinzip die Wahrscheinlichkeit für das Auftreten von Krankheiten erhöhen und Schutzfaktoren, die umgekehrt das Risiko mindern. Das macht die Epidemiologie.

Die Diagnosestellung von Krankheit oder Todesursachen bereitet den Epidemiologen einige Schwierigkeiten. Es kommt sehr darauf an, wer auf welche Weise nach welchem Kriterium eine Diagnose stellt. Es gibt erhebliche Abweichungsmöglichkeiten, die technologisch, aber auch schon kulturell bedingt sein können. So hat man beispielsweise in Japan nicht an Herzinfarkt zu sterben. Das ist unter der Würde. Hirninfarkt ist dagegen in Ordnung. Es stellt sich die Frage, welche Todesursache ein japanischer Arzt auf den Totenschein schreibt, wenn er dem Verstorbenen gewogen ist? Kann ein Arzt bei uns ohne Obduktion immer genau feststellen, woran ein Mensch gestorben ist?

Je einheitlicher die Kriterien und je weiter verbreitet standardisierte Verfahren in der Welt herangezogen werden, desto aussagefähiger wird das Messen. Die vielen Unsicherheiten haben jedenfalls dazu geführt, dass man in der Epidemiologie und in der klinischen Forschung als höchstes Kriterium, als entscheidende Begutachtungsgröße die Gesamtsterblichkeit heranzieht. Denn tot oder nicht tot, das lässt sich ziemlich eindeutig diagnostizieren.

Außerdem kommt hier bei allen Therapien immer die berechtigte Überlegung ins Spiel, ob eine bestimmte Anwendung in einem Bereich zwar klare Linderung oder Ausheilung bewirkt, aber gleichzeitig durch unerwünschte Nebenwirkungen in anderen Bereichen der Gesundheit schadet? Was nützt ein besonders deutlich gesenkter Blutzuckerspiegel, wenn die Patienten dafür vermehrt versterben? Was nützt eine Senkung der Herzinfarktrate, wenn bei den therapierten Patienten gleichzeitig die Krebshäufigkeit steigt? Am relevantesten für die Beurteilung einer präventiven oder therapeutischen Maßnahme ist deshalb die gesamte Sterblichkeit an allen Todesursachen, natürlich nur innerhalb eines definierten Zeitraumes betrachtet, denn sterben müssen wir bekanntlich alle einmal.

Wenn Sie sich jetzt Ihres Zieles bewusst geworden sind, darf ich Ihnen verkünden: Mehr Vitamin D und Sie können zumindest länger leben! Oder anders ausgedrückt: Wenn Sie jetzt sofort anfangen, sich um einen ordentlichen Vitamin-D-Status zu kümmern, werden Sie in den nächsten zehn Jahren eine geringere Wahrscheinlichkeit haben, das Zeitliche zu segnen, als wenn Sie so weitermachen wie bisher!

Eine kühne Behauptung? Nein, ich würde mich nicht so weit aus dem Fenster lehnen, hätten wir nicht eine Datenlage, die eine solche Vorhersage ermöglicht. Nach dieser dezidierten Aussage liegt natürlich auch die Beweislast bei mir. Fangen wir also mit der Beweiskette an und zwar gleich hier in Deutschland.

Die LURIC-Studie. Inzwischen werden Sie diese bemerkenswerte Langzeitbeobachtung aus der Gegend um Ludwigshafen gewiss wiedererkennen; sie wurde in früheren Kapiteln ja schon öfter vorgestellt. Diese Studie wurde 1997 von Bernhard Winkelmann (Frankfurt), Bernhard Böhm (Ulm) und Winfried März (Heidelberg) begonnen. Zur Erinnerung: Untersucht wurden 3.300 Personen, die sich einer Herzuntersuchung unterzogen hatten und bei denen gleichzeitig der Vitamin-D-Status erhoben wurde. Das Durchschnittsalter der Teilnehmer lag zu Beginn der Studie bei 62 Jahren. Ihr 25D-Spiegel betrug im Jahresmittel rund 17 ng/ml. Der durchschnittlich niedrigste 25D-Spiegel trat im März (12 ng/ml), der höchste im August (23 ng/ml) auf. Der Anteil an Teilnehmern mit niedrigem 25D-Spiegel war wie zu erwarten hoch: Annähernd zwei Drittel der Studienteilnehmer hatten Werte unterhalb von 20 ng/ml! Das ist vergleichbar mit dem schlechten Vitamin-D-Status in anderen westeuropäischen Ländern wie Frankreich und Italien. Ein geringer Prozentsatz der Teilnehmer, nämlich zwei Prozent, nahm Vitaminergänzungspräparate ein. Doch bei der in Deutschland üblichen, sehr niedrigen Dosierung war deren 25D-Spiegel im Schnitt mit 22 ng/ml auch nur geringfügig höher.

In den acht Jahren der Beobachtung traten 737 Todesfälle auf.[01] Davon beruhten 63 Prozent auf Herz-Kreislauf-Erkrankungen und 34 Prozent auf Krebs. Nur drei Prozent der Todesfälle konnte nicht zugeordnet werden. Um die Sterberate mit Vitamin D in Beziehung zu setzen, wurden sehr viele herkömmliche, aber auch neu entdeckte Risikofaktoren gemessen und in die Analyse mit einbezogen.[02] Umso beeindruckender war das Ergebnis: Im Vergleich zu den Teilnehmern, die einen 25D-Spiegel von mindestens 24 ng/ml aufwiesen, hatten jene mit einem Wert zwischen 10 und 17 ng/ml ein um 53 Prozent erhöhtes und jene mit einem 25D-Spiegel von 6 bis 10 ng/ml ein um 108 Prozent erhöhtes Risiko frühzeitig zu versterben!

Da es sich um kardiologische Patienten handelte, verwundert es nicht, dass der Großteil der Todesfälle im Herz-Kreislauf-Bereich lag. Kein Wunder auch, dass ein niedriger 25D-Wert mit einer Reihe von modernen Risikomarkern für Herz-Kreislauf-Erkrankungen korrelierte.[03] Aber besonders erstaunlich: Wer einen sehr niedrigen 25D-Spiegel hatte, bei dem war die Gesamtsterblichkeit sogar unabhängig vom Schweregrad der Herzgefäßerkrankung erhöht. Ja, das sind beeindruckende Ergebnisse. Nur leider erfährt man davon als Normalsterblicher nichts. Den Publikumsmedien war das keine einzige große Schlagzeile wert.

Diese deutsch-österreichische Koproduktion erhielt gewichtige Unterstützung aus den USA. Dort läuft seit vielen Jahren das große und hier auch schon häufig zitierte Gesundheitssurvey NHANES. Im Jahr 2008 hat man daraus faszinierende Daten zur Gesamtsterblichkeit analysiert und veröffentlicht.[04] Grundlage war eine Ernährungs- und Blutwerterhebung an 13.300 repräsentativ ausgesuchten erwachsenen Amerikanerinnen und Amerikanern während der Jahre 1988 bis 1994. Nach durchschnittlich neun Jahren Beobachtungszeit hat man eine Todesfallstatistik aufgestellt. Insgesamt waren 806 Personen verstorben, davon 777 an Herz-Kreislauf-Erkrankungen. Bei näherem Betrachten der Daten zeigte sich, dass Teilnehmer mit einem 25D-Spiegel unter 18 ng/ml eine um 28 Prozent höhere Sterbewahrscheinlichkeit hatten, als solche mit einem Wert über 32 ng/dl. Die niedrigste Sterblichkeit lag im Bereich von 40 bis 50 ng/ml 25D im Blut. Dieser Schutzeffekt war unabhängig von allen bekannten Risikofaktoren. Die Wissenschaftler weisen auch ausdrücklich darauf hin, dass der Zusammenhang zwischen Vitamin-D-Status und Sterblichkeit besonders stark bei den Teilnehmern war, die noch keinerlei Anzeichen für Herz-Kreislauf-Erkrankungen, Bluthochdruck oder Diabetes mellitus hatten. Aus dieser Beobachtung schlossen sie, dass Vitamin D vor allem präventiv wirkt – also auch schon bevor man Herz-Kreislauf-Erkrankungen oder andere Zivilisationskrankheiten entwickelt.

Wie immer bei der Epidemiologie stellt sich die Frage: Sind diese Beobachtungen nur rechnerischer oder ursächlicher Natur? Ist das Vitamin D für diesen Schutz direkt verantwortlich? Für eine Beantwortung können nur placebokontrollierte Studien mit entsprechenden Vitamin-D-Gaben herangezogen werden. Erfreulicherweise liegen tatsächlich schon einige dieser Studien vor. Die größte ist die WHI-Studie, die hier auch schon mehrfach erwähnte Women's Health Initiative, bei der 36.000 Frauen sieben Jahre lang entweder 1.000 Milligramm Calcium oder 1.000 Milligramm Calcium plus 400 I.E. Vitamin D oder Placebo erhielten.[05] Im Frühjahr 2009 wurden die ersten Daten zur Gesamtsterblichkeit veröffentlicht – mit einem Trend, der unsere Annahmen deutlich bestätigt.

Mit den in der WHI-Studie geplanten 400 I.E. Vitamin D pro Tag kann man kaum etwas am Vitamin-D-Status verbessern, das hatten wir in den vorhergehenden Kapiteln bereits ausgiebig diskutiert. Außerdem tendieren Probanden ganz allgemein dazu, die zu testenden Medikamente nicht zuverlässig einzunehmen. Bei der WHI hat man das analysiert: Es zeigte sich, dass 57 Prozent der Teilnehmerinnen aus dem Supplement und der natürlichen Nahrung sogar noch weniger als 400 I.E. pro Tag zusammen aufnahmen. Im Durchschnitt waren es nur 365 I.E. pro Tag. Ein weiteres großes Manko war, dass bei knapp 94 Prozent der Teilnehmerinnen der 25D-Spiegel nicht gemessen wurde! So kann man die Beziehung nur zwischen den geschätzten Zufuhrmengen und der beobachteten Sterblichkeit analysieren. Dennoch ergab selbst diese placebokontrollierte Studie einen merklichen Effekt, der unabhängig von der Calciumsupplementation war, wie die Wissenschaftler ermitteln konnten: Die Sterblichkeit sank insgesamt um neun Prozent – und das bei dieser mickrigen Vitamin-D-Gabe! Wenn man nach Alter differenzierte, ergab sich bei den Teilnehmerinnen unter 70 Jahren eine Senkung der Sterblichkeit um elf Prozent und bei den älteren um fünf Prozent. Wenn man jene Probandinnen aus der Analyse ausschloss, die nach eigener Auskunft bei der Supplementeinnahme unzuverlässig waren, ergab sich eine Senkung der Sterblichkeit um 13 Prozent, wobei vor allem Krebs und Hirninfarkt zurückgedrängt wurden. Allerdings verfehlen alle diese Angaben hauchdünn die statistische Signifikanz. Das liegt wohl daran, dass es für die große Teilnehmerzahl noch zu wenige Todesfälle gab. Deshalb ist eine weitere Unteranalyse hervorzuheben, die absolut signifikant, das heißt statistisch eindeutig belegbar ausging: Bei einer Minderheit der Teilnehmerinnen, genau genommen bei 2.285 Frauen, hatte man auch den 25D-Spiegel im Blut gemessen. Diese objektive Maßzahl wurde mit der Sterblichkeit in Beziehung gesetzt. Dabei kam heraus, dass die Sterbewahrscheinlichkeit pro 12 ng/ml höherem 25D-Blutwert um 20 Prozent sank! Das lässt aufhorchen.

Was macht man in der Medizinstatistik, wenn man wegen zu kleiner Probandenzahlen oder zu kurzer Laufzeit der Untersuchung noch zu wenige Fälle hat, aus denen eine aussagekräftige Statistik errechnet werden kann? Man sucht sich ähnliche Studien zur gleichen Fragestellung und packt sie und ihre Ergebnisse in einen Datenpool zusammen. Dann hat man eine größere Basis und mehr zu überprüfende Endpunkte und kann darauf hoffen, ein eindeutigeres Ergebnis zu erhalten. Solch ein Unterfangen nennt sich Metaanalyse. Wenn man solch eine Metaanalyse von mehreren doppelblinden placebokontrollierten Medikamentenstudien erstellt, hat das Ergebnis eine besonders hohe Aussagekraft. Genau genommen hat es die höchste Aussagekraft schlechthin. In der evidenzbasierten Medizin ist dies der absolute Beleg für einen ursächlichen Zusammenhang – der Goldstandard in der Beweisführung.

Solch eine Metaanalyse wurde im September 2007 von zwei Wissenschaftlern aus Europa durchgeführt.[06] Philippe Autier von der International Agency for Research on Cancer in Lyon (Frankreich) und Sara Gandini vom European Institute of Oncology in Mailand (Italien) fassten die Ergebnisse von 18 voneinander unabhängigen Supplementstudien mit Vitamin D zusammen. Die meisten hatten allerdings nicht das Kriterium Sterblichkeit zur Überprüfung angesetzt, sondern Knochengesundheit. Insgesamt umfasste man damit 57.311 Probanden und eine durchschnittliche Behandlungszeit von sechs Jahren. In diesem Zeitraum waren insgesamt 4.777 Todesfälle eingetreten. Die niedrigste gegebene Vitamin-D-Dosis betrug 300 I.E. und die höchste

2.000 I.E. pro Tag. Die meisten Studien lagen mit ihrer Dosierung zwischen 400 und 800 I.E. Der Mittelwert aus allen Studien betrug 528 I.E. Vitamin D als Tagesdosis. Was kam dabei heraus?

Die Gesamtsterblichkeit sank in der Vitamin-D-Gruppe im Vergleich zu Placebo um sieben Prozent – und das statistisch signifikant! Als die Wissenschaftler nur die zwölf besten doppelblind durchgeführten Studien analysierten, fand man eine signifikante Senkung der Sterblichkeit um acht Prozent! Erscheint Ihnen das gering?

Dieses Ergebnis muss man relativieren. Man muss berücksichtigen, dass bei den meisten in der Metaanalyse eingeschlossenen Studien die Vitamin-D-Dosis gering war. In neun Studien hatte man die 25D-Spiegel vor und nach der Vitamin-D-Gabe dokumentiert. Nur in vier der neun Studien erreichte man den anzustrebenden Mindestspiegel von 30 ng/ml. Hier darf also berechtigterweise spekuliert werden, um wie viel besser der Effekt, das heißt um wie viel stärker die Senkung der Sterblichkeit gewesen wäre, wenn man höher dosiert und einen besseren Vitamin-D-Status erreicht hätte. Andererseits lässt dieses Ergebnis den eindeutigen Schluss zu, dass Vitamin-D-Gaben in dieser Größenordnung erstens nicht ausreichen, um einen sinnvollen Vitamin-D-Status zu erreichen und zweitens Dosierungen in einer Größenordnung bis zu 2.000 I.E. keine gesundheitsrelevanten Nebenwirkungen auslösen, die die Vorteile insgesamt zunichte machten. Mehr Vitamin D – weniger Todesrisiko!

Ernährungsempfehlungen gibt es wie Sand am Meer. Die meisten davon stellen sich bei kritischer Prüfung als nicht eindeutig belegt heraus und sind deshalb zweifelhaft. Bei Vitamin D haben wir eine bessere und einheitlichere Datenlage als bei allen anderen Ernährungsfaktoren, die gemeinhin empfohlen werden – vielleicht mit einer Ausnahme, den langkettigen hoch ungesättigten Omega-3-Fettsäuren, für die es ebenfalls eine akzeptable Datenlage gibt. Interessanterweise kommen beide meist gemeinsam in den wichtigsten tierischen Vitamin-D-Quellen vor. Ein Zufall?

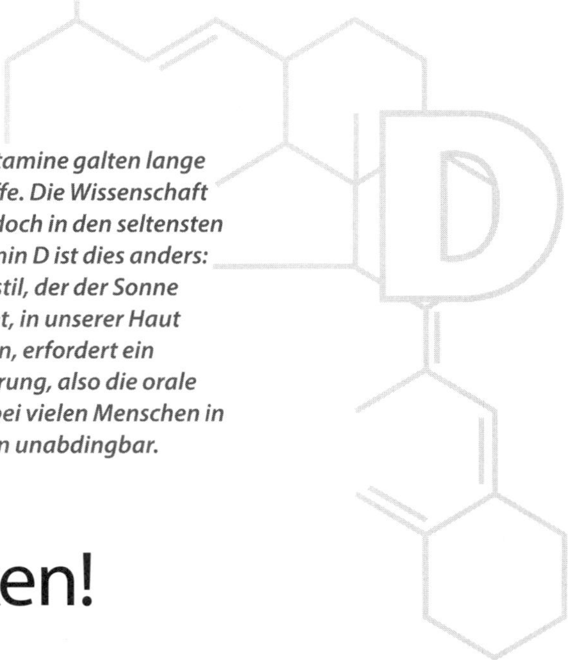

Zusätzlich verabreichte Vitamine galten lange als wahre Wunderwirkstoffe. Die Wissenschaft konnte den Beleg dafür jedoch in den seltensten Fällen erbringen. Bei Vitamin D ist dies anders: Unser veränderter Lebensstil, der der Sonne wenig Möglichkeiten bietet, in unserer Haut das Vitamin zu produzieren, erfordert ein Umdenken. Supplementierung, also die orale Zufuhr von Vitamin D, ist bei vielen Menschen in unseren Breiten inzwischen unabdingbar.

Umdenken!

Vitamine sind ein Milliardengeschäft. Sie werden »gegen alle Beschwerden« und »für jegliche Verbesserung des Wohlbefindens« angepriesen. Das spült vor allem Geld in die Kassen der Hersteller. Ob sie dem Einzelnen wirklich den erwarteten Nutzen bringen, ist mehr als fraglich. Und trotz meiner kritischen Haltung schreibe ausgerechnet ich jetzt ein Buch zu einem Vitamin und komme zu der Empfehlung, dieses in hoher Menge aufzunehmen. Ein Widerspruch? Nicht wirklich. Ich habe mich in der Vergangenheit tatsächlich immer gegen eine Vitamin-Supplementierung ausgesprochen. Und das tue ich bezüglich der meisten Vitamine auch heute noch. Es gibt zwar Hunderte von Studien zum Thema Supplementierung von Vitaminen, aber die Datenlage ist nach wie vor unzureichend. Alle großen placebokontrollierten Vitaminstudien zum Einfluss auf die wesentlichen Zivilisationskrankheiten sind ohne überzeugendes Ergebnis ausgegangen. Mega-Flops würde man auf Neudeutsch sagen. Manche haben nicht nur nichts an Wirkung gezeigt, sondern das Gegenteil bewirkt: Höher dosierte Beta-Carotin- und Vitamin-E-Gaben können sogar eine erhöhte Sterblichkeit zur Folge haben. Das alles zu beleuchten wäre aber ein eigenes Buch. Doch das schreibe ich nicht.

Warum also dieser Sinneswandel beim Vitamin D? Wenn Sie das Buch bisher aufmerksam gelesen haben, können Sie diese Frage vermutlich schon selbst beantworten.

Vitamin D ist nicht wie die anderen Vitamine. Es gibt zahlreiche und sehr entscheidende Unterschiede. Die wichtigsten werde ich in diesem Kapitel noch einmal zusammenfassen:

Bei den besonders populären »antioxidativ« wirkenden Vitaminen E, C und Beta-Carotin beispielsweise, hatte man folgende Überlegung zugrunde gelegt: Unsere durchschnittliche Ernährung möge im Großen und Ganzen bedarfsdeckend sein und vor Mangelerkrankungen schützen. Aber bei unserer ungesunden Lebensweise sei es doch mehr als nachvollziehbar, dass eine optimale Versorgung letztlich nicht gesichert sei. Vermutlich erfordere unser Lebensstil mehr von diesen Stoffen. Außerdem könne ein Mehr von Antioxidantien unsere körpereigene Abwehr vor Sauerstoffangriffen auf Körperstrukturen noch besser unterstützen. Ein Mehr an Schutz gleich ein Mehr an Gesundheit. »Viel hilft viel« wie die alte Bauernregel besagt.

Doch diese Überlegungen haben sich so nicht bewahrheitet. Unser Körper hat ein eigenständiges, hervorragend arbeitendes Antiodixantiensystem, das völlig unabhängig von der Zufuhr an Vitaminen E, C, Beta-Carotin und anderen sehr effizient abläuft. Ob ein Mehr dieses System verbessert, ist fraglich.

Die Begründung für ein Mehr an Vitamin D ist völlig anders und keineswegs hypothetisch. Unser Lebensstil ist die Ursache, dass wir fast alle unter einem dramatischen Vitamin-D-Mangel leiden. Unsere Nahrung kann uns beim Ausgleich nicht ausreichend helfen. Das werden wir im nächsten Kapitel noch erörtern. Unsere Mangelversorgung hat eben nichts mit guter oder schlechter Ernährung zu tun. Man kann es drehen und wenden wie man will, es existiert nur ein wesentlicher Grund für diesen Mangelzustand, und der ist ganz banal: Wir haben uns der einzig relevanten Quelle für Vitamin D weitgehend selbst – oder soll ich sagen freiwillig? – entledigt. Man stelle sich vor, es gibt für eine lebensnotwendige Substanz nur eine effiziente, natürliche Quelle – und diese versuchen wir systematisch zu meiden oder ihr nur eingekleistert mit hohem Schutzfaktor zu begegnen! Das Sonnenlicht.

Das Vitamin-D-System hat sich über Jahrmillionen der Evolution entwickelt und langsam in unsere Gene eingraviert, als unsere archaischen Vorfahren sich äquatornah unter natürlichen Lebensbedingungen den ganzen Tag im Sonnenlicht tummelten. Selbst heute noch entstammen etwa 95 Prozent unseres Vitamin-D-Spiegels im Blut der UVB-Bestrahlung durch die Sonne, nur der klägliche Rest kommt aus der Nahrung. Diese 95 Prozent könnten sich beruhigend anhören, wenn wir denn ausreichend Sonne bekämen. Absolut betrachtet sind sie aber viel zu wenig. Denn 95 Prozent von nichts ist ... nichts! Die Gründe, warum wir uns freiwillig der Sonne entzogen haben, sind vielschichtig. Ich fasse zusammen: Unser Lebensraum liegt auf

Breitengraden, auf dem die notwendige UVB-Strahlung das halbe Jahr ausfällt. Außerdem wird die Gesellschaft immer älter und alte Haut produziert nicht mehr so viel Vitamin D wie junge. Doch ausgerechnet ältere Menschen sind noch weniger mobil und noch seltener an der Sonne. Unsere Arbeitswelt und unsere Freizeitgestaltung haben nur wenige Möglichkeiten des Sonnenbadens übrig gelassen. Und zu guter Letzt hat uns die Hautkrebshysterie dazu gebracht, bei jedem Sonnenstrahl einen dicken UV-Schutz aufzutragen – und zwar möglichst schon 30 Minuten, bevor wir uns der Sonne aussetzen. Damit werden auch noch die letzten Vitamin-D-produzierenden Strahlen weggefangen.[01]

Man hat hochgerechnet, dass wir unter natürlichen Lebensbedingungen, wie sie unsere Vorfahren hatten, einen 25D-Spiegel von etwa 60 ng/ml aufweisen würden. Dieser Wert dürfte früher die Norm gewesen sein. Wir erreichen heute kaum ein Drittel davon. Womit sich die Frage stellt, inwieweit unsere genetischen Anlagen mit solch einem Defizit auf Dauer zurecht kommen.[02]

Außerdem darf ich noch einmal daran erinnern, dass das Vitamin D gar kein Vitamin ist – ihm fehlt die für die Vitamine namensgebende Amingruppe, und es ist auch kein essenzieller Nährstoff. Entsprechend existiert auch kein Bedarf, das heißt keine definierte Mindestmenge, die mit der Nahrung zugeführt werden müsste. Das ist bei keinem der anderen echten Vitamine so. Dennoch geben Ernährungsfachgesellschaften traditionell genaue Zufuhrempfehlungen für Vitamin D. Diese werde ich im nächsten Kapitel noch etwas genauer hinterfragen.

Vitamin D ist die Vorstufe eines Hormons, das wir in der Haut mit Sonnenlicht selbst herstellen. Das daraus gebildete Hormon wirkt sogar dreifach. Einerseits ist es ein endokrines Hormon – es wird in der Niere gebildet und über den Blutweg zu bestimmten Zielzellen, zum Beispiel im Knochengewebe, transportiert. Gleichzeitig wirkt es als sogenanntes parakrines Hormon. In gewissen Zellen in den verschiedensten Geweben wird es gebildet, um nur auf die unmittelbar in der Umgebung liegenden Zellen Einfluss zu nehmen. Dabei wird nichts an das Blut abgegeben. Und schließlich wirkt es in manchen Zellen auch als autokrines Hormon. Das heißt, dass es nur auf dieselbe Zelle einwirkt, in der es produziert wurde. Die letzten beiden Wirkungsweisen wurden erst vor kurzem entdeckt. Und wir wissen, dass zahllose Gewebe und Organe im Körper spezielle Rezeptoren für Vitamin D an ihrer Zelloberfläche ausgebildet haben. Dort kann es andocken. Wie ein Schlüssel ins richtige Schloss passt und sich drehen lässt, aktiviert es in der Zelle Hunderte von Genen und sorgt auf diese Weise dafür, dass die Erbanlagen überhaupt zum Tragen kommen.

Zur Erinnerung: Nach traditioneller Einschätzung gelten 25D-Blutwerte unter 20 ng/ml als unzureichende Versorgung. Werte unter 10 ng/ml sind als Mangel deklariert. Werte über 20 ng/ml gelten als normal. Das bedeutet: Wenn beispielsweise bei Ihnen ein Blutspiegel von 22 ng/ml im Labor festgestellt wird, gilt der als normal und muss in keiner Weise beachtet, geschweige denn therapiert werden. Aber wie ist man eigentlich darauf gekommen, dass ein Blutspiegel über 20 ng/ml normal sei?

Diese Einschätzung beruht auf einer Untersuchung des Amerikaners John Haddad und seinen Mitarbeitern an der Washington University in St. Louis (USA). Man hatte dort im Jahre 1971 den 25D-Spiegel von einigen als völlig gesund eingeschätzten freiwilligen Probanden gemessen. Ihr Blutspiegel betrug im Mittel 27 ng/ml. Anschließend untersuchten die Wissenschaftler ein paar Lifeguards, die den Sommer über auf ihrem Stand am Strand nach Mädels und Ertrinkenden Ausschau halten. Deren 25D-Spiegel betrug 64 ng/ml. Die Schlussfolgerung der Wissenschaftler war mithin, dass diese Jungs in ihrem Vitamin-D-Status zweieinhalbfach über dem Normalwert liegen. Das heißt: Der durchschnittliche Blutwert der in Städten, Büros und Autos eingepferchten Menschen wurde willkürlich als normal eingestuft. Welch eine Sichtweise! Wenn Sie sich den evolutionären Hintergrund vor Augen halten und an die zahlreichen Funktionen von Vitamin D denken, die in diesem Buch beschrieben wurden, zu welcher Einschätzung kommen Sie? Auch Sie werden wohl dazu neigen, den Wert der Städter und Bürohengste als abnorm einzuschätzen und die der rettungsschwimmenden Baywatch-Boys als normal.

Da auch alle weiteren Untersuchungen anderer Wissenschaftler mit dem gleichen Ansatz durchgeführt wurden, kamen sie selbstverständlich zum gleichen Ergebnis. Weltweit schlossen sich Experten der willkürlichen Einschätzung von John Haddad an. Und damit leben wir noch heute: Ein Blutspiegel ab 20 ng/ml ist normal. Richtig kritisch sieht man erst 25D-Werte unter 10 ng/ml an, da hier typischerweise das klinische Bild der Knochenentkalkung oder Knochenerweichung beobachtet wird. Von dieser Warte aus erscheint eine Blutkonzentration von 20 ng/ml ja als geradezu großzügig …

Aber der Mensch besteht nicht nur aus Knochen. Wir wissen seit geraumer Zeit sehr genau, dass Vitamin D für viele weitere Funktionen des Körpers lebenswichtig ist. Warum beschränkt man sich seitens der Fachgesellschaften immer noch auf die veraltete Knochensicht? Die führenden Vitamin-D-Forscher fordern seit Jahren, wenigstens die im Blut schon frühzeitig vor Krankheitsausbruch messbaren Indikatoren für Knochengesundheit heranzuziehen. Sie schlagen vor, jene 25D-Blutkonzentration als normal zu deklarieren, bei der unsere Calciumaufnahme im Darm und die

Calciumversorgung der Gewebe sowie der gesamte Knochenstoffwechsel reibungslos funktionieren. Dies sicher zu stellen, ist für die meisten Menschen erst ab einer Konzentration von mehr als 30 bis 32 ng/ml möglich. Umgekehrt ist es bestens belegt, dass bereits knapp unter 30 ng/ml Veränderungen im Calcium-Stoffwechsel stattfinden, die mit einer langfristig unzureichenden Funktion des Knochens einhergehen.[03]

Hunderte von wissenschaftlichen Untersuchungen lassen das riesige Spektrum der Vitamin-D-Wirkung erkennen. Einige der wichtigsten habe ich in den vorhergehenden Kapiteln vorgestellt. In großer Zahl findet man überzeugende Hinweise – doch auch schon immer mehr eindeutige Beweise dafür, dass ein 25D-Spiegel von mindestens 30 bis 32 ng/ml notwendig ist, um viele unserer Zivilisationskrankheiten zu verhindern! Unklar ist hingegen immer noch der für die Gesundheit optimale Vitamin-D-Spiegel. Die Gelehrten sind noch mitten in der Diskussion, aber so viel steht fest: bei 20 ng/ml liegt er nicht, sondern weit höher. Die Einschätzungen divergieren zwischen einem Bereich von 30 bis 50 ng/ml bei eher vorsichtigen und von 50 bis 90 ng/ml bei den eher forscheren Forschern.

Damit die Bevölkerung im Mittel wenigstens einen Wert von 30 ng/ml, also dem unteren diskutierten Spiegel, erreichte, müssten wir uns schon immens anstrengen! Dazu gleich mehr. Aber statt zu handeln und diese Mindestforderung anzugehen, wird bei den Meinungsbildnern gezögert und gezaudert. Bedauerlicherweise haben die Medien dieses brisante Thema, das eigentlich ein Großes in Bezug auf die Volksgesundheit wäre, bislang links liegen lassen.[04]

Was hält die Meinungsbildner und die Fachgesellschaften ab? Bis vor etwa 20 Jahren meinte man, dass eine sichere Vitamin-D-Dosis rasch überschritten wäre und unerwünschte Nebenwirkungen aufträten. Man begründete das damit, dass ein Mehr an Vitamin D den Calciumhaushalt schnell entarten ließe und damit verschiedene Zellen und Gewebe durch Calciumeinlagerungen beschädigt würden, vor allem die Niere. Damit ignorierte man – warum auch immer – die große Masse an Studienergebnissen der letzten 10 bis 20 Jahre, die diese Sichtweise klar widerlegen.[05]

Als wäre nichts geschehen, wird auch heute noch, also im Jahre 2009, die »langfristig sichere obere Grenze« vom tonangebenden Institute of Medicine in den USA beziehungsweise durch deren Dietary Reference Intakes Expert Panel mit einer Dosis von 2.000 I.E. pro Tag angegeben[06] (aktueller Stand 2011 siehe Kapitel 24 Vitamin-D-Updates).

Dass diese Empfehlungen der Amerikaner auf schwachen und längst überholten Daten beruhen, hindert die Europäer nicht daran, sie direkt zu übernehmen. Das Scientific Committee on Food der Europäischen Union glänzt mit der identischen Dosisangabe von 2.000 I. E. als »obere tolerable Grenze«.[07] Diese restriktiven Einschätzungen spiegeln sich auch in dem Höchstmengenvorschlag des Bundesamtes für Risikobewertung in Berlin wider, das 2.000 I. E. pro Tag als Obergrenze für die Zufuhr angibt. Seine Vorschläge für Höchstmengen in Nahrungsergänzungsmitteln beziffert es auf – sage und schreibe – 200 I. E. Vitamin D pro Tag bei gesunden Erwachsenen!

Ist das nicht irre? Dabei weiß jeder, der die Fachliteratur aufmerksam verfolgt, seit Jahren, dass Erwachsene mit einer täglichen Dosis von 2.000 I. E. im Winterhalbjahr einen 25D-Blutspiegel von 30 ng/ml nicht sicher erreichen. Soweit die Positionen unserer offiziellen »Experten«. Wir werden das gleich noch näher beleuchten.

Zunächst möchte ich diesen Empfehlungen der Gremien noch einmal unsere Mutter Natur gegenüber stellen: Je nach individueller Sonnenverträglichkeit täglich 10 bis 20 Minuten mittags ungeschützt an der Sommersonne – und der Körper produziert 10.000 bis 20.000 I. E. (!!!) Vitamin D. Ohne Probleme und ohne irgendwelche »giftigen« Nebenwirkungen. Mit solch kurzer, intensiver Sonnenbestrahlung können wir Blutwerte von 40 bis 60 ng/ml an 25D erreichen.

Eine Alternative ist die orale Zufuhr. Hierfür gibt es heute gesicherte Zahlen. Neue doppelt-blind durchgeführte Dosis-Findungsstudien haben gezeigt, wie viel wir zuführen müssen, um zufriedenstellende Blutwerte zu erreichen. So ist in einer Untersuchung an amerikanischen Probanden mittleren Alters demonstriert worden, dass sie – beginnend im Winterhalbjahr – im Mittel über 18 Wochen hinweg 3.400 I. E. pro Tag einnehmen müssen, damit 90 Prozent von ihnen wenigstens den Blutwert von 30 ng/ml erreichen. Doch erst nach 27 Wochen hatten alle diesen Mindeststandard erreicht.

Die notwendige Vitamin-D-Menge ist natürlich individuell unterschiedlich. Sie hängt vor allem vom Ausgangswert ab. Um die besagten 30 ng/ml zu erzielen, sind über den genannten Zeitraum sogar Dosen von etwa 5.000 I. E. Vitamin D pro Tag vonnöten, wenn man mit niedrigen 25D-Werten unter 20 ng/dl im Winter startet. Wer bei Blutwerten über 20 ng/ml beginnt, dem reichen etwa 3.800 I. E.

Es wurde für die untersuchten Amerikaner auch hochgerechnet, wieviel sie einnehmen müssen, damit die meisten von ihnen bei »optimalen« Werten landen – also irgendwo zwischen 40 bis 60 ng/ml. Dafür müssten sie über ein halbes Jahr hinweg täglich Dosen im Bereich von 4.000 bis 5.000 I. E. Vitamin D einnehmen. Zu hohe Blutwerte, also über 90 ng/ml, treten bei diesen Gaben übrigens nicht auf.[08]

Unter diesen angeblich so hohen Dosen sind bei Gesunden bislang keinerlei unerwünschte Nebenwirkungen dokumentiert worden. Vielmehr kommen neue Analysen zur Toxikologie des Vitamin D zu dem Schluss, dass eine tägliche Zufuhr von bis zu 10.000 I.E. pro Tag bei gesunden Erwachsenen als dauerhaft unbedenklich anzusehen ist.[09] In jüngster Zeit sind Präparate mit 50.000 I.E. Vitamin D und höher erhältlich. Diese Dosis wurde an 21 Patienten mit Vitamin-D-Mangel getestet. Man gab ihnen 50.000 I.E. einmal pro Woche über den Zeitraum von vier Wochen und dann 50.000 I.E. einmal im Monat über weitere elf Monate. Nach sechs Monaten war der Blutspiegel der Probanden von 11 ng/ml auf 30 ng/ml gestiegen, und am Ende des Jahres lag er bei 31 ng/ml. Unerwünschte Nebenwirkungen wurden nicht beobachtet. Das zeigt, dass diese Dosen – einmal im Monat gegeben – zwar nicht die gewünschten Blutwerte erreichen lassen, dafür aber sicher sind. Entsprechend sind auch schon Tagesdosen von 50.000 I.E. über eine Dauer von ein bis sechs Wochen getestet worden. Auch hier fand man keinerlei Anzeichen einer Toxizität. Nach neuen Therapieempfehlungen wird bei gravierendem Vitamin-D-Mangel in dieser Größenordnung bis zu zwölf Wochen lang supplementiert.[10] Allerdings muss man davon ausgehen, dass bei längerer Anwendung eine solch hohe Dosis nicht tolerabel ist.[11] In der Therapie von absolutem Vitamin-D-Mangel oder in Therapieansätzen gegen die Virusgrippe sind auch schon Vitamin-D-Spritzen mit Dosen von 600.000 I.E. eingesetzt worden. Selbst diese Megadosen wurden gut toleriert. Das heißt: Zur Sicherheit und Toxizität von Vitamin-D-Gaben gibt es inzwischen eine exzellente Datenlage. Und sie ist mehr als beruhigend. Nachweislich toxische Effekte sind erst bei noch viel höheren Dosen nachgewiesen worden.[12]

Warum reagieren die offiziellen Stellen nicht auf diese Datenlage? Darauf habe ich leider auch keine Antwort. Fachgesellschaften tun sich generell schwer, etwas zu verändern. Eine Vermutung: Durch eine Veränderung könnte zugegeben werden, dass man zuvor vielleicht falsch lag. Wenn altgediente Vorstandsmitglieder eine Änderung verkünden müssen, sind die Lorbeeren ihrer eigenen Errungenschaften eventuell befleckt. Aber im Falle des Vitamin D greift diese Argumentation nicht wirklich. Schließlich gab es bislang außer im Bereich der Knochengesundheit mangels Erkenntnissen keine wirklich begründeten, festen Positionen.

Jetzt muss es zunächst darum gehen, die hohe gesundheitliche Bedeutung einer verbesserten Vitamin-D-Versorgung für die Bevölkerung anzuerkennen. Und das sollte bei der heute vorliegenden Datenlage nicht schwer fallen. Außerdem steht fest, dass für dieses Vorhaben Zufuhrmengen an Vitamin D erforderlich wären, die für Gesunde keinerlei gesundheitliche Risiken bergen.

Hoffentlich wachen unsere Gesundheitspolitiker auf, wenn sie erfahren, wie stark unser Gesundheitssystem entlastet würde, wenn sich alle Bürger anständig mit Vitamin D versorgen würden. Eine internationale Expertengruppe aus den USA, Norwegen, Österreich und Deutschland hat hierzu im März 2009 eine Berechnung veröffentlicht.[13] Dabei waren unter anderem auch der hier schon häufiger erwähnte Armin Zittermann (Bad Oeynhausen) sowie Jörg Reichrath (Homburg) und Heide Cross aus Wien. Sie haben für 17 europäische Länder umfassend berechnet, was an Mitteln eingespart werden könnte, wenn die Bevölkerung dieser Länder im Schnitt über das Jahr hinweg ihren Vitamin-D-Spiegel auf 40 ng/ml anheben würde und damit Erkrankungen aus dem Bereich Herz-Kreislauf-, Infektions-, Autoimmun- und Krebserkrankungen deutlich zurückdrängen würde. Dazu haben sie die Ergebnisse aller wichtigen epidemiologischen und klinischen Untersuchungen und deren Metaanalysen herangezogen. Nach ihren Berechnungen wäre eine ganzjährige mittlere Zufuhr von 2.000 bis 3.000 I. E. Vitamin D pro Tag notwendig, um das angestrebte Ziel zu erreichen. In die Kostenberechnung für diese Maßnahme gehen aber nicht nur die Vitaminpräparate, sondern auch eine angenommene Anreicherung von Nahrungsmitteln und die nötigen Folgeuntersuchungen mit ein. Zusammen kommt man auf zehn Milliarden Euro pro Jahr an notwendiger Investition. Auf die andere Seite der Bilanz hat man die Belastung des Bruttosozialprodukts durch die genannten Krankheiten mit den entsprechenden Folgekosten gestellt. Im Ergebnis findet sich eine rechnerische Ersparnis von 187 Milliarden Euro pro Jahr durch konsequente Vitamin-D-Versorgung der Bevölkerung. Ein exorbitanter volkswirtschaftlicher Nutzen.

Nach der Lektüre der ersten 18 Kapitel wissen Sie nun: Wir brauchen mehr Vitamin-D. Andererseits ist wohl bekannt, dass es nur wenige Möglichkeiten gibt, dies zu erreichen. Es bleiben nur Sonne, Solarium oder Supplemente. Und welche Rolle spielt dann überhaupt noch die Ernährung? Obwohl mit der Nahrung kaum etwas am Vitamin-D-Status verändert werden kann, ist es dennoch dringend notwendig, die Ernährungsempfehlungen deutlich zu verändern und an die neuen Erkenntnisse anzupassen. Warum? Das werde ich in den nächsten Kapiteln beleuchten.

Die Ernährungsgesellschaften stehen vor einem Dilemma: Mit dem Umsetzen ihrer Empfehlungen kann ein sinnvoller Vitamin-D-Spiegel nicht erreicht werden. Den daher nötigen Schritt zu gehen, nämlich eine wirksame Supplementierung zu empfehlen, trauen sich die Verantwortlichen aber nicht. Noch nicht. Denn die aktuellen Erkenntnisse können nicht auf Dauer ignoriert werden.

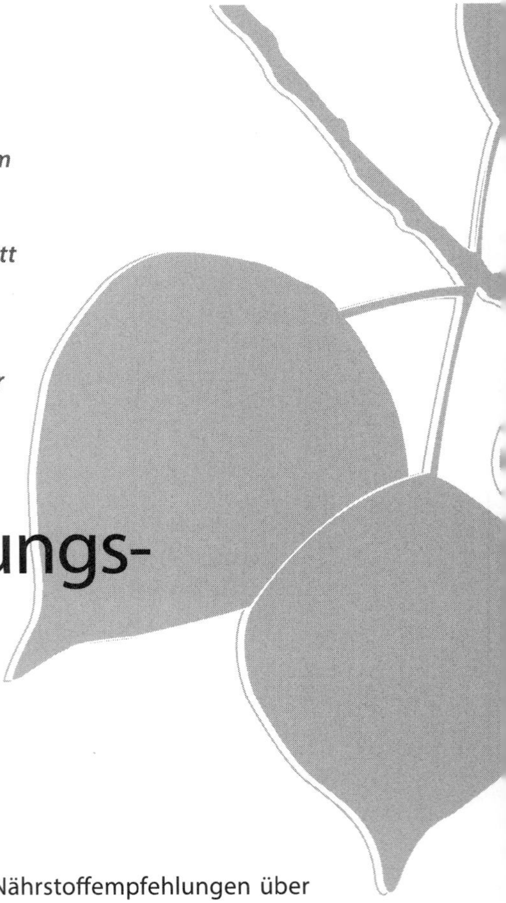

Kuriose Ernährungsempfehlungen

Am 11. November 2008 kamen brandneue Nährstoffempfehlungen über das Volk. Die Deutsche Gesellschaft für Ernährung (DGE) veröffentlichte zusammen mit der Österreichischen Gesellschaft für Ernährung (ÖGE) und der Schweizerischen Gesellschaft für Ernährungsforschung (SGE) sowie der Schweizerischen Vereinigung für Ernährung (SVE) die aktualisierte Ausgabe ihrer Referenzwerte für die Nährstoffzufuhr.[01] In einer Informationsschrift der DGE wird die Neuauflage wie folgt kommentiert: »Neu in dieser Ausgabe ist die Berücksichtigung aktueller Studienergebnisse vor allem zu den präventiven Aspekten von Nährstoffen. Für den dritten korrigierten Nachdruck wurden in Ergänzung zur redaktionellen Bearbeitung neue Studienergebnisse, die sich schwerpunktmäßig mit präventiven Aspekten der Zufuhr ausgewählter Nährstoffe befassen, aufgenommen.«[02] Das klang sehr löblich, und ich war recht gespannt auf die Verbesserungen. Doch der nächste Satz ließ schon Unbehagen aufkommen: »Zudem wurden die Angaben zu oberen Grenzwerten an die Werte der Europäischen Behörde für Lebensmittelsicherheit (EFSA) angepasst.« Soll das vielleicht heißen »wir haben die Datenlage überprüft, aber wenn sie nicht mit den Vorgaben der EFSA übereinstimmten, haben wir deren Werte übernommen«? Das wäre nicht das erste Mal: Fachgesellschaften empfehlen mit Vorliebe das, was politisch korrekt ist. Und das ist beileibe nicht immer identisch mit dem, was die aktuelle wissenschaftliche Erkenntnislage nahelegt.

Was wird nun in den neuesten, »an die Studienlage angepassten Referenzwerten« beim Vitamin D vorgegeben? 200 I. E. für Erwachsene sowie 400 I. E. für Kleinkinder und Senioren. Schwangere und Stillende brauchen auch nur 200 I. E. Diese Empfehlungen sind dieselben wie in der Erstauflage der D-A-CH-Referenzwerte aus dem Jahre 2000 und dieselben wie seit Urzeiten, wie in Stein gemeißelt. Über 60 Jahre Forschung werden schlichtweg ignoriert.

Es ist schon beinahe witzig, wie man ursprünglich auf diese offiziellen Werte und Empfehlungen gekommen ist, die heute so betonartigen Bestand haben. Es begann 1941 in den USA. Mediziner hatten die Beobachtung gemacht, dass ein Teelöffel Lebertran pro Tag der Rachitis vorbeugen konnte und dann analysiert, dass diese Menge Tran einer Vitamin-D-Aktivität von 400 I. E. entsprach.[03] Danach setzten sich Experten an einen Tisch und folgerten, dass diese Kinderkrankheit für Erwachsene nicht relevant sei und gaben – über den Daumen gepeilt – die Dosis für diese Gruppe mit 200 I. E. vor. In England meinten dort ansässige »Experten« später, 100 I. E. genügten auch für eine adäquate Versorgung, weil sie beobachtet hatten, dass sich mit dieser Dosis bei sieben Frauen, die unter Knochenerweichung (Osteomalazie) litten, das Krankheitsbild besserte.

Bevor Sie jetzt zur Apotheke rennen und ein Fässchen Lebertran erwerben, möchte ich Sie gleich warnen: Finger weg vom Lebertran! Wir kommen darauf zurück.

Wenn man die Empfehlungen in den verschiedenen Ländern über die Jahre beobachtet, kommt es einem vor wie bei einem Würfelspiel. Mal waren es 600 I. E., mal 200 I. E., mal 400 I. E., mal 100 I. E.[04] Fachgesellschaften schielen prinzipiell gerne mit einem Auge auf das, was »die anderen« so empfehlen. Darin scheint gerade die DGE sehr geübt zu sein. Besonders bemerkenswert an diesem Verhalten ist allerdings, dass man die längste Zeit exakte Zufuhrempfehlungen abgegeben hat, obwohl man damals den 25D-Spiegel im Blut gar nicht bestimmen und somit den Vitamin-D-Status gar nicht beurteilen konnte. Ganz konkret: Man wusste damals nicht, welche Dosis im Körper welche Wirkung in Bezug auf die Vitamin-D-Versorgung hat!

Und man darf heute getrost nach dem gesunden Menschenverstand der ersten Experten fragen. Was sie wohl dazu bewogen hatte, einem Kleinkind mit seinen dreieinhalb Kilo mit einer Dosis von 400 I. E. pro Tag die doppelte Menge an Vitamin D zu empfehlen wie einem 90-Kilo-Brocken von einem Mann? Als man schließlich den 25D-Spiegel zu messen lernte, wurde die Sache einfacher. Bald hatte man festgestellt, dass bei Kleinkindern tatsächlich eine Dosis von 400 I.E. pro Tag genügte, um einen Blutspiegel zu erreichen, der einer Rachitis vorbeugt. Aber was erreicht man bei Erwachsenen mit den empfohlenen 200 I.E.? Das kann ich Ihnen genau beantworten: nichts. Inzwischen gibt es sehr exakte Dosis-Findungsstudien, die die Wirkung unterschiedlicher Dosen in den verschiedenen Altersstufen überprüft haben. Sie bestätigen meinen Pessimismus. Zunächst noch einmal zu den »neuesten« DGE-Empfehlungen. In der Tat räumt die Fachgesellschaft durchaus ein, dass die Vitamin-D-Versorgung im Argen liegt. Ihrer Einschätzung zufolge ist das Problem darin begründet, dass in Deutschland über die Nahrung im Schnitt nur etwa 100 I.E. erreicht werden, also die Hälfte der empfohlenen Dosis. Eine andere Betrachtungsweise beunruhigt noch mehr: Es sind 82 Prozent der Männer und sogar 91 Prozent der Frauen, die die angepeilten 200 I.E. nicht erreichen! Das ist das Ergebnis der Nationalen Verzehrsstudie aus dem Jahr 2008. Ist also unsere ungesunde Ernährung wirklich der Grund für den deutschlandweiten Vitamin-D-Mangel?

In Anbetracht ihrer Verantwortung schlägt die DGE Maßnahmen vor, wie der Mangelversorgung beizukommen ist.[05] In ihrer aktuellsten Stellungnahme zu diesem Thema vom 25. April 2006 heißt es: »Zur Vitamin-D-Versorgung tragen einige fettreiche Lebensmittel wie Hering, Makrele, Lachs, Thunfisch, Leber, Hühnerei und Margarine (mit Vitamin D angereichert) sowie auch Pilze bei.« Und auch: »Eine Menge von 5 µg (200 I.E.) Vitamin D ist beispielsweise in 250 g Champignons enthalten. Eine wichtige Vitamin-D-Quelle ist auch Fisch: 100 g Thunfisch liefern 5 µg (200 I.E.), 100 g Hering sogar 23 µg (920 I.E.) des lebenswichtigen Vitamins.«

Diese Information könnte ja fast beruhigen. Mit ein wenig fettem Fisch, beispielsweise 100 Gramm Thunfisch oder mit 40 Gramm Lachs, ließe sich also diese Empfehlung zur täglichen Zufuhr abdecken! Wenn damit nicht sogleich gegen eine andere Empfehlung der DGE verstoßen würde! Denn die besagt, dass wir im Rahmen einer »gesunden Ernährung« lediglich »70 Gramm fetten Fisch pro Woche« konsumieren sollten. Fisch ist demnach keine akzeptable Lösung zur Erreichung der DGE-Vorgaben … Welche weiteren Vitamin-D-Quellen blieben? Täglich 150 bis 300 Gramm von den allzeit erlaubten Pilzen? Oder etwa doch fetten Käse, Eier, Butter, Sahne und Leber? Auch das kann aber von der DGE nicht gemeint sein, denn in diesen Lebensmitteln sind ja die ganz bösen tierischen Fette und das Cholesterin versteckt, die man möglichst allesamt meiden sollte. Selbst wenn Sie sich für eines dieser tierischen Lebensmittel als Vitamin-D-Quellen entscheiden, hieße das 1½ Kilogramm Sahnejoghurt, 4 Liter Milch, fast 2 Kilogramm Leber, ½ Liter Sahne, 400 Gramm Butter oder 400 Gramm Käse … Und das jeden Tag, wohlgemerkt!

Lebensmittel	Vitamin D pro 100 g	… und pro verzehrsüblicher Portion
Lebertran	ca. 12.000 I.E./100 g	ca. 1.800 I.E./15 g
Shiitakepilze (getrocknet)	ca. 1.600 I.E./100 g	ca. 400 I.E./25 g
Hering	ca. 1.000 I.E./100 g	ca. 1.500 I.E./150 g
Sardinen	ca. 450 I.E./100 g	ca. 675 I.E./150 g
Lachs (wild, frisch)	ca. 800 I.E./100 g	ca. 1.200 I.E./150 g
Lachs (gezüchtet, frisch)	ca. 200 I.E./100 g	ca. 300 I.E./150 g
Steinpilze (frisch)	ca. 120 I.E./100 g	ca. 240 I.E./200 g
Schmelzkäse (45 % Fett i.Tr.)	ca. 120 I.E./100 g	ca. 36 I.E./30 g
Eier	ca. 120 I.E./100 g	ca. 72 I.E./60 g
Shiitakepilze (frisch)	ca. 100 I.E./100 g	ca. 150 I.E./150 g
Champignons	ca. 80 I.E./100 g	ca. 120 I.E./150 g
Gouda (45 % Fett i. Tr.)	ca. 50 I.E./100 g	ca. 15 I.E./30 g
Butter	ca. 50 I.E./100 g	ca. 15 I.E./20 g
Sahne (30 % Fett)	ca. 40 I.E./100 g	ca. 6 I.E./15 g
Kalbsleber	ca. 10 I.E./100 g	ca. 13 I.E./125 g
Vollmilch	ca. 5 I.E./100 g	ca. 8 I.E./150 ml
Angereicherte Lebensmittel (USA)		
Margarine	ca. 190 I.E./100 g	ca. 38 I.E./20 g
Vollmilch	ca. 45 I.E./100 g	ca. 68 I.E./150 ml
Orangensaft	ca. 45 I.E./100 g	ca. 90 I.E./200 ml
Frühstückscerealien	ca. 45 I.E./100 g	ca. 23 I.E./50 g

Gehalt von Vitamin D in ausgewählten Nahrungsmitteln. Die Angaben zu den Vitamin-D-Gehalten von Nahrungsmitteln schwanken sehr stark von Nährwerttabelle zu Nährwerttabelle im internationalen Raum. Das begründet sich vor allem durch unterschiedliche Haltung, Fütterung, Herkunft, Sorten, Analytik etc.

Damit läge man aber weit über den von der DGE empfohlenen 30 Prozent Fett und den 300 Milligramm Nahrungscholesterin! Von den Kalorien ganz zu schweigen.

Hier stellt sich die Frage: Wann wird man seitens der DGE eigentlich handeln?

Mein Vorschlag: Man senkt die Zufuhrempfehlung auf 100 I. E., zeigt auf, mit welchen Nahrungsmitteln sich diese Werte erreichen lassen und gibt zu, dass damit das maximal Erreichbare in Sachen Ernährung getan ist. Mit dieser 100-I. E.-Empfehlung würden fast alle Erwachsenen die Vorgaben erreichen. Die Konsequenz wäre allerdings, dass man sich offen für Supplemente aussprechen müsste, zumindest im Winterhalbjahr. Ich fürchte aber, das wird nichts. Da würde sich die DGE gegen ihre zehn Gebote der gesunden Ernährung nahezu versündigen. Daher werden die Experten wohl eher alles beim Alten belassen und weiter klagen.

Wie aberwitzig, dieser Anspruch, ein natürliches Hormon, das schon seit Urzeiten nur über Sonnenlicht in ausreichenden Mengen dem Körper zur Verfügung gestellt werden kann, nun mit »vollwertiger Ernährung« abdecken zu wollen! Wie eklatant die »Ernährungsfalle« ist, zeigen die aktuellen Dosis-Findungsstudien.

Am Ernährungsinstitut der Universität von Cork in Irland haben Kevin Cashman und Mitarbeiter zwei doppelblinde, placebokontrollierte Dosis-Findungsstudien durchgeführt, und zwar mit Dosierungen, die auch mit extremer Ernährung noch erreicht werden könnten.[06] Eine Studie untersuchte Probanden im Alter von 20 bis 40 Jahren, und die zweite beschränkte sich auf über 64-Jährige. Die Probanden wurden jeweils in vier Gruppen unterteilt. Dann gab man den Teilnehmern über einen Zeitraum von 22 Wochen im Winterhalbjahr entweder ein Placebo oder jeweils 200 I. E., 400 I. E. und 600 I. E. täglich in Form eines Supplementes. Anhand der jeweils erzielten 25D-Blutkonzentration konnten die Forscher eine Dosis-Wirkungskurve erstellen. Daraus rechneten sie die Dosierungen hoch, die zum Erreichen bestimmter Schwellenwerte im Blut nötig wären.

Das Ergebnis ist ernüchternd: Um bei 97,5 Prozent der Teilnehmer wenigstens einen Blutwert von 10 ng/ml zu erzielen, muss man im Mittel 348 I. E. bei den 20- bis 40-Jährigen und 344 I. E. bei den Älteren geben! Das ist die Grenze zur klinisch feststellbaren Knochenerweichung! Man sah tatsächlich auch im Winter noch einen Unterschied, ob die Probanden im Sommer viel oder wenig Sonne getankt hatten. Wenn sie mit einigermaßen gefüllten Speichern ins Winterhalbjahr gingen, waren »nur« 288 I. E. nötig, um die definitive Mangelschwelle von 10 ng/ml 25D im Blut zu überwinden. Wer sich im Sommer nur gelegentlich in der Sonne aufgehalten hatte, benötigte 352 I. E., und wer die Sonne ganz gemieden hatte, war auf 492 I. E. pro Tag angewiesen. Bei den älteren Teilnehmern lagen die Werte in ganz ähnlichen Bereichen. Aber 10 ng/ml – dahin wollen wir doch nicht! Wir wollen gesundheitsförderliche Blutwerte! Diese Studienergebnisse zeigen, dass wir chancenlos sind, selbst eine Minimalversorgung an Vitamin D über unsere übliche Ernährung zu erreichen.

Gottlob lieferten Kevin Cashman und Mitarbeiter auch exakte Werte für höhere Blutspiegel. Um wenigstens 90 Prozent der Teilnehmer auf einen Wert über 20 ng/ml zu bringen, benötigte man 1.044 I. E. bei den jüngeren und 740 I. E. bei den älteren. Aber um so gut wie alle Teilnehmer, das heißt exakt 97,5 Prozent von ihnen, mit Sicherheit über diesen Blutspiegel von 20 ng/ml zu bekommen, benötigte man eine mittlere Zufuhr von 1.240 I. E. bei den jüngeren und 980 I. E. bei den älteren.

Auch mit diesem Blutspiegel können wir uns aber nicht zufrieden geben! Wenn man unsere Mindestforderung, das heißt eine 25D-Blutkonzentration von mindestens 30 ng/ml, für alle Teilnehmer erfüllen wollte, hätte man 1.760 I. E. bei den jüngeren und 1.550 bei den älteren benötigt. Jetzt sind wir schon bei um das Achtfache höheren Dosierungen, als es die Empfehlungen vorgeben.

Für Menschen über 65 Jahre werden von der DGE 400 I. E. pro Tag empfohlen. Je älter die Menschen sind, desto weniger sind sie mobil und desto weniger verlassen sie ihre Wohnung und desto weniger setzen sie sich normalerweise der Sonne aus. Hinzu kommt, dass die ältere Haut weniger Vitamin D produziert. Das sieht man auch bei dieser Fachgesellschaft so. Sie liefert deshalb auch folgenden Rat: »Auch halten sich viele ältere Menschen nur selten im Freien auf. In den Wintermonaten reicht die Strahlung der Sonne nicht aus, entsprechende Vitamin-D-Mengen zu bilden. Daher ist hier besonderer Wert auf regelmäßige Spaziergänge und die Ernährung zu legen.«[07] Ach was?! Im Winter reicht die Sonne nicht aus für die Vitamin-D-Bildung – und deshalb soll man dann regelmäßig spazieren gehen!

Hat man sich einmal überlegt, wie unsere Senioren mit »gesunder Ernährung« 400 I. E. erreichen können? Wenn alle das versuchten, wären die Meere bald fischfreies Gebiet. Und was brächten unseren Senioren diese großzügigen 400 I. E. für den Vitamin-D-Status? Nichts, wie wir vorhin geklärt haben. Anders ausgedrückt: Haben die Älteren einen niedrigen Vitamin-D-Spiegel, so wird der mit einer 400-I. E.-Dosis nicht viel besser – jedenfalls erreicht man sicher nicht die erstrebenswerte »schützende« Mindestschwelle von 30 ng/ml. Nur wenn sie einen Sommer lang viel Sonne getankt hätten, sänke der Vitamin-D-Spiegel mit dieser Dosis nicht so schnell – zumindest, wenn es keine Riesen sind und vor allem, wenn sie nicht allzu hohe Fettanteile mit sich herumschleppen. Denn je mehr Körpermasse und je mehr Fettspeicher im Körper, desto mehr von dem bisschen Vitamin D wird verbraucht oder weggesperrt!

Man könnte das alles unter dem Stichwort Komödie abhaken, wenn die Position der DGE nicht so weitreichende Folgen hätte. In Wirklichkeit handelt es sich nämlich um eine Tragikomödie. Tragikomödie bezeichnet bekanntlich ein Drama, in dem die Merkmale der Komödie wie auch der Tragödie eng miteinander verknüpft sind. Und das ist auch im Falle der DGE-Empfehlungen so, denn diese werden vom Bundesinstitut für Risikobewertung (BfR) direkt übernommen, und deren Empfehlungen sind quasi bindend für die Nahrungsmittelindustrie. In ihren neuesten Empfehlungen heißt es: »Aus Gründen des vorbeugenden Gesundheitsschutzes empfehlen wir die Festlegung der zulässigen Tageshöchstmenge in Nahrungsergänzungsmitteln für Kinder bis zehn Jahre, Jugendliche und Erwachsene (bis unter 65 Jahre) auf 5 µg (200 I.E.) sowie für ältere Personen (65 Jahre und älter) auf 10 µg (400 I.E.) und für angereicherte Lebensmittel wird gegebenenfalls eine begrenzte Erweiterung des Angebots, zum Beispiel in Speiseölen mit einer Höchstmenge von 20 µg/L unter Berücksichtigung der nationalen Verzehrsgewohnheiten und Veränderungen des Ernährungsverhaltens empfohlen.«[08]

Das heißt nichts anderes als dies: Obwohl die Versorgungslage für Vitamin D in Deutschland beklagenswert ist und von der DGE selbst beklagt wird, verhindert dieselbe Gesellschaft eine Verbesserung der Situation, indem die Möglichkeit einer Supplementierung über frei verkäufliche Nahrungsergänzungsmittel massiv beschnitten wird. Wenn Sie Ihr Vitamin D hoch dosieren wollen, müssen Sie sich daher ein Rezept beim Arzt besorgen oder apothekenpflichtige Monopräparate quasi packungsweise essen, was teuer und wenig praktikabel ist. Doch wenn der herkömmlich ausgebildete Arzt einen 25D-Wert von 22 ng/ml auf dem Laborbericht sieht, wird er keine Veranlassung sehen, Ihnen ein Rezept auszustellen. Schließlich sind Sie damit im Normalbereich und kein Fall für eine »Therapie«. Und indem das BfR die »tolerierbare höchste tägliche Zufuhrmenge« auf 2.000 I.E. beschränkt, verstärkt es noch die Problematik: Verständlicherweise ist es schwierig, mit Ärzten oder Medien zu diskutieren, wenn das Bundesinstitut für Risikobewertung mit einem ganzen Stab von »Experten« die Lage derart einschätzt.

Ich frage mich immer wieder, warum sich die DGE so verhält wie sie sich verhält. Vermutlich hat sie ein grundsätzliches Problem zuzugeben, dass mit ihrer »vollwertigen« Ernährung nicht alle als essenziell eingestuften Nährstoffe abgedeckt werden. Sie argumentiert ja immer noch: 200–400 I.E.

sind ausreichend – und starrt nur auf die Knochengesundheit. Stellt ein Vitamin-D-Forscher auch nur die Forderung auf, wir bräuchten alle wenigstens 1.000 oder besser noch 2.000 I. E. am Tag, wird reflexartig das Argument ausgepackt: Eine solch »hohe« Dosis sei giftig. Was natürlich absurd ist, da wir in 10 bis 20 Minuten täglicher Sonnenbestrahlung ganz natürlich und unschädlich mal eben die zehnfache Dosis in unserer Haut produzieren. Doch was nützen Proteste, wenn man bei den Fachgesellschaften offenbar die aktuelle wissenschaftliche Literatur ignoriert?

Im Grunde ist es schlichtweg unverantwortlich, dass sich die Fachgesellschaften immer noch gegen Supplementierung aussprechen. Da bleibt nur eine Hoffnung: Die Amerikaner werden sicherlich in nicht allzu ferner Zukunft ihre Zufuhrempfehlungen deutlich anheben (siehe Kapitel Vitamin-D-Updates 2011). Dann wird es noch die berühmten vier bis fünf Jahre dauern, bis unsere Fachgesellschaften dies als neueste Erkenntnis verkaufen und in gleicher Weise empfehlen. Hoffentlich!

Zum Glück: Es gibt noch Naturverbundene, die an die Urquelle denken. Sie geben das Motto aus, man möge doch einfach öfter ungeschützt an die Sonne gehen. Unfassbar! Die trauen sich was! Damit lösen sie regelmäßig einen Sturm der Entrüstung aus – schnell wird vermeintlich warnend die Hautkrebsflagge geschwenkt! Womit wir bei der nächsten Desinformation angelangt wären.

Die Hautkrebshysterie verdeckt eine Tatsache: Braune Haut schützt vor den Schäden durch die Sonne. Und Hautkrebs ist nicht gleich Hautkrebs. Die gefährlichste Variante macht nur einen Bruchteil der Fälle aus. Maßvolles Sonnen ohne Sonnenschutz bei Vermeidung einer Hautrötung ist die beste Lösung – und hilft durch gute Vitamin-D-Produktion, viele Erkrankungen zu vermeiden.

Unheilvolle Hautkrebshysterie

Kapitel für Kapitel habe ich aufgezeigt, wie wichtig das Vitamin D für zahlreiche Funktionen des Körpers ist. Gleichzeitig schreibe ich, dass die natürlichste Vitamin D-Quelle die Sonne ist. Wahrscheinlich wird Sie dabei zunehmend das Gefühl beschleichen, dass das keine ideale Lösung sein kann. Denn die Sonne macht doch krank!? Verursacht sie nicht den gefährlichen schwarzen Hautkrebs, der fast immer tödlich ist? Die Sonne meiden um gesund zu bleiben – so lautet doch die Devise gemeinhin! Was aber, wenn ich Ihnen folgende Aussage entgegenhalte: Eine gut gebräunte Haut ist der beste Schutz gegen den schwarzen Hautkrebs! Finden Sie diese Aussage absurd oder paradox? Nein, sie ist einfach nur (bio)logisch.[01] Sie widerspricht allerdings dem, was man Tag ein und Tag aus über Hautkrebs hört und liest. Ein solcher Umstand hat mich allerdings selten gestört. Für mich zählt bei Fachfragen allein die verfügbare Evidenz: die Beweislage durch die besten wissenschaftlichen Untersuchungen. Umso mehr habe ich mich auf die wissenschaftliche Originalliteratur gestürzt – und siehe da, es eröffnet sich eine wirklich spannende Geschichte. Das Ende dieser Story kann ich heute leider noch nicht erzählen, weil die Forschung hier noch einiges an Arbeit vor sich hat, aber in die Handlung einführen, das will ich gerne.

Die Krebsentstehung im Sinne der detaillierten Vorgänge, die sich in der Haut abspielen, möchte ich in diesem Kapitel außen vor lassen. Jedem, der sich genauer dafür interessiert, kann ich als deutschsprachige und laienverständliche Quelle das bereits mehrfach zitierte Buch von Michael Holick empfehlen, einem der weltweit führenden Fachleute auf diesem Gebiet. Stattdessen möchte ich Ihnen in diesem Kapitel in Kurzform den Zusammenhang zwischen Sonne, Vitamin D und Hautkrebs aus epidemiologischer Sicht vermitteln.

Beim Hautkrebs handelt es sich um eine Reihe unterschiedlicher Erkrankungen, bei denen nicht einer, sondern verschiedene Einflüsse zusammenkommen müssen, damit sie sich entwickeln. Hier gehen neben dem Alter und individuellen Anlagefaktoren zahlreiche Umweltfaktoren ein – die Sonne ist nur einer davon.[02]

Es ist primär das vermeintlich »harmlosere« UVA, welches die Schäden anrichten kann, weniger das kurzwelligere UVB.[03] Je mehr Melanin in der Haut vorhanden ist, je deutlicher also die Bräunung, desto geringer sind die bestrahlungsbedingten Schäden. Das Hautpigment Melanin wird in speziellen Hautzellen, den Melanozyten, gebildet. Melanin wandelt nahezu die gesamte Strahlungsenergie in harmlose Wärme um. Es verhindert dadurch die Bildung freier Radikale. Das sind besonders reaktionsfreudige Moleküle, die Zellschäden verursachen können. Damit wird es zum exzellenten Photoschutz – UV-Strahlen können erst gar nicht in tiefer gelegene Zellen eindringen und diese schädigen. Die Aktivierung des Melanins verläuft allerdings nicht bei allen Menschen gleich. Manche erreichen eine Bräunung erst, indem sie sich UV-Strahlen aussetzen. Andere werden schon mit ihr geboren. Übrigens besitzen Menschen mit brauner oder schwarzer Haut nicht mehr Melanin als Weiße. Ihres ist nur ständig aktiviert.

Das Melanom, der gefährliche und zu Recht gefürchtete schwarze Hautkrebs, kommt aufgrund der Schutzfunktion des aktivierten Melanins bei Menschen mit schwarzer beziehungsweise brauner Hautfarbe um ein Vielfaches seltener vor als bei Weißen (siehe Abbildungen auf den Seiten 142/143).

Die Bräunung ist eine der beiden Selbstschutzmaßnahmen der Haut vor sonnenbedingten Schäden – die Vitamin-D-Bildung ist die andere.

Beim Hautkrebs unterscheidet man prinzipiell zwei Arten: Den Melanom-Hautkrebs und den Nicht-Melanom-Hautkrebs. Sie haben unterschiedliche Ursachen, aber vor allem eine unterschiedliche gesundheitliche Bedeutung. Wenn man gemeinhin von Hautkrebs spricht oder schreibt, ist meist das maligne Melanom, der schwarze Hautkrebs, gemeint. Mit Melanom wird er bezeichnet, weil er in den Melanozyten entsteht. Dieser bösartige (maligne) Tumor der Pigmentzellen kann unkontrolliert wachsen, wuchern und in umliegende gesunde Gewebe vordringen. Sehr häufig streut er auch frühzeitig, sodass über diese Metastasen in Knochen, Gehirn und vielen Organen Tumore entstehen können. Der schwarze Hautkrebs stellt zwar nur zehn Prozent aller Hautkrebsarten, aber er ist für 85 Prozent aller durch Hautkrebs bedingten Todesfälle verantwortlich. Er ist also brandgefährlich! Allerdings sollte man diese dramatischen Zahlen auch relativieren. Nach Angaben der Deutschen Krebsgesellschaft (DKG) und des Deutschen Krebsforschungszentrums erkranken in Deutschland jährlich etwa 14.000 bis 15.000 Menschen am malignen Melanom. Etwas mehr als 2.000 sterben pro Jahr daran. Aber: Dies entspricht etwa einem Prozent aller Krebstodesfälle in Deutschland (siehe Abbildungen auf den Seiten 144/145). Das heißt, dass der bösartige schwarze Hautkrebs als Todesursache im Vergleich zu anderen Krebsarten selten ist. Im Vergleich zu den wesentlichsten Todesursachen – Herz-Kreislauf-Erkrankungen – ist er sogar extrem selten! Ich wiederhole das vorsichtshalber noch einmal: Das maligne Melanom ist eine seltene Todesursache! Das soll diese Krankheit nicht bagatellisieren, aber es ist wichtig zu wissen, wenn man den Rest der Geschichte einordnen will …

Wie verhält es sich mit der Gefährlichkeit von Nicht-Melanom-Hautkrebs? Diese, auch als weißer Hautkrebs bezeichnete Art kommt recht häufig vor, ist aber viel weniger bedrohlich als der schwarze. Genauer genommen unterscheidet man zwei Formen: das Basalzellkarzinom und das Plattenepithelkarzinom. Das Basalzellkarzinom tritt – wie der Name schon vermuten lässt – in den Basalzellen der oberen Hautschicht, der Epidermis, auf. Deshalb auch die Bezeichnung Basaliom. Es ist die häufigste Hautkrebsart. In Deutschland erkranken in jedem Jahr rund 100 von 100.000 Einwohnern daran, Männer und Frauen sind etwa gleich häufig betroffen. Es tritt üblicherweise im Gesicht, an den Ohren und am Handrücken auf. Basaliome zeigen sich oft als kleine Erhebungen mit glattem, perlmuttartigem Aussehen. Sie können wachsen und in umliegende Gewebe eindringen. Aber die entarteten Zellen streuen nur extrem selten, genauer gesagt bilden sie nur in 0,03 Prozent der Fälle Metastasen. Das Plattenepithelkarzinom, auch Spinaliom oder Stachelzellkarzinom genannt, tritt vor allem im Gesicht auf und zeigt sich häufig als feste rote Erhebung und fühlt sich trocken, juckend und schuppig an. Es ist der zweithäufigste Hauttumor. Nach Angaben der Deutschen Krebsgesellschaft (DKG) treten in Mitteleuropa jedes Jahr etwa 20 bis 30 Neuerkrankungen pro 100.000 Einwohner auf. Das Durchschnittsalter der Patienten liegt bei 70 Jahren, Männer sind häufiger betroffen als Frauen. Dieser Hautkrebs kann sich bei fehlender oder unzureichender Behandlung in die angrenzenden Lymphknoten oder sogar in andere Organe ausbreiten und Metastasen bilden. Nach Angaben der DKG geschieht dies allerdings nur sehr selten.

Bei den beiden weniger gefährlichen weißen Hautkrebsarten gilt als wichtigste Ursache eine übermäßige Sonnenbestrahlung. Sie kommt vor allem bei entsprechender erblicher Anlage und in Kombination mit einem hellen Hauttyp zum Tragen. Das Risiko für die Entwicklung eines Plattenepithelkarzinoms hängt entscheidend davon ab, wie häufig und wie lange man sich im Laufe seines ganzen Lebens einer starken Sonnenbestrahlung ausgesetzt hat. Man spricht hier vom UV-Lebenszeitkonto. Je höher der »Kontostand«, desto größer das Risiko. Besonders gefährdet sind Personen, bei denen das Immunsystem, etwa infolge bestimmter medikamentöser Therapien, geschwächt ist.

Um es noch einmal zu verdeutlichen: Sonnenbestrahlung erhöht dosisabhängig das Risiko für weißen Hautkrebs. Beide Arten dieser Erkrankung lassen sich relativ einfach erkennen und entsprechend frühzeitig behandeln. Beim Auftreten verdächtiger Hautveränderungen sollte man also unbedingt zeitnah den Hautarzt aufsuchen. Die Standardtherapie besteht in einer vollständigen Entfernung und bedarfsweise der Deckung der befallenen Hautpartien. Je früher beseitigt, desto besser die Chancen auf vollständige Heilung. Diese Hautkrebsarten spielen daher als Todesursache nur eine sehr untergeordnete Rolle.

Anders verhält es sich beim malignen Melanom. Obwohl die Fallzahlen über die letzten sieben Jahrzehnte weltweit kontinuierlich stiegen, ist es im Vergleich zum weißen Hautkrebs immer noch relativ selten. Der schwarze Hautkrebs tritt auffällig häufig an Körperstellen auf, die nicht oder selten der Sonne ausgesetzt sind. Die Ursachen des Melanoms sind bis heute nicht eindeutig geklärt. Eine erbliche Vorbelastung, helle, sonnenempfindliche Haut und Muttermale sind gravierende Risikofaktoren. Gelegentliche intensive Sonnenbestrahlung und vor allem Sonnenbrände steigern das Melanomrisiko. Überdosierung von UV-Strahlen auf zu wenig geschützter Haut kann die Umwandlung normaler Melanozyten in bösartige Zellen bewirken. Es ist inzwischen widerlegt, dass sich das erhöhte Risiko primär auf Sonnenbrände im Kindesalter bezieht: Auch im Erwachsenenalter ist aus den geschilderten Gründen vor jedem Sonnenbrand dringend zu warnen![04] Für den schwarzen Hautkrebs gilt das Gleiche wie für den weißen: Je früher entdeckt, desto aussichtsreicher die Therapie. Die wichtigsten Schutzmaßnahmen sind deshalb die Selbstkontrolle und die regelmäßige Vorsorgeuntersuchung beim Hautarzt. Gesetzlich Versicherte haben ab dem 35. Lebensjahr alle zwei Jahre Anspruch auf ein kostenloses Hautkrebs-Screening.

Sonnenbrand zu vermeiden ist seit geraumer Zeit das Thema unzähliger Anti-Hautkrebs-Kampagnen, beispielsweise einer Aktion der bayerischen Staatsministerien. Diese staatlichen Einrichtungen sind bekanntlich für die

Betreuung und den Schutz der Bürger zuständig und werden aus deren Steuergeldern finanziert. Sie erneuern Jahr für Jahr in Bayern die Kampagne »Sonne(n) mit Verstand – statt Sonnenbrand«.[05] Dort wird den Menschen eingetrichtert, die Mittagssonne unter allen Umständen zu meiden, einen Hut tief ins Gesicht zu ziehen, sich bis zur Halskrause zu bekleiden und alle freien Hautpartien mit Sonnenschutzmittel einzucremen. Klingt vernünftig, wobei in den Texten der Begriff Sonnenschutzmittel überproportional häufig vorkommt.[06]

Das Bayerische Staatsministerium für Umwelt und Gesundheit informiert auch noch zusätzlich zu dieser Kampagne auf seiner Website plakativ über Hautkrebs: »Meiden Sie den Aufenthalt in den Frühlings- und Sommermonaten zwischen 11 und 15 Uhr …« heißt es da ohne jede Differenzierung. Und am 28. Juli 2008 informiert der Minister persönlich in einer Pressemitteilung: »Kinder sollten durch geeignete Kleidung, Kopfbedeckung und Sonnenbrille geschützt werden. Die starke Mittagssonne ist zu meiden und für nicht bedeckte Körperstellen ist eine kindgerechte Sonnencreme mit hohem Schutzniveau zu verwenden … Gebräunte Haut ist kein Zeichen von Gesundheit. Im Gegenteil, die Bildung der braunen Farbpigmente ist Zeichen einer Schutzreaktion. Damit versucht sich die Haut gegen Schäden wie Krebsentstehung und vorzeitige Hautalterung zu wehren …«[07]

Richtig erkannt! Braune Haut schützt vor den Schäden der Sonne. Deshalb, so der Minister, solle man diese Bräunung lieber nicht anstreben! Interessante Logik. Und will er ansonsten sagen: Lieber kein Vitamin D produzieren und damit das Risiko für alle Zivilisationskrankheiten erhöhen? Hat der Herr Minister schon einmal etwas von der dramatischen Unterversorgung mit Vitamin D in Bayern gehört? Wie wäre es mit einer umfassenden Bestandsaufnahme und einer ausgewogenen, differenzierten Botschaft, wenn man den Auftrag der Bürger dafür erhalten hat?

Auf anderen Sonnenschutzseiten wird leider auch nicht besser informiert. Die Ignoranz des Vitamin-D-Themas ist nicht das einzige Manko. Ich suche bei diesen Sonnenschutzkampagnen bislang vergeblich einen Hinweis auf eine weitere wichtige Erkenntnis der Wissenschaft im Zusammenhang mit Hautkrebs: Das Melanom-Risiko ist erhöht, wenn man sich nicht regelmäßig der Sonnenbestrahlung aussetzt! Sie haben richtig gelesen: Sonnenbestrahlung per se erhöht nicht das Melanom-Risiko!

Verwirrend? Nein! Die Erklärung liegt im Detail, wie Sie gleich erfahren werden. Allerdings frage ich mich, ob Ministerialbeamte die wissenschaftliche Datenlage nicht prüfen müssen, bevor sie ihre Bürger »informieren«? Wie so oft ist es auch bei diesen offiziellen Empfehlungen so: Ein wenig in der wissenschaftlichen Originalliteratur recherchieren und es kommt ganz schnell ans Licht, was von diesen besorgten Verbraucherberatern unterschlagen wird. Ist das Absicht oder Unvermögen? Oder gehen sie – ähnlich wie auch bei den leidigen Ernährungsempfehlungen – den geschickt und langfristig gesteuerten Marketingmaßnahmen der Sonnenschutz-Kosmetik-Industrie auf den Leim?

Das Phänomen des Melanomschutzes durch Sonnenexposition haben die Brüder Garland, die ich schon öfter zitiert habe, bereits vor langer Zeit beobachtet. Sie erforschten, dass Menschen, die im Freien arbeiten, eine geringere Melanomrate aufweisen als solche, die in Innenräumen tätig sind. Die Brüder untersuchten diese Zusammenhänge auch bei der US-Marine: Sie stellten fest, dass Menschen, die auf Flugzeugträgern unter Deck arbeiteten, ein höheres Melanomrisiko hatten als jene, die auf Deck ihren Dienst taten.

Inzwischen sind drei Metaanalysen von insgesamt 60 epidemiologischen Studien zur Frage des Sonneneinflusses auf das Melanomrisiko veröffentlicht worden. Sie bestätigen übereinstimmend diesen Zusammenhang: Regelmäßige Sonnenbestrahlung durch Aufenthalt im Freien, beispielsweise berufsbedingt, durch Sport oder Gartenarbeit, erhöht das Melanomrisiko nicht, sondern senkt es sogar.[08] Passend dazu: Verschiedene Untersuchungen lassen den Schluss zu, dass die Verwendung von Sonnenschutzmitteln das Melanom-Risiko erhöht.[09] Das bezieht sich vor allem auf solche Zubereitungen, die UVB blocken, aber UVA durchlassen. Das ist der Super-GAU: Eincremen »gegen« die Gefahren der Sonne, damit man länger am Strand und in den Bergen braten kann, wobei die gewebsschädigenden Wirkungen des UVA voll zum Tragen kommen. Gleichzeitig wird über die UVB-Blockung aber die wertvolle Synthese von Vitamin D unterbunden, das die Haut offensichtlich direkt vor der Melanomentwicklung schützen würde.[10,11] Zur Bedeutung von Sonnenschutzmitteln gibt es einen Expertenstreit: Es ist bei weitem noch nicht geklärt, welche Rezeptur eher nützt als schadet.

Nach den vorliegenden Erkenntnissen senkt eine regelmäßige, aber maßvolle Sonnenbestrahlung sogar die Überlebenswahrscheinlichkeit von Patienten, die bereits an einem malignen Melanom erkrankt sind![12] Selbst hier entfaltet das Vitamin D noch sein Potenzial. Die heute vorliegenden Daten lassen kaum einen Zweifel: Die eigentliche Problematik liegt in der gelegentlichen, aber dafür sehr intensiven Sonnenbestrahlung – raus aus dem Büro, rein ins Wochenende oder gleich in den Kenia-Urlaub. Weiße, ungeschützte, unvorbereitete Haut plötzlich starker UV-Strahlung auszusetzen lässt das Melanomrisiko genauso ansteigen wie die klassischen Sonnenbrände. Dieser Umstand ist auch biologisch plausibel: Bleiche Haut ist gleichbedeutend mit mangelnder Vitamin-D-Synthese im Vorfeld. Wenn sich weißhäutige Menschen einer intensiven Sonnenbestrahlung aussetzen haben sie keinerlei Pigmentschutz. Die UV-Strahlen können in tiefe Hautschichten eindringen und dort die Erbinformationen der melaninproduzierenden Zellen verändern. Diese Zellen sind auch unfähig zum programmierten Zelltod, sodass eine Vervielfältigung der entarteten Zelle droht. Und in weißer Haut fehlt das Vitamin D, um zu Hilfe zu kommen!

Wenn sich durch eine kontinuierliche Sonnenbestrahlung die Haut hingegen stark pigmentiert und verdickt, können die UV-Strahlen die oberen Hautschichten kaum durchdringen und keinen Schaden an der DNA in den Melanozyten anrichten. Warum vergisst man immer wieder die einfache Erkenntnis, dass braune beziehungsweise bereits gebräunte Haut den besten Schutz gegen den schwarzen Hautkrebs bietet?

An dieser Stelle ein kleiner Einschub: Bei Rauchern ist die Alterung und Verdickung der Haut die plausibelste Erklärung dafür, warum das Melanomrisiko[13] umso mehr sinkt, je stärker man raucht! Zahlreiche Studien ergeben einen starken linearen Zusammenhang: Mit steigender Lungenkrebshäufigkeit sinkt das Melanomrisiko. Das Inhalieren von Zigarettenrauch führt zu ähnlichen Alterungsprozessen in der Haut wie eine chronische Sonnenbestrahlung. Damit erklärt sich wahrscheinlich umgekehrt auch, dass beides, Rauchen wie exzessives Sonnenbaden, Risiken für vermehrten weißen Hautkrebs darstellen.

Zu dieser Relation passt auch die Beobachtung, dass Menschen, die einen weißen Hautkrebs entwickeln, seltener an einer zweiten Krebsform, vor allem seltener an Krebs der inneren Organe erkranken.[14] Erklärt wird dieses Phänomen durch einen besseren Vitamin-D-Status im Zuge der Sonnenbestrahlung, der sie vor den häufigsten Krebsarten schützen könnte.[15] Dieser Bezug findet sich nicht nur innerhalb einzelner Länder, sondern er konnte kürzlich auch in einer aufwändig durchgeführten internationalen Vergleichsstudie bestätigt werden.[16]

Von all dem erfahren die Bürger in den vielen Anti-Sonnen-Kampagnen kein Wort. Kein Hinweis auch darauf, was durch das ministerliche »Sonnen mit Verstand« an sonstigen Risiken heraufbeschworen wird. Kein Wort darüber, dass mit den angepriesenen »Schutzmaßnahmen« das Risiko für fast alle anderen Krebsarten merklich erhöht wird. Die Sonnenschutzfanatiker tun so, als gäbe es nur den Hautkrebs im Lande. Suchen uns Brust-, Darm-, Prostatakrebs und all die anderen Krebsformen nicht um ein Vielfaches häufiger heim? Stehen nicht diese als Todesursache ganz weit vorn? Natürlich – und von der Bedeutung einer ausreichenden Vitamin-D-Bildung für die Knochen- oder die Herz-Kreislauf-Gesundheit mal ganz abgesehen. Und das ist keine Kampagne wert?!

Auch wenn es verlockend ist, werde ich nicht versuchen, dieses Problem und das Hautkrebsthema hier noch umfassender zu diskutieren. Das benötigte ein eigenes Buch. Die Zusammenhänge sind komplex, kompliziert und überdies noch nicht hinreichend systematisch erforscht. In den medizinischen Fachpublikationen tobt ein heftiger Streit mit vielen bekannten Argumenten für Sonnenabstinenz.[17] Genauso gibt es überzeugende Argumente, die den etablierten Sonnenaktionismus als unverhältnismäßig und möglicherweise eher schädigend verurteilen.[18] Meine Absicht ist es, der bisherigen einseitigen Information und dem Schüren der Sonnenhysterie ein Gegengewicht zu geben. Beim aktuellen Kampagnenstand ist es offenbar notwendig, die Leser darüber zu informieren, was sie üblicherweise von den eigentlich verantwortlichen Stellen nicht erfahren …

Meine Zeilen sollen ein Plädoyer dafür sein, sich dem Problem in Zukunft mit gesundem Menschenverstand zu nähern. Offensichtlich läuft es wieder einmal, wie so oft in der Biologie, auf eine Frage der Dosis hinaus, ob etwas gesund ist oder zum Gift wird.

Wie kann man nun die richtige Dosis Sonne finden? Diese Frage ist nicht ganz einfach zu beantworten! Im Anhang nach dem letzten Kapitel finden Sie in tabellarischer Form kompetente Dosisempfehlungen von Michael Holick, die in einem der renommiertesten Medizin-Fachjournale der Welt, dem New England Journal of Medicine, abgedruckt waren. Hier aber vorab schon die wesentlichen Aspekte: Wenn Sie ein rothaariger Typ mit Sommersprossen sind und so gut wie nie an der Sonne weilen, sollten Sie sich die meisten Gedanken machen. Wenn Sie sich an einem Juli-Wochenende endlich einmal weitgehend entblößt auf der Wiese räkeln wollen, reichen wahrscheinlich schon 15 Minuten, um ihre Haut stark zu röten. Das wäre bereits eine Überdosis! Jede Rötung sollte vermieden werden.

Im Prinzip gilt für alle: Nach einem langen Winter müssen Sie sich vorsichtig herantasten. Am sorgsamsten müssen die Weißhäutigen vorgehen: Am ersten Tag nur ein paar Minuten Sonne – und zwar ohne Sonnenschutzmittel – und dann ab in den Schatten. Am zweiten Tag eine oder zwei Minuten mehr – natürlich wieder ungeschützt, damit sich die Pigmente aufbauen können. Am nächsten Tag noch ein wenig länger und so weiter. Falls Sie länger in der Sonne bleiben wollen, müssen sie nach den ersten ungeschützten Minuten selbstverständlich eine Sonnencreme mit hohem Lichtschutzfaktor auftragen. Selbst wenn Sie über Mittag sehr lange im Schatten liegen, vor allem am Meer unter dem Sonnenschirm, dann müssen Sie sich dennoch mit einem mittelstarken Sonnenschutz eincremen: Über die Reflexion können hier mehr UV-Strahlen als gewünscht auf den Körper treffen. Nach der ersten feinen Tönung der Haut darf man noch etwas länger und nach erfolgter

Bräunung muss man sogar etwas länger ungeschützt in die Sonne. Denn dann sind 15 Minuten keine Überdosierung. Vielmehr muss man sich daran erinnern: Je brauner die Haut, desto weniger Vitamin D wird aufgebaut. Bei Weißen ist nach etwa 20 Minuten das Maximum an Vitamin-D-Bildung in der Haut erreicht. Bei Menschen mit gebräunter oder von Natur aus dunkler Haut dauert es deutlich länger.

Besonders langes Sonnen bewirkt keinen besseren Vitamin-D-Status, da das »übermäßig« entstehende Vitamin D in der Haut und in den kleinen Blutgefäßen sofort abgebaut wird. So wird der Körper bei starker UVB-Bestrahlung vor einer Vitamin-D-Vergiftung geschützt. Gleichzeitig wird mit der längeren Bestrahlung aber wiederum die Hautalterung vorangetrieben und das Risiko für weißen Hautkrebs erhöht.

Das Sonnenbaden ist demnach ein zweischneidiges Schwert. Zu viel ist schlecht und zu wenig ist auch schlecht. Bedauerlicherweise wird das Thema aber seit Jahrzehnten von der Hautkrebsangst dominiert. Mit sinnvoller Aufklärung könnten die Zusammenhänge differenziert dargestellt werden. Leider geschieht das kaum. Die vorliegende Situation zeigt typisch, wie es Lobbys gelingt, Einfluss auf die öffentliche Hand zu nehmen. Auf der einen Seite agiert die Pharma- und Kosmetikindustrie, die möglichst viel »Sonnenschutz« auf unsere Körper bringen will – und zwar politisch geschickt und sehr erfolgreich. Ein beliebtes Instrument dafür ist die Gründung medizinischer Fachgremien, bestückt mit handverlesenen Experten mit klingenden Namen. Auf der anderen Seite bleibt die Solariumslobby auch nicht untätig und preist die Unbedenklichkeit des jugendlich fitten Brauns auf gebürtigen Bleichgesichtern an. Immerhin: Künstliche Sonnen wären im Winterhalbjahr eine mögliche Alternative, wenn sie denn – und das ist derzeit leider so gut wie nie der Fall – mit einem vergleichsweise hohen UVB-Anteil ausgestattet wären und die Besonnungszeiten kurz gehalten würden.

Zum Schluss möchte ich noch von einer neuen These berichten, der einzigen, die alle bislang gestellten Fragen und ungeklärten Rätsel verbinden kann – so sie denn stimmt. Bislang ist nicht begreifbar, warum das maligne Melanom vor allem an Körperstellen auftritt, die selten der Sonne ausgesetzt sind, wieso trotz vermehrter Sonnenschutzmaßnahmen die Melanomrate steigt und wie es dazu kommt, dass Menschen, die im Freien arbeiten nicht oder viel seltener davon betroffen sind. Die Antwort: Es sind unsere Fenster![19] Fensterglas lässt UVA zu einem großen Teil ungefiltert passieren, nicht aber das UVB! Seit etwa 70 Jahren steigt die Melanomrate in der gesamten industrialisierten Welt kontinuierlich an. Etwa dreißig Jahre zuvor lief die industrielle Revolution ab. Seitdem verbringen die Menschen immer mehr Zeit in Innenräumen. Früher war es da recht dunkel. Was lag näher, als mit neuer Technik die Fenster zu vergrößern. Diese wuchsen und wuchsen, und inzwischen werden Bürogebäude und andere behördliche oder kommerzielle Einrichtungen als klimatisierte Glaskästen aufgestellt, Gewächshäusern gleich. Die Menschen sitzen den ganzen Tag mehr oder weniger direkt hinter gläsernen Wänden. Zu Mittag gehen sie in die Kantine und am Abend dann ins Fitnessstudio oder aber direkt vor den Fernseher. Wenn sie sich nicht im Büro oder im Eigenheim aufhalten, kurven sie mit ihren Limousinen oder in Bus und Bahn direkt hinter Glasscheiben um die Welt. Und wenn sich Büroangestellte ans Tageslicht begeben, dann züchtig bekleidet. Da bleibt kaum eine Chance zur Vitamin-D-Bildung. Nur krebsförderndes UVA strahlt den ganzen Tag auf ihre ungeschützte Haut.

Die meisten Menschen verrichten zwar überwiegend angezogen ihre Arbeit, aber hinter den Glaswänden wird es oft warm. Die Männer entledigen sich des Sakkos. Die Hosen bleiben an. Durch ein dünnes Hemd dringt aber durchaus UVA. Das Melanom tritt bei Männern am häufigsten rings um den Oberkörper auf – selten an den Beinen. Bei Frauen findet sich dagegen eine merkliche Häufung des Melanoms an den Beinen. Frauen tragen bekanntlich oft Röcke im Büro, und ihre dünnen Strümpfe halten gar kein UVA ab. Selten tragen sie aber so dünne Hemden wie die Männer. Das maligne Melanom tritt kaum an Händen und im Gesicht auf, obwohl diese Körperteile am häufigsten der Sonne ausgesetzt sind. Hände und Gesicht sind aber auch die Körperflächen, die am ehesten mithilfe von UVB in der Hautschicht Vitamin D aufbauen können. Wenn sich durch die Bestrahlung am Tageslicht tatsächlich Melanomzellen bildeten, würden diese gleich auch noch Vitamin D aufnehmen, und das stoppte potenziell entweder die Krebsentstehung oder vermittelte den programmierten Zelltod. Der Rest des Körpers ist am Tage meist so bekleidet, dass kein oder wenig UVB hindurchdringt und sich deshalb kein Vitamin D bilden kann. Man geht mit Vitamin-D-Mangel ins Büro und setzt sich wieder der UVA-Bestrahlung aus. Hände und Gesicht sind noch geschützt, der Rest des Körpers aber für UVA empfindlich.

Diese spannende These ist in der Originalarbeit natürlich noch viel detaillierter dargelegt und mit zahlreichen Studien unterfüttert. Mehr Details würden den Rahmen dieses Buches sprengen. Besonders bemerkenswert ist aus meiner Sicht, dass es ausgerechnet Strahlenschutzexperten in den USA waren, die sie verfasst haben – angestellte Wissenschaftler der FDA (Food and Drug Administration), einer US-Verbraucherschutzbehörde. Und diese werden ihrer Arbeit selbst hinter großen Glasscheiben nachgehen müssen. Unbeantwortet bleibt in dieser Facharbeit allerdings eine durch sie brennend gewordene Frage: Ist es gleichgültig, ob Vitamin D oral zugeführt wird oder ob gerade für den Hautschutz doch die Sonnenstrahlen unersetzlich sind?

Weltweiter Vergleich der Inzidenz und Mortalität am malignen Melanom bei Männern und Frauen im Jahr 2000 (Weltstandard)

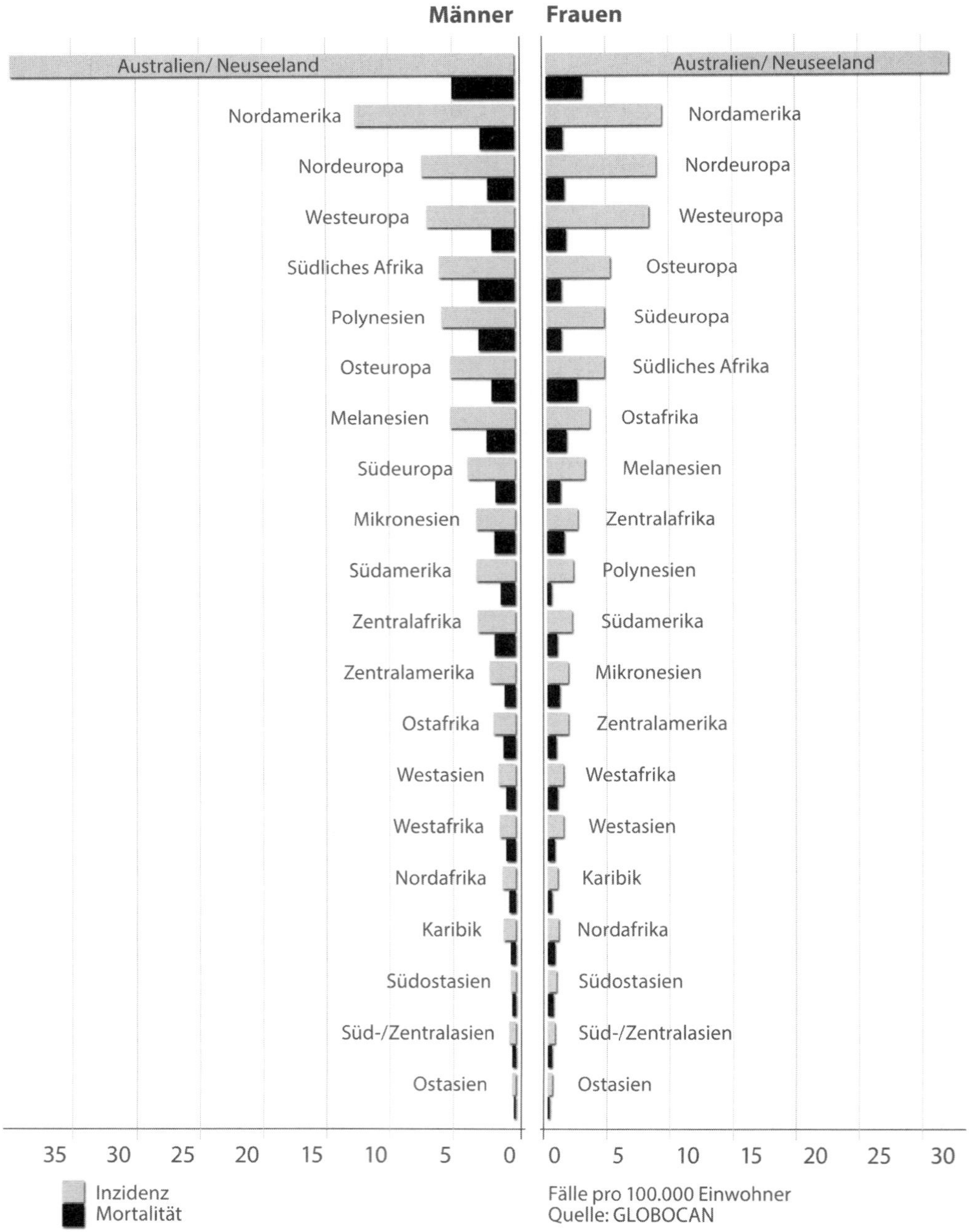

Fälle pro 100.000 Einwohner
Quelle: GLOBOCAN

Europaweiter Vergleich der Inzidenz und Mortalität am malignen Melanom bei Männern und Frauen im Jahr 1998 (Europastandard)

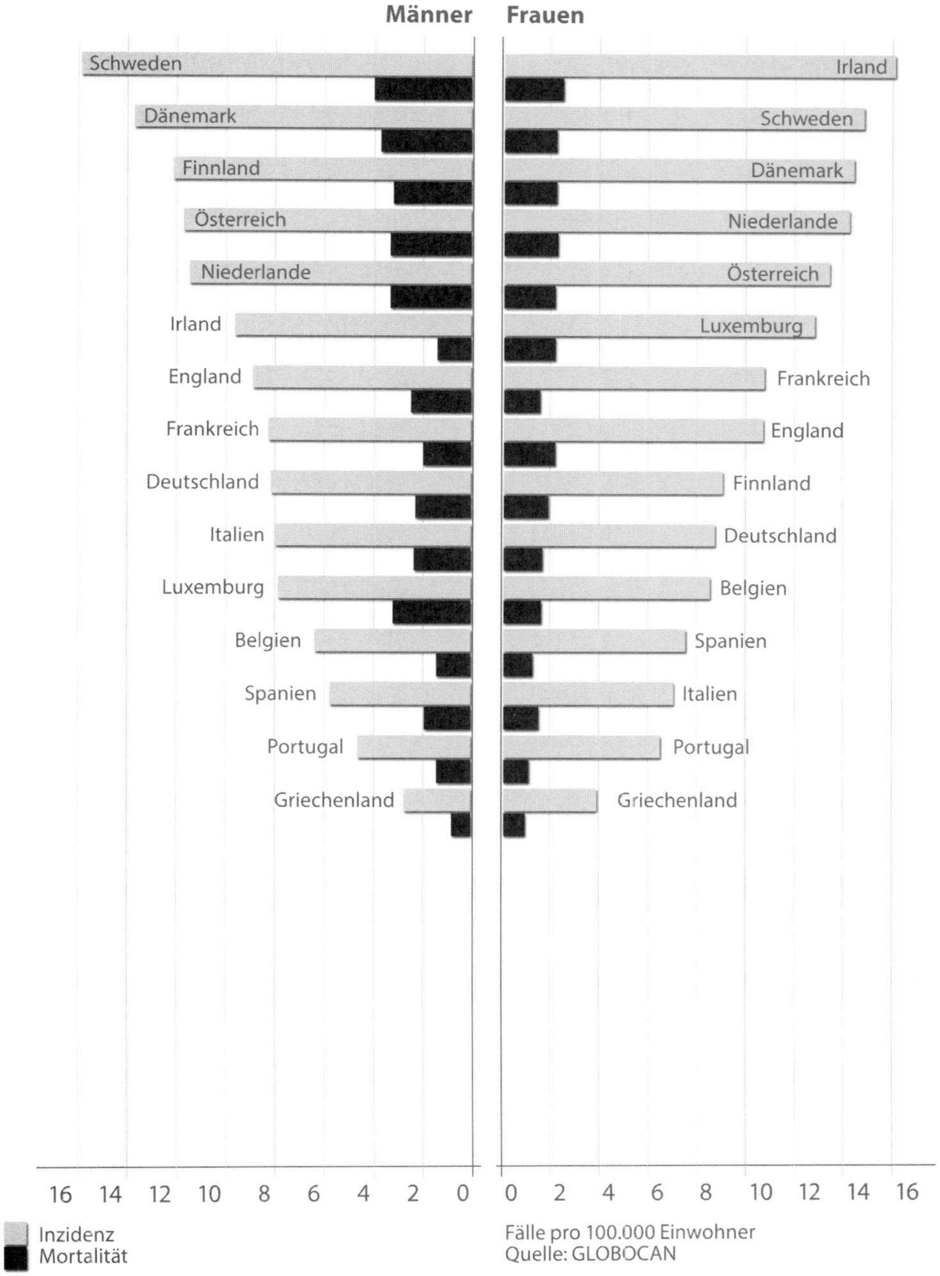

Fälle pro 100.000 Einwohner
Quelle: GLOBOCAN

Prozentualer Anteil ausgewählter Tumorlokalisationen an allen Krebsneuerkrankungen ohne nichtmelanotischem Hautkrebs in Deutschland 2004

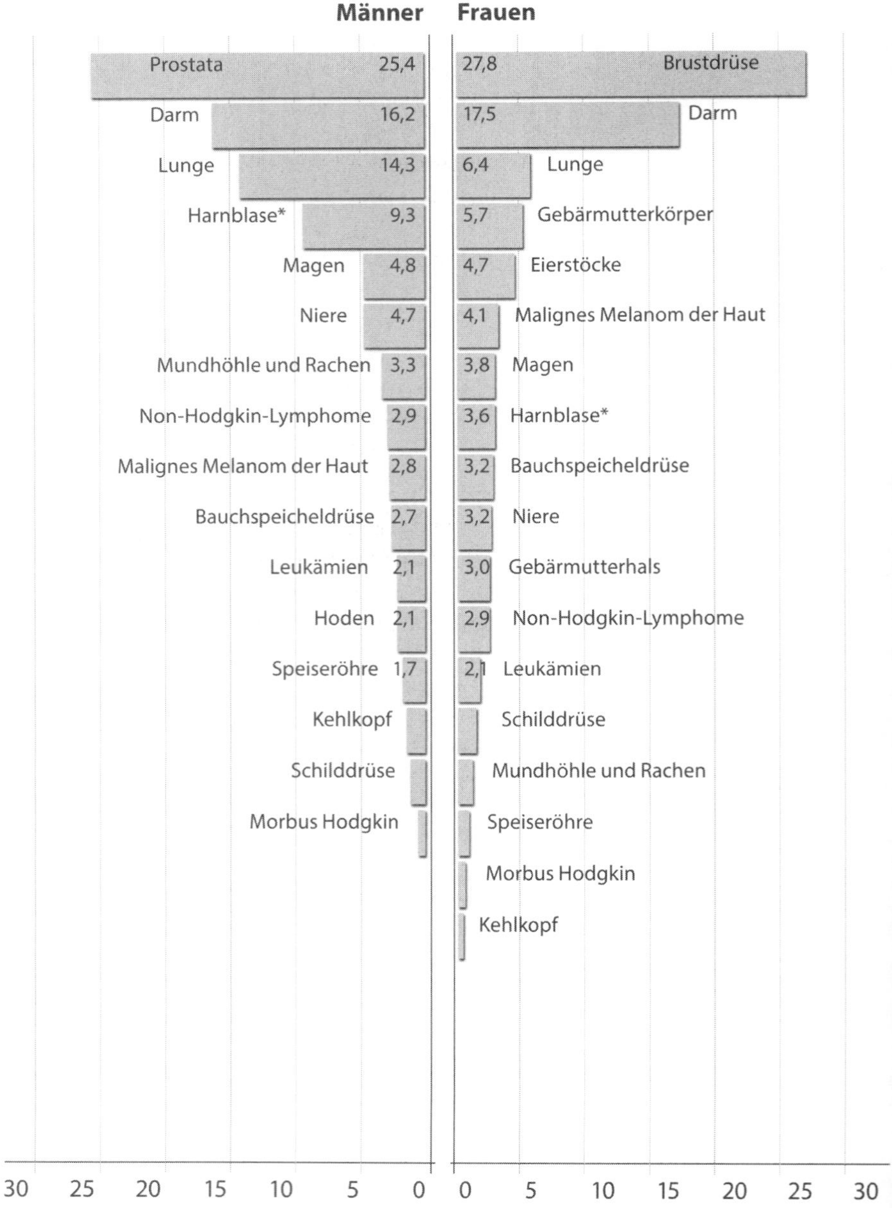

* einschließlich bösartiger Neubildungen in situ und Neubildungen unsicheren Verhaltens

Quelle: Schätzung der Dachdokumentation Krebs im Robert Koch-Institut

Prozentualer Anteil ausgewählter Tumorlokalisationen an allen Krebssterbefällen in Deutschland 2004

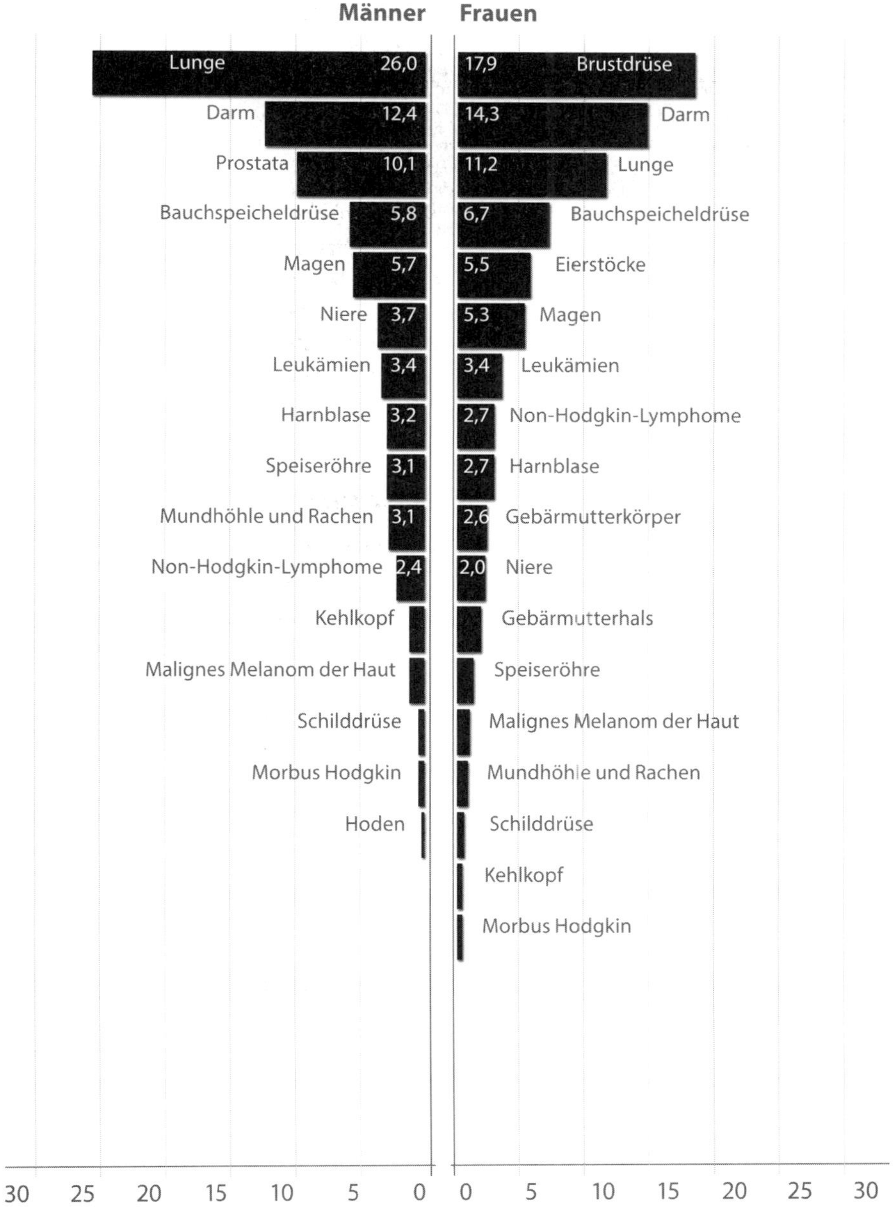

Quelle: Amtliche Todesursachenstatistik, Statistisches Bundesamt, Wiesbaden

Ist das Solarium eine Alternative zur »echten« Sonne? Sind Sonnenschutzmittel immer notwendig? Die Interessenvertreter von Kosmetikindustrie und Sonnenstudiobetreibern, aber auch öffentliche Stellen tragen nicht zur Klärung bei. Auch wenn die Wissenschaft noch kein letztes Urteil über die »künstliche Sonne« gesprochen hat, wird deutlich: Der sinnvolle Einsatz von Solarien kann im Winterhalbjahr den Vitamin-D-Status verbessern.

Künstliche Sonnen

Die Sonne ist kostenlos. Und auch ihre Strahlen sind nicht verkäuflich. Für sie gibt es deshalb auch keine Lobby. Erst als der Mensch lernte, dass sich UVA und UVB auch künstlich herstellen lassen und man damit Bräune – und auch Vitamin D – produzieren kann, entstand ein kommerzielles Interesse an den Strahlen. Die einen wollen sie als Kosmetikum vermarkten, die anderen wollen sie als Gesundheitsrisiko verhindern. Inzwischen tobt weltweit ein Kampf der Solariumlobbys gegen die Pharma- und Kosmetiklobbys. Bräunung gegen Lichtschutzfaktoren. Vitamin D spielt in der geführten Debatte kaum eine Rolle – bis jetzt jedenfalls nicht für die Öffentlichkeit. Im Rennen um die Wahrnehmung der Bevölkerung führt derzeit die Pharmalobby. Sie geht geschickter vor: Ihr Argument, dass sie die Menschheit vor Schlimmem bewahren will, wirkt offenbar glaubwürdiger. »Gesundheitsorientierte« Anti-Sonnen- und Anti-Solarien-Kampagnen eignen sich hervorragend als Betätigungsfeld für viele Menschen, diverse Stiftungen und manche Ärzteorganisationen. Und für die finanzielle Unterstützung ihrer Aktivitäten ist offenbar auch gesorgt. Zumal »neutrale« Organisationen auch gern gesehene Berater der Medien sind.

Im Jahr 2007 initiierte die US-Krebsgesellschaft (American Cancer Society) eine gigantische Anzeigenkampagne gegen Sonnen und Solarien und für einen Rundumsonnenschutz. Der Aufmacher war eine junge Frau, die um ihre tote Schwester trauerte. Das Foto der Schwester verzweifelt an die Brust gedrückt, prangte in großen Lettern »Meine Schwester brachte sich versehentlich um. Sie starb an Hautkrebs!« auf der Anzeige. Die Aktion verfehlte ihre Wirkung nicht. Sie löste größte Betroffenheit aus und förderte den Anti-Sonnen-Hype in den USA. Eine ähnliche Kampagne hatte im selben Jahr in Australien für eine regelrechte »Sonnen-Panik« gesorgt und sogar eine Reihe staatlicher Eingriffe bewirkt. Dieses Vorbild blieb nicht ohne Folgen. Es wurden in vielen europäischen Ländern, auch in Deutschland, Gesetze gefordert, diskutiert und vorbereitet, die die Verwendung von Solarien reglementieren oder für Jugendliche unter 18 Jahren sogar verbieten sollten.

Die US-Kampagne verlief dann aber doch nicht so reibungslos für die amerikanische Krebsgesellschaft. Die Öffentlichkeit erfuhr von einem Schwindel: Die Abgebildete war ein Model und die vermeintlich an Hautkrebs verstorbene Schwester eine Fiktion. Aber es kam noch schlimmer: Die New York Times und das Wall Street Journal deckten noch andere Hintergründe auf. Unter der Schlagzeile »Sun Shines On Funding of Cancer-Prevention Ad« (»Die Sonne scheint auf die Finanzierung der Anzeigen zur Krebs-Vorsorge«) enthüllten sie, dass die Kampagne von der Kosmetikindustrie finanziert wurde, genauer gesagt vom Sonnencremeproduzenten Neutrogena, einer Tochtergesellschaft des Kosmetikmultis Johnson & Johnson.[01]

In Deutschland bemühen sich gleichfalls verschiedene Institutionen und Organisationen um Aufklärung über die gesundheitliche Bedeutung beziehungsweise die Gefahren der natürlichen und der künstlichen Sonnenstrahlen. Naturgemäß überwiegend positiv ist die Darstellung durch Photomed, dem Berufsfachverband Solarien und Besonnung.[02] Er informiert regelmäßig über die verschiedensten Aspekte, darunter auch über gesundheitliche Fragen und stellt neue wissenschaftliche Studienergebnisse mit umfangreichen Literaturangaben vor. Auf der anderen Seite herrscht große Aktivität, um die Schädlichkeit der Sonne darzustellen und die Bedeutung des Sonnenschutzes in das Bewusstsein der Bevölkerung zu tragen – vor allem die Deutsche Krebshilfe und die Arbeitsgemeinschaft Dermatologische Prävention (ADP) e.V. arbeiten mit sehr publikumswirksamen Aktionen und Broschüren. Hier findet man auch noch im Jahr 2009 bemerkenswerte Tipps und Hinweise.[03] Zum Beispiel diesen: »UV-Strahlung wird vom Körper benötigt, um Vitamin D_3 zu bilden, das mit Phosphor und Calcium für Aufbau und Erhalt der Knochen sorgt. Dies ist allerdings auch die einzige, momentan bekannte positive Wirkung der UV-Strahlung …«.

In ihrer aktuellen Broschüre »Selbstverteidigung für Solariumgänger«, die kostenfrei von ihrer Website herunterzuladen ist, heißt es »...dem Menschen genügt bereits eine sehr geringe Dosis, um die notwendige Vitamin-D_3-Menge zu produzieren – 10 bis 15 Minuten Sonne pro Tag auf Gesicht und Hände, auch bei bewölktem Himmel, sind ausreichend ...« Literaturangaben, die diese eigenwilligen Positionen untermauern, sucht man vergebens. Stattdessen finden sich auf der Website[04] der Arbeitsgemeinschaft viele aufwendig produzierte Informationsträger, so auch Kurzfilme und Unterrichtsmaterialien für Schulen.

Fast wörtlich übernimmt die Stiftung Warentest die Verlautbarungen der ADP in ihrer Zeitschrift »test« (Heft 10/2007): »Gern wird damit geworben, dass das Solarium die Vitamin-D-Bildung ankurbelt und damit der Rachitis vorbeugt. Doch dieser Prozess wird durch das von Solarien abgegebene Strahlenspektrum meist nur unzureichend gefördert. Wer sich gesund ernährt und sich jeden Tag 20 Minuten an der frischen Luft bewegt, ist nach Einschätzung von Medizinern ausreichend vor Vitamin-D-Mangel geschützt.«[05] Auch hier findet man keine Hinweise auf die verwendete wissenschaftliche Literatur. Es ist schon spannend, dass man sich seitens dieser Stiftung genauestens mit dem Strahlenspektrum von Solarien auszukennen scheint, sich aber offenbar nie die Mühe gemacht hat, das Strahlenspektrum im Winter oder bei bewölktem Himmel zu analysieren.

Diese Aussagen, die ganz offensichtlich unsinnig oder falsch sind, legen die Frage nahe, wie es sich mit der Zuverlässigkeit der restlichen Informationen durch diese Organisationen verhält. Geht es um wissenschaftlich belegte Aufklärung oder um Propaganda? Dennoch: Ich werde mich hüten, in den Streit um das Thema Solarium aktiv einzugreifen und Stellung für eine Seite zu beziehen. Eine umfassende Bestandsaufnahme zum Thema Solarium würde den Rahmen dieses kurzen Buches über Vitamin D auch sprengen.

Grundsätzlich ist aber festzuhalten, dass sich die Strahlenwirkung der modernen »künstlichen Sonnen« nicht all zu sehr von der Wirkung der natürlichen Sonneneinstrahlung unterscheidet. Ihr Emissionsspektrum entspricht einem Mix aus UVA und UVB. Üblicherweise liegt der UVB-Anteil zwischen 0,7 und 2,5 Prozent. Entsprechend kann die UV-Bestrahlung in Sonnenbänken die Vitamin-D-Synthese anstoßen, je nach Typ mal mehr, mal weniger.

Die UV-Bestrahlungsstärke von Solarien mit UV-Fluoreszenzlampen (Niederdrucklampen) und/oder Halogen-Metalldampflampen (Hochdrucklampen) kann je nach Gerätetyp unterschiedlich ausfallen. Manche entsprechen der von Sonnenlicht, andere liegen darunter. Manche, vor allem älterere Modelle, liegen auch darüber. Inzwischen gibt es eine EU-Verordnung, nach der die Bestrahlungsstärke für neu produzierte Geräte nicht über der

der Mittagssonne am Äquator liegen darf – also rund 0,3 Watt pro Quadratmeter. Mit Solarien können, je nach Gerätetyp, die gleichen akuten und chronischen Schädigungen für die menschliche Gesundheit, aber eben auch positive Effekte erreicht werden. Die ständige Behauptung, im Solarium könne kein Vitamin D gebildet werden, ist schlichtweg unsinnig. Es gibt genügend kontrollierte Studien, die ganz eindeutig eine Vitamin-D-Bildung[06,07] belegen. Und es gibt keinen Zweifel, dass der sinnvolle Einsatz von Solarien dazu beitragen kann, den Vitamin-D-Status zu verbessern – was sich in unseren Breiten gerade im Winterhalbjahr anbieten würde.

»Sinnvoll« heißt in diesem Zusammenhang, dass Risiken und Nutzen abgewogen werden müssen. Dazu gehört, dass man genau wie beim normalen Sonnenbad, vorsichtig herangeht und Überdosierung vermeidet. Jede Rötung auch im Solarium ist bereits zu viel des Guten. Um sich richtig verhalten zu können, benötigt der Verbraucher eine individuelle und qualifizierte Beratung. Denn die Geräte unterscheiden sich deutlich je nach Lampentyp, Reflektor, Verglasung und weiteren Faktoren im UVA/UVB-Mix und in der Bestrahlungsstärke. Entsprechend muss die Bestrahlungsdauer im Solarium auf das Bestrahlungsziel und besonders auf den Hauttyp abgestimmt werden. Es ist deshalb begrüßenswert, dass sich der Fachverband für zertifizierte Sonnenstudios dafür stark macht, dass die umfangreichen Voraussetzungen hinsichtlich Technik, Hygiene und Beratungsstandards erfüllt werden müssen. Es ist ebenfalls zu begrüßen, dass nun europaweit Verordnungen zur maximalen Bestrahlungsstärke gelten, um eine übermäßige Belastung zu vermindern. In diesem Zusammenhang ist es aber sicherlich diskussionswürdig, ob es mehr Nutzen als Schaden bringt, dass in immer mehr Ländern der EU Jugendliche unter 18 Jahren nicht mehr ins Solarium dürfen. Bestimmt sind sie die primäre Risikogruppe, denn sie werden ob ihrer »jugendlichen Unvernunft« dazu geneigt sein, es mit der Bräunung zu übertreiben und damit ihre Gesundheit aufs Spiel zu setzen. Andererseits haben auch sie den weit verbreiteten Vitamin-D-Mangel, und richtig genutzte Solariumsaufenthalte könnten da gegensteuern.

Die grundsätzliche Frage, welcher gesundheitliche Nutzen und welche Risiken mit den künstlichen Sonnenstrahlen letztlich verbunden sind, lässt sich noch nicht erschöpfend beantworten. Die Ergebnisse der Untersuchungen sind sehr uneinheitlich und auch widersprüchlich ausgefallen. Entsprechend umstritten ist das Thema. Sicher ist, dass viele der bisherigen Studien vor methodischen Fehlern und Unzulänglichkeiten strotzen.[08] Allein deshalb schon ist eine endgültige Bewertung zum jetzigen Zeitpunkt unmöglich – und die Nutzung der Ergebnisse durch Interessengruppen damit wenig seriös.

Wenn Sie Ihren Vitamin-D-Status mit einem Gang ins Solarium verbessern wollen, achten Sie bei der Wahl Ihres Studios auf das Gütesiegel des Bundesamts für Strahlenschutz oder auf das Qualitätssiegel »Geprüftes Sonnenstudio« der Initiative Geprüftes Sonnenstudio. Diese Qualitätssiegel werden nur an Studios verliehen, die nachgewiesen haben, geschultes Personal zu beschäftigen, das in der Lage ist, Kunden ausführlich und korrekt zu beraten. Diese zertifizierten Studios haben ihre Kompetenz und Gesundheitsbewusstsein unter Beweis gestellt, sodass man sich ihnen am ehesten anvertrauen kann.

Zum Schluss sei noch daran erinnert, dass sich die Medizin in verschiedenen Bereichen die künstliche UV-Bestrahlung zu therapeutischen Zwecken zu Nutze macht. Das ist aber ein eigenes Thema.

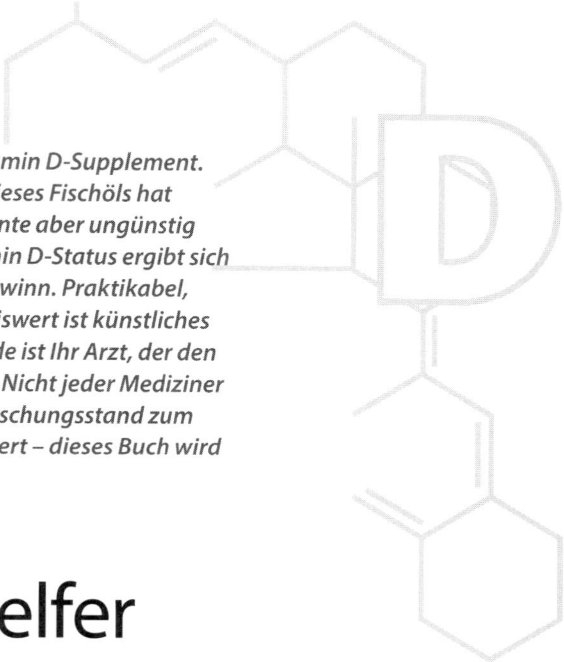

Lebertran – das erste Vitamin D-Supplement. Die Zusammensetzung dieses Fischöls hat sich im Laufe der Jahrzehnte aber ungünstig verändert – für den Vitamin D-Status ergibt sich daraus kaum noch ein Gewinn. Praktikabel, problemlos und dazu preiswert ist künstliches Vitamin D. Die letzte Hürde ist Ihr Arzt, der den 25D-Spiegel testen sollte: Nicht jeder Mediziner ist über den aktuellen Forschungsstand zum Thema Vitamin D informiert – dieses Buch wird ihm helfen.

Kleine Helfer

»Wie man von Doktor Langhals erfuhr, der Hausarzt bei Buddenbrooks war, hatte Hannos unzulänglicher Kräftezustand sowie die Blässe seiner Haut ihren triftigen Grund, und dieser bestand darin, dass der Organismus des Kleinen leider die so wichtigen roten Blutkörperchen in nicht genügender Anzahl produzierte. Diese Unzuträglichkeit zu steuern aber gab es ein Mittel, ein ganz vortreffliches Mittel, das Doktor Langhals in großen Mengen verordnete: Lebertran, guter, gelber, fetter, dickflüssiger Dorschlebertran, der aus einem Porzellanlöffel zweimal täglich zu nehmen war; und auf entschiedenen Befehl des Senators sorgte Ida Jungmann mit liebevoller Strenge dafür, dass dies pünktlich geschah. Anfangs zwar erbrach sich Hanno nach jedem Löffel, und sein Magen schien den guten Dorschlebertran nicht beherbergen zu können; aber er gewöhnte sich daran, und wenn man gleich nach dem Niederschlucken ein Stück Roggenbrot mit angehaltenem Atem im Munde zerkaute, so ward der Ekel ein wenig beruhigt.«

Mit diesen Worten schilderte Thomas Mann in seinem ersten Roman »Buddenbrooks« die bis in die 1950er-Jahre übliche Praxis, Lebertran als »Stärkungsmittel« bei Kinderkrankheiten und Unterernährung sowie als Medizin zur Verhütung und Therapie von Rachitis und »Schwindsucht« (Tbc) zu benutzen. Lebertran war das erste Vitamin-D-Supplement.

Es ist eine Art Fischöl und tatsächlich das Naturprodukt mit dem höchsten Vitamin-D-Gehalt. Allerdings enthält es auch Vitamin A, und das mehr als reichlich.

Das ist leider kein Vorteil. Im Gegenteil: Der Körper kann überschüssiges Vitamin A kaum abbauen. Es reichert sich in der Leber an und wirkt in zu hoher Dosis toxisch. Deshalb ist Leber auch die gehaltvollste Vitamin-A-Quelle in unserer Nahrung. Leberliebhaber, seid gewarnt: 100 Gramm Schweineleber enthalten etwa 140.000 I.E. Vitamin A. Ob Rind, Kalb, Pute oder Huhn – die Werte sind allesamt ähnlich hoch. Der eigentliche Bedarf liegt für Erwachsene aber nur bei etwa 2.600–3.300 I.E. pro Tag. Besonders reichhaltig ist die Leber des Eisbären und verschiedener Robbenarten. Sie ist damit pures Gift – und wird genau deshalb von den Inuit nicht gegessen. Vieles von dem, was die »Alten« vermitteln, ist eben auch richtig und gut. Erfahrungsheilkunde sozusagen.

Wenn Sie nur gelegentlich Leber essen, ist das vermutlich kein Problem. Denn solche hohen Einmaldosen gelten als unbedenklich. Doch regelmäßige größere Mengen, wie sie bei der täglichen Einnahme von heutigem Lebertran zustande kämen, können Symptome der Vergiftung hervorrufen: Mattigkeit, Kopfschmerzen, Haarausfall, Gewichtsverlust, Gelenkschmerzen, Knochenschmerzen, Schwellung der Fuß- und Handgelenke, Leber- und Milzvergrößerung, Ödeme der Unterschenkel, Blutungen, trockene und schuppige Haut sowie Störungen des Menstruationszyklus. Die Liste ist lang. Nach mehrjähriger Zufuhr sind nachweislich das Knochenbruchrisiko und sogar die Sterblichkeit erhöht.[01] Schon Tagesdosen ab 10.000 I.E. können bei Schwangeren zu Missbildungen des Fötus führen.

Moderne Lebertranpräparationen enthalten zwischen 4.000 und 10.000 I.E., in Einzelfällen sogar bis zu 30.000 I.E. Vitamin A pro Esslöffel, aber gleichzeitig nur etwa 400 bis 1.200 I.E. Vitamin D. Mit anderen Worten: mit Vitamin A würde man auf eine Vergiftung zusteuern, während der Vitamin D-Bedarf absolut unzureichend gedeckt wäre. Und damit nicht genug: Vitamin A ist in vielen Bereichen der Gegenspieler von Vitamin D – auch im Calciumhaushalt. Mehr A als D ist auch beim Thema Calcium sehr ungünstig.

Moderner Lebertran? Das Verhältnis von Vitamin A zu Vitamin D in diesem Fischöl hat sich im Laufe der letzten Jahrzehnte aus nicht vollständig nachvollziehbaren Gründen umgekehrt. In früheren Präparationen war deutlich mehr D als A enthalten, sodass Lebertran eine durchaus sinnvolle Vitamin-D-Quelle darstellte. Die Gründe für die Umkehrung liegen möglicherweise in Veränderungen der Nahrungskette der Fische oder in veränderten Aufbereitungsverfahren der Pharmaindustrie. Früher mag Lebertran mehr Vor- als Nachteile gehabt haben. Heute muss man seinen Einsatz sehr kritisch sehen.

Also lieber Finger weg vom Lebertran! Übrigens – in den als Arzneimittel zugelassenen gereinigten Fischölen, die zur Supplementierung von Omega-3-Fettsäuren eingenommen werden, sind vorsichtshalber beide Vitamine, A und D, wegen der möglichen negativen Nebenwirkungen bei unkontrolliertem Verbrauch weitgehend entfernt. Ob das für Vitamin D wirklich notwendig ist, könnte im Hinblick auf die neuesten Erkenntnisse auch einmal diskutiert werden. Für die Einnahme von Fischölkapseln bleibt in jedem Fall die Aussage, dass es kein Vergiftungsrisiko gibt.

Wenden wir uns wieder unserem eigentlichen Thema zu, dem offensichtlichen Vitamin-D-Mangel und dessen Konsequenzen. Die Karten liegen auf dem Tisch: Wir benötigen alle dringend mehr Vitamin D. Mit unseren heutigen Ernährungsgewohnheiten können wir kaum eine Steigerung erzielen. Lebensmittel künstlich mit Vitamin D zu versetzen, wie in den USA üblich, ist, ist bei uns nicht erlaubt – außer bei der Margarine – und von vielen auch gar nicht gewünscht. Lebertran war, wie erwähnt, einmal eine gute und natürliche Vitamin-D-Quelle. Leider könnte er uns heute mehr schaden als nutzen. Sonne und Solarium sind zweischneidige Schwerter – gute Vitamin-D-Quellen, aber gekoppelt mit einem schwer einschätzbaren Hautkrebsrisiko. Um auf Nummer Sicher zu gehen, bleibt nur eine einzige, bei korrekter Dosierung völlig risikofreie Option: Supplemente.

Mit diesen kleinen Helfern lässt sich der angestrebte Vitamin-D-Status einfach und dazu sehr preiswert erreichen. Als einziger Nachteil könnte sich herausstellen, dass diese Form der Vitamin-D-Zufuhr nicht effektiv vor Hautkrebs schützt. Den Krebsschutz erreichen die der Sonne ausgesetzten Hautzellen durch die Produktion einer sehr hohen Menge an Vitamin D vor Ort – vorrangig erst einmal für sich selbst. Es ist noch unklar, ob die Zufuhr über Supplemente vergleichbare Ergebnisse erzielt. Ich fürchte eher nicht. Außerdem gibt es kritische Stimmen, die zu bedenken geben, dass künstliche Vitamine generell nicht so effektiv wirken wie die natürliche Form. Diese Frage werden wir zumindest für Vitamin D vorläufig nicht beantworten können. Aber in der Zwischenzeit muss gehandelt werden.

Also doch Supplemente! Aus verschiedenen Dosis-Findungsstudien wissen wir ziemlich genau, wie viel Vitamin D wir zuführen müssen, um unser Ziel zu erreichen. Dabei gilt im Prinzip: Je niedriger der Ausgangswert des 25D-Spiegels im Blut, desto effektiver erhöht eine bestimmte Dosis an Vitamin D den Blutspiegel. Das ist physiologisch sehr sinnvoll, denn es gilt, so schnell wie irgend möglich diese Mangelsituation zu beheben. Im unteren Bereich des Vitamin-D-Status erhöhen beispielsweise 1.000 I. E., über drei bis vier Monate hinweg eingenommen, den Blutspiegel um etwa 10 ng/ml. Wenn wir also beispielsweise von einem niedrigen Blutwert von

10 ng/ml ausgehen und einen 25D-Spiegel von 40 ng/ml anstreben, müsste man einige Monate lang täglich etwa 3.000 I. E. einnehmen. Wenn 50 ng/ml das Ziel sind, dann müssten es etwa 4.000 I. E. pro Tag sein. So lange will man aber im Winterhalbjahr vermutlichlich nicht warten. Also ist es sinnvoll, mit wesentlich höheren Dosen einzusteigen.

Ist der Ausgangswert höher als die angenommenen 10 ng/ml oder wurde der Spiegel durch Supplemente bereits erhöht, ist mehr Vitamin D notwendig, um eine weitere beziehungsweise zusätzliche vergleichbare Steigerung des Blutspiegels zu erzielen. Auch das ist physiologisch erklärbar: In einer absoluten Mangelsituation versucht der Körper so viel wie irgend möglich zu bekommen und effektivst zu nutzen, um den Mangel zu beheben. Nähern sich die Werte dann dem optimalen Vitamin-D-Spiegel, ist eine schnelle Steigerung nicht mehr notwendig und der Körper verringert die Ausnutzung des angebotenen Vitamins, um nicht in den toxischen Bereich zu kommen. Für die Ermittlung der optimalen Supplementierungsdosis muss also sowohl der Ausgangsspiegel als auch der angestrebte Wert bedacht werden. Genauere Empfehlungen von einem der führenden Vitamin-D-Forscher, Michael Holick, finden Sie im nächsten Kapitel.

Holick hat berechnet, dass die erwachsene amerikanische Bevölkerung im Schnitt 3.000 I. E. pro Tag aufnehmen müsste, um bei 97 Prozent von ihnen den durchschnittlichen 25D-Spiegel auf Werte von über 35 ng/ml anzuheben. Die Zufuhr von 4.000 I. E. pro Tag über sechs Monate hinweg hat bei Kanadiern mittleren Alters einen 25D-Spiegel von 44 ng/ml erzielt: Außer einer »besseren Laune« fand man keinerlei Nebenwirkungen.[02]

Man kann also davon ausgehen, dass die Dosierungen um 4.000 I. E. immer noch relativ niedrig liegen, auch wenn sie 20-fach höher sind als der gegenwärtig angegebene »Bedarf«. Zum Vergleich noch mal der Hinweis: Ein kurzes Sonnenbad erzeugt wesentlich mehr Vitamin D als 4.000 I. E. 10 bis 20 Minuten in der Mittagssonne bei möglichst großflächig unbedeckter Haut liefern dem Körper im Optimalfall 20.000 I. E. Daher gilt selbst die dauerhafte Einnahme von 10.000 I. E. pro Tag noch als unbedenklich.[03]

Wenn Ihr Vitamin-D-Status nun tatsächlich zu niedrig und die Entscheidung für Supplemente gefallen ist, gilt es ein geeignetes Präparat auszusuchen.

Hier einige Beispiele für den deutschen Markt, wobei Sie unter 1.000 I. E. pro Tag nicht anzufangen brauchen:

- Rezeptfrei mit 400 beziehungsweise 500 I. E.: Vigantoletten 500 Tabl. (Merck Pharma GmbH) und Dekristol 400 Tabl. (Jenapharm GmbH & Co. KG)
- Rezeptfrei mit 1.000 I. E.: Vigantoletten 1000 Tabl. (Merck Pharma GmbH) und Vitamin D_3-Hevert Tabl. (Hevert-Arzneimittel GmbH & Co. KG)
- Rezeptpflichtig mit 1.000 I. E.: Dedrei Drg. (Opfermann Arzneimittel GmbH) und Ospur D_3 Tabl. (Sanofi -Synthelabo GmbH)
- Rezeptpflichtig mit 20.000 I. E.: Dekristol 20.000 Kps. (Jenapharm GmbH & Co. KG) und Vigantol Oel (20.000 I. E. pro ml = 30 Tr.)
- Rezeptpflichtig mit 50.000 I. E.: Vigantol 50.000 Ampullen (Merck Pharma GmbH)
- Rezeptpflichtig mit 100.000 I. E.: D_3-Vicotrat Injektion (Heyl Chem Pharm Fabrik GmbH & Co. KG)

Präparat	**Gehalt in µg (I. E.)**	**Rezeptpflicht**
D_3-Vicotrat Injektion	2.500 (100.000)	ja
Dedrei Drg	25 (1.000)	ja
Dekristol 400 Tabletten	10 (400)	nein
Dekristol 20.000 Kapseln	500 (20.000)	ja
Ospur D_3 Tabletten	25 (1.000)	ja
Vigantoletten 500 Tabletten	12,5 (500)	nein
Vigantoletten 1.000 Tabletten	25 (1.000)	nein
Vigantol Öl*	12,5 (500)	ja
Vigantol 50.000 Ampullen	1.250 (50.000)	ja
Vitamin D_3-Hevert Tabletten	25 (1.000)	nein

* Vigantol Öl 10 ml Fläschchen mit 400 Tropfen à 12,5 µg bzw. 500 I.E. (entspricht 80.000 µg bzw. 2.000.000 I.E.)

Neben den genannten Vitamin-D-Präparaten gibt es auf dem Markt noch zahlreiche Vitamin-D-/Calciumkombinationspräparate. Deren Darstellung würde allerdings den Rahmen des Kapitels sprengen.

Die meisten Präparate auf dem Markt beinhalten Vitamin D_3, da die Datenlage eine Zeitlang für eine bessere Wirkung dieser Vitamin-D-Form sprach. Inzwischen gibt es aufgrund neuerer Untersuchungen aber einen Expertenstreit, ob Vitamin D_2 nicht doch eine vergleichbare Wirkung hat.[05]

Dosierungen ab 2.000 I.E. Vitamin D pro Tag sollten mit dem betreuenden Arzt abgesprochen und von regelmäßigen Bestimmungen des 25D-Blutspiegels begleitet werden. Bei den hoch dosierten Darreichungsformen (Dekristol Kapseln, Vigantol Öl) empfiehlt es sich, die erfolgte Einnahme, je nach gewünschter Tagesdosis, im Kalender zu dokumentieren oder immer zur gleichen Tageszeit durchzuführen, damit Sie eine versehentliche doppelte Einnahme vermeiden. Noch ein Tipp für die Tropfendarreichung: Ein Tropfen Vigantol-Öl entspricht etwa 700 I.E. Man wird also mit wenigen Tropfen pro Tag auskommen. Vermeiden Sie die Einnahme per Löffel. Wenn Sie diesen ablecken, bleibt oft der halbe Tropfen am Löffel kleben. Tropfen Sie das Öl lieber auf ein Stück Brot, das Sie mit einem Biss in den Mund stecken können oder direkt auf die Zunge, damit Sie tatsächlich die ganze Dosis aufnehmen.[06] Die Darreichungsform als Öl ist insofern günstig, da Vitamin D ein fettlösliches Vitamin ist, für dessen Aufnahme in den Körper die Gegenwart von Fett notwendig ist. Wer statt des Öls auf Vitamin-D-Tabletten setzt, tut gut daran, sie gemeinsam mit einer der Hauptmahlzeiten, die üblicherweise Fett enthalten, einzunehmen oder für eine kleine begleitende Fettzufuhr zu sorgen, etwa in Form eines Stückchens Käse.

Die wirklich hoch dosierten Präparate sind allesamt rezeptpflichtig, sodass einem Missbrauch weitgehend vorgebeugt ist. Die zu spritzenden Präparate (Vigantol Ampullen, Vitcotrat Injektion) dürfen grundsätzlich nur vom Arzt verabreicht werden. Zu Ihrer Beruhigung: Man hat inzwischen auch extrem hohe kurzfristige Dosierungen in klinischen Studien bei akuten Knochenerkrankungen getestet und hinsichtlich erkennbarer Nebenwirkungen für harmlos befunden.

Nach der Lektüre dieses Buches sind Sie jetzt bestens informiert, welches Risiko ein vermutlich auch bei Ihnen vorliegender niedriger Vitamin-D-Status birgt und wie Sie diesen auf sinnvolle Weise beheben können. Doch möglicherweise steht Ihnen noch eine Hürde bevor: Viele Ärzte werden den Sinn einer Bestimmung des Vitamin-D-Status nicht ohne Weiteres nachvollziehen können. Auch werden die meisten Hemmungen haben, solche vermeintlich »hohen« Dosen zu verabreichen. Wenn das passiert, können Sie Ihrem Arzt oder Ihrer Ärztin gerne dieses Buch in die Hand drücken.

Es ist ausreichend wissenschaftliche Literatur zitiert, um zumindest interessierte Mediziner zum Umdenken zu bewegen. Eventuell werden Sie die Vitamin-D-Status-Bestimmung zwar dennoch selbst zahlen müssen. Abwarten, bis es diese Leistung als garantierte Kassenleistung gibt, könnte zu lange dauern. Doch was sind 25 bis 30 Euro, wenn es um Ihre langfristige Gesundheit geht?

Die Reihe der Argumente ist überzeugend: Vitamin-D-Mangel ist gesundheitsgefährdend. Und richtiges Sonnen ist die wichtigste Vitamin-D-Quelle. Doch: Je nach Hauttyp, Jahreszeit und anderen Faktoren kann die Sonne nicht für den notwendigen Spiegel sorgen. Supplementierung ist in den meisten Fällen unumgänglich. Wenn Risiken durch Vorerkrankungen ausgeschlossen sind, steht einem optimalen Vitamin-D-Spiegel nichts mehr im Wege.

So wird's gemacht

Als ich das erste Mal meinen 25D-Spiegel bestimmen ließ, war es kurz vor Weihnachten. Ein paar Tage später erfragte ich gespannt die Ergebnisse bei meinem Arzt. »Alles in Ordnung«, meinte er und klappte die Patientenakte zu. Damit gab ich mich wohlweislich nicht zufrieden. »Wie hoch ist er denn?«, hakte ich nach. Er blätterte noch einmal nach, um keinen Fehler zu machen: »27 – und damit sind Sie gut in der Norm«, antwortete er. »27 was?«, fragte ich. »Nanogramm pro Milliliter«, war seine Antwort.

Das erstaunte mich doch sehr! Der Wert gefiel mir ganz und gar nicht, und ich grübelte. »Kann das sein? Ich bin doch mehrmals im Jahr in Südfrankreich und gehe dort täglich in die Sonne!« In der Tat tue ich das, allerdings ganz bewusst und wegen meiner hellen Haut und der Hunderttausend Sommersprossen sehr vorsichtig. Anfangs nur wenige Minuten – aber je brauner ich werde, desto mehr genieße ich auch einmal ein etwas längeres Sonnenbad. Sonnenbrand hatte ich meines Wissens noch nie. »Vielleicht halte ich mich doch zu viel im Schatten auf?«, fragte ich mich.

Mein Arzt schaute mich ob meines zweifelnden Blickes verdutzt an und fragte: »Wo ist das Problem? Es ist doch alles normal!« Ich mag diese Diskussionen eigentlich nicht. Er ist der Arzt, nicht ich. Aber ich musste widersprechen – war ich mir doch bewusst, dass ich mit rezeptfrei erhältlichen Supplementen jetzt im Winter nicht weit kommen würde. Es wurde zum

Glück keine kontroverse Diskussion. Wir verständigten uns darauf, dass ich ihm einige wichtige und neuere Fachpublikationen zur Bedeutung des Vitamin D und zur Behandlung von Defiziten zukommen lassen würde und wir uns ein paar Tage später noch einmal darüber austauschten. Gesagt – getan. Gemeinsam einigten wir uns schließlich auf die Verwendung eines Vitamin-D-Öls, und das relativ vorsichtig dosiert, da wir beide keine Erfahrung damit hatten. Aber die Fachliteratur ist ja voll mit gut gesicherten Empfehlungen.

Ich nahm daraufhin drei Wochen lang täglich 20.000 I.E. Vitamin-D-Öl ein und anschließend vier Wochen lang 2.000 I.E. am Tag in Tablettenform. Nach sieben Wochen war mein 25D-Spiegel auf 38 ng/ml angestiegen. Ich war erleichtert. Und es gab mir den Mut, die tägliche Tablettendosis auf 4.000 I.E. anzuheben. Ende April, also in der Zeit, da in unseren Breiten die Sonneneinstrahlung für die Vitamin-D-Bildung wieder eine Rolle zu spielen beginnt, ließ ich erneut den 25D-Spiegel bestimmen – zu neugierig war ich. Er lag bei 44 ng/ml. »Nicht schlecht, aber es könnte besser sein!«, dachte ich mir damals. Diese Erfahrungen zeigten mir, dass es unwahrscheinlich ist, dass Gesunde mit Tabletten an die Grenze einer Intoxikation kommen. Ich hatte weitaus höher supplementiert, als es bei uns üblich ist – für DGE-Verhältnisse mit fast schwindelerregend hohen Dosen. Und wo war ich gelandet? Bei einem Vitamin-D-Spiegel, der o. k. war. Mit der Frühlingssonne begann ich meine Dosis der täglichen Sonnenbestrahlung anzupassen. Ohne Sonne 4.000 I.E., mit ein wenig Sonne 2.000 I.E., und nach einem richtigen Ganzkörpersonnenbad nahm ich gar kein zusätzliches Vitamin D ein.

Dass der Verlauf meiner Werte auch völlig normal ist, bestätigt ein erneuter Blick auf das vorherige Kapitel. Da hatte ich eine Studie von Michael Holick vorgestellt, nach der der Durchschnittsamerikaner täglich 3.000 I.E. aufnehmen müsste, um mit hoher Zuverlässigkeit auf 25D-Spiegel von über 35 ng/ml zu kommen. Oder ein anderes Beispiel aus Deutschland: Eine tägliche Gabe von 3.300 I.E. über zwölf Monate erhöhte in einer placebokontrollierten Studie bei 82 Übergewichtigen unter Reduktionsdiät den 25D-Blutspiegel von 12 auf 34 ng/ml.[01] Pikant – ein Mitautor dieser Studie ist der derzeitige Präsident der DGE, Professor Peter Stehle. Ob das Einfluss auf deren Vollwertdogma haben wird?

Inzwischen spreche ich mit Ärzten, die ich beruflich treffe, so oft es geht. Tatsächlich verblüfft es die meisten, wie hoch die Vitamin-D-Supplementierung sein muss, um sinnvolle 25D-Serumkonzentrationen zu erzielen, vor allem, wenn sie die offiziellen Zufuhrempfehlungen der Fachgesellschaften kennen und die Positionen der Fachgremien zur oberen tolerablen Zufuhr im Kopf haben. Ein Grund der häufig anzutreffenden Skepsis bei Ärzten wie Verbrauchern ist sicherlich die gebräuchliche Terminologie mit Internationalen

Einheiten (I.E.). So klingen 4.000 oder gar 20.000 I.E. nach entsetzlich viel. Dabei ist das herzlich wenig! 1.000 I.E. Vitamin D entsprechen 0,025 Milligramm beziehungsweise 25 Mikrogramm. Die vorhin erwähnten 20.000 I.E. sind also nur 500 Mikrogramm oder 0,5 Milligramm! Das hört sich schon anders an, oder?

Wie viel man supplementieren muss,[02] ist individuell sehr unterschiedlich und hängt ab von Alter, Fettmasse, Pigmentierung, Jahreszeit, Bewölkung, Breitengrad und nicht zuletzt von der Frage, welches 25D-Ziel man anstrebt. Wie hoch der ideale Vitamin-D-Spiegel ist, weiß zurzeit allerdings niemand. Über den Idealbereich streiten sich die sachkundigen Forscher immer noch. Gesichert ist aber, dass ein 25D-Spiegel von mindestens 30 ng/ml notwendig ist, um einen normalen Calciumhaushalt und eine ausreichende Knochengesundheit zu ermöglichen. Reicht das aber auch für alle anderen Körperfunktionen und für die Organe? In manchen Bereichen scheinen teilweise deutlich höhere Serumwerte notwendig zu sein. In diesem Zusammenhang ist es wichtig zu realisieren, dass sich im Zuge einer Vitamin-D-Supplementierung erst ab einem 25D-Serumspiegel von 40 bis 50 ng/ml die Muttersubstanz, das reine Vitamin D (Cholecalciferol), im Blut nachweisen lässt. Das bedeutet, dass erst dann jene Konzentration erreicht ist, bei der nicht alle Gewebe sofort sämtliches 25D, das über die besonnte Haut oder den Verdauungstrakt in den Körper kommt, für sich und ihre Funktionen beanspruchen. Erst ab dieser Blutkonzentration bleibt etwas Vitamin D übrig – zumindest für gewisse Zeit. Viele Experten gehen deshalb auch davon aus, dass 40 bis 50 ng/ml als unterer ausreichender Vitamin-D-Spiegel betrachtet werden sollte.[03]

Ob solche Konzentrationen für die Prävention unserer diversen Zivilisationskrankheiten ausreichen, wissen wir noch nicht genau. Von Vitamin-D-Forschern werden hierzu Serumwerte von 50 bis 70 oder sogar bis 80 oder 90 ng/ml diskutiert. Doch zur Beantwortung dieser Frage ist deutlich mehr Forschung notwendig. Toxische Wirkungen sind dennoch selbst in diesen Bereichen ausgeschlossen. Verblüffend war für mich, dass selbst nach einem Sommer mit überdurchschnittlicher Sonnenexposition mein Serumspiegel schon im Dezember bereits wieder bedenklich gesunken ist. Die Erklärung ist aber im Grunde einfach – man muss nur die Zusammenhänge kennen. Zunächst einmal ist es bei »vorsichtigem« Sonnenbaden kaum möglich, über einen Serumspiegel von 40 bis 50 ng/ml 25D zu kommen. Diese Werte erreichen typischerweise bei uns nur Menschen, die beruflich – mehr oder weniger angezogen – den ganzen Tag im Freien arbeiten. Als Sonnenanbeter, Bademeister oder Baywatch-Beachboy können sie im Sommer durchaus Konzentrationen von 80, 90 oder gar 100 ng/ml erreichen. Und selbst die sind nicht toxisch.

Auch die Halbwertszeit von 25D spielt eine Rolle. Sie liegt bei etwa 60 Tagen. Das heißt, wenn ich Mitte September das letzte Mal Sonnenbäder am Mittelmeer genossen habe und dann mit einem 25D-Spiegel von 40–50 ng/ml nach Deutschland zurückkehre, wird mein 25D-Spiegel ohne Solarium und Supplemente in den folgenden zwei Monaten zwangsläufig auf Werte zwischen 20 und 25 ng/ml abgesunken sein. Und dabei ist es irrelevant, wenn ich aus beruflichen Gründen die goldene Herbstsonne kaum mehr nutzen kann. Denn sie kann mir ab Mitte Oktober in Sachen Vitamin D gar nicht mehr helfen. Ende März sind dann Werte von 14–18 ng/ml wahrscheinlich. Die weit verbreitete Vorstellung, dass man im Sommerhalbjahr nur ein wenig die Hände und das Gesicht in die Sonne halten muss und damit genügend Vitamin D speichert, um gut durch unseren Winter zu kommen, ist absurd.

Die Wahl Ihrer ganz persönlichen Vitamin-D-Quelle sollte auch folgende Überlegung mit einbeziehen: Eine Überdosierung mit Vitamin D durch Sonne beziehungsweise UVB ist nicht möglich! Wie bereits erwähnt, wird die maximale Vitamin-D-Bildung durch UVB-Bestrahlung der Haut erreicht, hat eine fortgesetzte Bestrahlung keine weitere Erhöhung des Vitamin-D-Status zur Folge. Vielmehr wird dann das Vitamin D nach seiner Synthese gleich wieder in unwirksame und harmlose Substanzen abgebaut. Ein genialer Schutz vor Überdosierung und damit vor möglichen Vergiftungen. Die maximal mögliche Bildung liegt bei ungefähr 20.000 I.E. pro Tag. Mehr geht nicht und wäre bei hellhäutigen Menschen im Sommer nach etwa 20 Minuten ungeschützter Ganzkörperbestrahlung erreicht. Das soll aber nicht bedeuten, dass diese Bestrahlungsdauer harmlos ist und undifferenziert empfohlen werden kann! Die Risiken für die Haut habe ich in Kapitel 20 ausführlich beschrieben.

Ein Überdosierung mit Tabletten, Öl oder Injektionen ist hingegen sehr wohl möglich. Denn die hautunabhängige Versorgung ist nicht selbstlimitierend: Je mehr Vitamin D über den Verdauungstrakt oder durch direkte Injektion in den Körper kommt, desto mehr 25D wird gebildet! Die Tatsache, dass wir hier keine genetische Anlage für eine negative Rückkoppelung besitzen, weist darauf hin, dass die Zufuhr mit der Nahrung in der Evolution keine Rolle gespielt hat und primär die Sonnenbestrahlung für die Aufrechterhaltung dieses lebenswichtigen Hormonsystems immer notwendig war. Ganz so unphysiologisch kann die Wirkung der Sonne demnach nicht sein!

Sonnentipps

Wenn die Sonne scheint, sollte man bewusst ihre Strahlen nutzen. Von Mitte April bis Mitte Oktober kann sie uns in unseren Breiten helfen. Je bewölkter es ist und je stärker die Luftverschmutzung, desto ineffektiver wird die Bestrahlung. Wenn Sie dank guter Supplementierung mit erstrebenswertem 25D-Serumspiegel aus dem Winter kommen, können Sie im Sommerhalbjahr ohne Nahrungsergänzung auskommen, sofern Sie sich mindestens zweimal die Woche ohne Sonnenschutzmittel mit Gesicht, Armen und Händen – und wenn möglich auch noch mit den Beinen – zwischen 10 und 30 Minuten der Sonne aussetzen. Je niedriger der Breitengrad, je steiler die Sonne, je heller die Haut und je klarer der Himmel, desto weniger Zeit ist hier notwendig. Im Prinzip würde sich dafür bei Berufstätigen vor allem die Mittagspause anbieten. Bleiben Sie aber nur so kurz in der Sonne, dass Sie keinesfalls einen Sonnenbrand oder auch nur eine sichtbare Hautrötung riskieren. Man sagt, dass die Hälfte der Zeit, die nötig wäre, um einen Sonnenbrand auszulösen, die sinnvollste Sonnendosis darstellt. Sie wird mit zunehmender Bräunung immer länger.

Auch wenn ich mich für vernünftiges Sonnen entscheide, bleibt die Frage: Soll ich supplementieren? Was spricht definitiv dagegen? Ab welchem Blutspiegel ist es dringend geboten? In welcher Form ist eine Supplementierung sinnvoll? Wann wird es bedenklich?

Diese Aspekte werde ich nun am Ende dieses Buchs kurz zusammenfassen. In diese Zusammenfassung gehen auch die Empfehlungen für Zufuhrmengen an Vitamin D zur Prävention wie auch zur Therapie bei Vitamin-D-Mangel oder bei unzureichender Versorgung ein. Dabei halte ich mich eng an die Empfehlungen, die Michael Holick im Jahr 1997 im New England Journal of Medicine in seiner berühmt gewordenen Übersichtsarbeit veröffentlicht hat.[04] Direkt im Anschluss an dieses Kapitel finden Sie im Anhang zwei Tabellen, die ebenfalls Holicks Publikation entnommen sind. Die Tabelle 1 bezieht sich auf die Situation des gesunden Normalbürgers vom Kindes- bis zum Erwachsenenalter. Es werden Zufuhrwerte für besondere Lebensbedingungen aufgelistet, etwa für die Zeit der Schwangerschaft. Und in der Tabelle 2 stehen Hinweise zur Beachtung bei bestimmten Erkrankungen.

Denn hier ist besondere Vorsicht geboten. Bei Nierenerkrankungen sollen beispielsweise 25D-Blutspiegel von mindestens 30 ng/ml erreicht werden, wie dies auch für Gesunde angestrebt wird. Bekanntlich wird das 25D in der Niere in das aktive Hormon 1,25D umgewandelt. Je nach Mangelsituation und Grunderkrankung reicht es möglicherweise noch aus, das »normale«

Vitamin D zuzuführen. In fortgeschrittenen Stadien der Nierenerkrankung, wie beispielsweise bei Dialysepatienten, kann das Organ jedoch nicht mehr genügend 1,25D bilden. Deshalb muss bei Erkrankungen der Niere und Verdacht auf einen begleitenden Vitamin-D-Mangel unbedingt auch das 1,25D im Blut bestimmt werden. Diese Patienten müssen dann die aktive Form oder entsprechende synthetische Analoga des Vitamin D (zum Beispiel Bocatriol, Bondiol, Decostriol, Doss, EinsAlpha, Osteotriol oder Rocatriol) einnehmen. Die Entscheidung, welches Vitamin D in welcher Dosierung das richtige ist, sollte dem darin erfahrenen Facharzt vorbehalten bleiben.

Bei Hypercalcämie (erhöhter Calciumspiegel im Blut) darf Vitamin D nicht gegeben werden, da diese Störung noch verstärkt würde. Auch bei Nierensteinen in der Vorgeschichte oder bei Sarkoidose (auch Morbus Boeck genannt) sollte Vitamin D nur nach ärztlicher Rücksprache eingenommen werden. Die Sarkoidose ist eine entzündliche Erkrankung, die typischerweise die Lungen befällt; aber auch Haut, Augen, Knochen, Lymphknoten, Herz, Milz, Leber, Bauchspeicheldrüse und das Nervensystem können betroffen sein. Es treten zahlreiche herdförmige Granulome auf, knötchenartige Gewebeneubildungen, die durch eine Aktivierung des Immunsystems verursacht werden. Bei dieser Erkrankungsform findet eine vermehrte 1,25D-Bildung in bestimmten Zellen des Immunsystems, den Makrophagen, statt, sodass Sarkoidosepatienten zu pathologisch erhöhten Calciumspiegeln im Blut (Hypercalcämie) neigen und empfindlich auf Vitamin-D-Gaben reagieren. Für Betroffene steigt schon bei relativ niedrigen Vitamin-D-Dosen das Risiko für Verkalkungen in verschiedensten Geweben, die etwa zu Nierenschäden führen können. Auch Nierensteine treten dann gehäuft auf.

Bei Verdacht auf eine bestehende granulomatöse Erkrankung, zu denen übrigens auch die Tuberkulose (Tbc) zählt, reicht daher die 25D-Bestimmung nicht aus. Vielmehr muss hier auch das 1,25D bestimmt werden, zudem der Calciumspiegel im Serum, die alkalische Phosphatase und gegebenenfalls das Parathormon. Die Vitamin-D-Supplementierung muss vorsichtig erfolgen, präventive oder Erhaltungsdosen sollen niedrig gehalten werden. Die genannten Blutwerte müssen regelmäßig kontrolliert werden, um die genannten Nebenwirkungen zu vermeiden. Die Sarkoidose als Musterbeispiel für eine granulomatöse Erkrankung tritt in ihrer chronischen Verlaufsform oft schubweise auf und kann zwischendurch längere Zeit inaktiv sein. In diesen Inaktivitätsphasen können die genannten Blutwerte komplett normal sein. Eine Vitamin-D-Supplementierung kann dann aber zur Aktivierung der ruhenden Sarkoidose führen. Daher die Empfehlung für regelmäßige Blutwertkontrollen.

Umgekehrt gibt es auch die Situation, in der besonders hoch dosiert werden muss. Das betrifft vor allem Menschen mit Malabsorption, das heißt mit Störungen der Aufnahme von Vitamin D und zumeist auch Fett im Darm und unter dem Einfluss bestimmter Medikamente. Dies können Mittel gegen Anfallsleiden oder Glucocorticoide sein oder sonstige Medikamente, die Steroid- oder Fremdstoffrezeptoren aktivieren. Auch Patienten mit geringen bis mittelgradigen Leberfunktionsstörungen benötigen oft höhere Vitamin-D-Dosen. Daher also kein vorschnelles Handeln! Nicht einfach hoch dosiert Vitamin D einnehmen unter dem Motto »Viel hilft viel«! Auch wenn Überdosierungen bisher äußerst selten sind – sie sind unter ungünstigen Bedingungen durchaus möglich und stellen ein Risiko dar. Für die Festlegung der für Sie individuell sinnvollen Vitamin-D-Dosis ist zunächst die 25D-Bestimmung in Ihrem Blut notwendig. Die Untersuchung des 25D-Status ist normalerweise leider keine Kassenleistung in der gesetzlichen Krankenversicherung. Je nach beteiligten Ärzten und Labors ist mit Kosten zwischen 20 und 40 Euro zu rechnen, die Sie wohl selbst tragen müssen. Die Bestimmung des 1,25D ist noch deutlich aufwendiger und kann preislich leicht das Doppelte erreichen. Allerdings liegt bei einem Bestimmungsbedarf des 1,25D üblicherweise auch ein Verdacht auf eine der genannten Grunderkrankungen vor, sodass Verhandlungsspielraum mit den Leistungsträgern bestehen sollte.

Es ist zu hoffen, dass mit dem Bekanntwerden der Bedeutung des Vitamin-D-Haushalts auch die Nachfrage für Messungen zunimmt. Damit entstünde mehr Konkurrenz und die Labors wären genötigt, die Preise regelmäßig in den unteren der genannten Bereiche zu senken. Man kann leider aber auch vermuten, dass Ärzte selbst bei breiterer Bekanntheit der Relevanz des Vitamin-D-Status auch in Zukunft schon deshalb zögern dürften, eine 25D-Bestimmung zu veranlassen, weil häufige Bestimmungen dieser Vitamine ihr Laborbudget schnell sprengen würden. Daher muss erreicht werden, dass die Kassenärztlichen Vereinigungen und die Krankenkassen die Relevanz und die Dringlichkeit des Themas bald verstehen mögen. Denn wenn eine Vitamin-D-Bestimmung dazu beiträgt, dass Oberschenkelhalsbrüche verhindert, Schuppenflechten deutlich gebessert oder Metastasierungen bei bestehenden Krebserkrankungen vermieden oder reduziert werden können, dann amortisieren sich diese Investitionen sehr schnell.

Pflanzen gehen ohne Licht ein – Menschen auch! Pflanzen können sich nicht selber helfen – wir Menschen schon. Fangen Sie damit an – besser heute als morgen.

2011: Was gibt es Neues? Zwei sehr unterschiedliche Vitamin-D-Updates

Seit der Erstauflage dieses Buches geht es in Sachen Vitamin D Schlag auf Schlag weiter: Bis heute erscheinen fast täglich Studienergebnisse, die die Bedeutung des Sonnenvitamins unterstreichen und seine vielfältigen gesundheitsfördernden Wirkungen weiter untermauern. »Offizielle« Empfehlungen zur Vitamin-D-Zufuhr mit der Nahrung sowie die wünschenswerte Höhe der 25D-Gehalte im Blut berücksichtigen aber noch immer nur die Knochengesundheit. Angesichts dieser Diskrepanz wirkten die Empfehlungen des gesundheitspolitisch wichtigen US-amerikanischen Institute of Medicine (IOM) ebenso antiquiert wie jene der Deutschen Gesellschaft für Ernährung (DGE). Kein Wunder also, dass immer mehr Vitamin-D-Forscher von den zuständigen Fachgesellschaften forderten, die Werte zur empfehlenswerten Zufuhr anzuheben.

Die kanadische und die US-amerikanische Regierung beauftragten das IOM, seine Empfehlungen für Vitamin D (und Calcium) zu überarbeiten. Es wurde ein Expertenkomitee gebildet, das die Ergebnisse aller für den Menschen bedeutsamen Vitamin-D-Studien ansehen, bewerten und systematisch zusammenstellen sollte. Die wichtigsten Fragen, die es zu beantworten galt, lauteten: Welche 25D-Werte im Blut sind erstrebenswert? Wie hoch muss die Vitamin-D-Versorgung sein, um diese Pegel zu erreichen? Welche Empfehlungen für die Nahrungszufuhr lassen sich ableiten, um eine Bevölkerung mit geringer Sonnenexposition ausreichend mit Vitamin D zu versorgen? Und wo liegt die Obergrenze für die Vitamin-D-Zufuhr, die langfristig nicht überschritten werden sollte, um unerwünschte Effekte oder gar eine Vergiftung zu vermeiden?

Das Vitamin-D-Update des IOM

Der mit reichlich Spannung erwartete, Ende 2010 veröffentlichte Abschlussbericht des IOM brachte es auf über 1.000 Druckseiten. Er kam, kurz gefasst, zu folgenden Ergebnissen:

- Die positiven Wirkungen einer ausreichenden Vitamin-D-Versorgung auf den Aufbau und Erhalt des Knochensystems werden bestätigt.
- Die in zahlreichen epidemiologischen Studien berichteten Zusammenhänge zwischen Vitamin D und einem verminderten Risiko für Krebserkrankungen, Herz-Kreislauf-Erkrankungen, Bluthochdruck, Diabetes mellitus, metabolisches Syndrom sowie die Verminderung des Sturz- und Infektionsrisikos, eine verbesserte Muskelfunktion, günstigere Schwangerschaftsverläufe und bessere Hirnleistungen werden prinzipiell als nicht genügend aussagefähig und im Detail als zu uneinheitlich beurteilt.
  Das liegt daran, dass das IOM als Basis von Empfehlungen doppelblinde, randomisiert-kontrollierte Interventionsstudien verlangt, die für die genannten Erkrankungen noch weitgehend ausstehen.
- Es gehen folglich nach wie vor nur die knochenspezifischen Vitamin-D-Wirkungen in die Empfehlungen ein, weil nur für sie die entsprechenden Interventionsstudien vorliegen.
- Die empfohlene tägliche orale Zufuhr wird erhöht, sie beträgt für Kinder, Jugendliche, Erwachsene, Schwangere und Stillende 600, für Personen ab dem 71. Lebensjahr 800 I.E. Vitamin D.
- Zu viel Vitamin D kann unerwünschte Effekte haben. Der langfristig tolerierbare obere Wert für die orale Vitamin-D-Zufuhr wird von 2.000 auf 4.000 I.E. verdoppelt.
- Ein Blutspiegel von 20 ng/ml 25D wird für eine gute (Knochen-) Gesundheit als ausreichend erachtet.
- Gemessen an diesem »Knochen-Wert« bekommt die Mehrzahl der Amerikaner und Kanadier genügend Vitamin D. Lediglich ältere Menschen und Personen mit stark pigmentierter Haut sind von einer Unterversorgung gefährdet.

Das saß. Während viele Vitamin-D-Forscher vom IOM schwer enttäuscht waren, übernahm die Deutsche Gesellschaft für Endokrinologie kritiklos die Aussagen und Schlussfolgerungen des IOM-Berichtes. Sie setze sogar noch einiges drauf!

Fachleute mit Unkenntnis

So meldete die Fachgesellschaft für Hormonwirkungen an die Presse: »Vitamin-D-Mangel in Deutschland oft überbewertet.« Ihr Mediensprecher, der Bochumer Professor Helmut Schatz, versicherte nicht nur, dass 20 ng/ml 25D in allen Lebensphasen ausreichend für die Knochengesundheit sei. Ausgeprägte Mangelzustände mit Werten unter 10 ng/ml seien bei uns zudem »sehr selten«. Wie kommt es dann, dass in Reha-Kliniken schon mal 70 Prozent der Patienten mit schwerem Vitamin-D-Mangel auffallen? Auch die für Deutschland repräsentativen Daten des Robert-Koch-Instituts, von denen ich Ihnen bereits auf Seite 41 berichtete, sprechen eine andere Sprache. Danach liegt der 25D-Wert bei jedem fünften Erwachsenen unter 10 ng/ml. Das sind Millionen Deutsche, und es erschließt sich mir nicht, warum das als »sehr selten« bezeichnet wird!

Schatz weiß auch, dass die Blutwerte in Deutschland unter denen der Amerikaner liegen, weil hierzulande weniger Lebensmittel mit Vitamin D angereichert und weniger Supplemente als in den USA eingenommen werden. »Dennoch scheinen aus heutiger, medizinischer Sicht Vitamin-D-Gaben nur dann sinnvoll, wenn ... weitere Risikofaktoren für eine Osteoporose vorliegen«. Eine Vitamin-D-Gabe zur Prophylaxe oder Behandlung von Diabetes, Herzleiden, Schlaganfall, Immunerkrankungen oder Krebs sei medizinisch derzeit »nicht begründbar«.

Habe ich mich also geirrt? Haben die vielen mit Vitamin D befassten Wissenschaftler das Objekt ihres Forscherinteresses derart überschätzt? Wurden Sie, die Verbraucher, einmal mehr zu Unrecht beunruhigt? Bevor ich diese Fragen beantworte, lassen Sie uns noch einen weiteren Blick auf die Expertise von Prof. Schatz werfen. Von Solarien rät er ab, da diese »mittlerweile größtenteils mit dem bräunenden UVA-Licht« arbeiten würden. Das mag vor 30 Jahren einmal so gewesen sein. Wie Sie ab Seite 148 ausführlicher nachlesen konnten, geben moderne Solarien einen Mix aus UVA- und UVB-Strahlen ab. Da die Mengen variieren, ist es empfehlenswert, sich ausführlich beraten zu lassen, bevor man sich unter eine Kunstsonne legt.

Frische Luft?

Sehr aufschlussreich ist zudem der Tipp von Prof. Schatz, sich zur Sicherstellung des Vitamin-D-Bedarfs auch in der »dunklen Jahreszeit« täglich mindestens eine halbe Stunde »ins Freie zu begeben, insbesondere an sonnigen Wintertagen.« Wie ab der Seite 30 ausführlich dargelegt wurde, reicht die UVB-Strahlung der Sonne im hiesigen Winter keineswegs aus, um auch nur minimale Mengen an Vitamin D zu bilden. Zudem amüsiert es mich, immer wieder zu lesen, man möge zur Vitamin-D-Bildung ins Freie oder an die frische Luft gehen: Aus Sauerstoff wird kein Vitamin D synthetisiert! Man benötigt Sonnenstrahlen und die mit einer Mindestintensität auf der Haut! Bei verhangenem Himmel und erst recht bei Regen kann sich der Körper selbst im Sommer kein Vitamin D basteln – genauso wie unter unserer Bekleidung kein Vitamin D gebildet wird.

Übrigens wurden die kuriosen Aussagen und Einschätzungen der Endokrinologen-Gesellschaft (DGE) wiederum von der Deutschen Gesellschaft für Ernährung (DGE) unkommentiert übernommen und in ihrer Ernährungs Umschau veröffentlicht. Den gleichen Unsinn verbreitete das UGB-Magazin der Unabhängigen Gesundheitsberater aus Gießen. Unseren deutschen Ernährungsspezialisten scheint das aufkeimende Interesse an einer besseren Vitamin-D-Versorgung ein Dorn im Auge zu sein. Dann müsste man ja von dem geheiligten Dogma abweichen, dass mit »ausgewogener, vollwertiger Ernährung« alle essenziellen Nährstoffe in genügend hoher Menge aufgenommen werden können. Das klappt bei Vitamin D aber nicht im Geringsten. So scheint jede Kritik an der Vitamin-D-Story willkommen. Dass aber das amerikanische IOM seine Zufuhrempfehlungen für Vitamin D ebenso wie die langfristig tolerierbare Obergrenze deutlich erhöht hatte, war den beiden DGEs keine Silbe wert. Dabei empfiehlt das IOM nun zwei- bis dreimal so viel Vitamin D zu essen wie die deutsche Ernährungsgesellschaft. Und auch die tolerierbare Obergrenze liegt in den USA mal eben doppelt so hoch wie bei uns. Ob die Ernährungs-DGE es den sonst so gerne kopierten amerikanischen Vorbildern in absehbarer Zukunft gleichtun wird?

Im Hagel der Kritik

Obwohl das IOM seine Empfehlungen deutlich erhöhte, halten die meisten Vitamin-D-Experten auch die neuen Werte für unzureichend. Entsprechend heftig fiel die Kritik in der medizinischen Fachpresse aus. Zwischen Januar und April 2011 erschienen an die 40 Artikel, Kommentare, Leserbriefe und Editorials, die höhere Empfehlungen sowie höhere anzustrebende 25D-Werte einforderten.[1–11] Etliche waren regelrecht erbost darüber, dass das IOM wieder nur die Vitamin-D-Effekte auf das Knochensystem zugrunde gelegt hatte. Dabei reichen die neuen Werte nicht einmal aus, um die Knochengesundheit zu optimieren, wie die Züricher Osteoporose-Expertin Prof. Heike Bischoff-Ferrari hervorhebt. Mehrere Osteoporose-Gesellschaften fordern deshalb schon längst für die Knochengesundheit einen 25D-Zielwert von mindestens 30 ng/ml, also die Hälfte mehr als das IOM. Bei diesem

Blutspiegel dürfe man zudem auch eine verbesserte Muskelfunktion erwarten sowie ein verringertes Risiko für Darmkrebs, multiple Sklerose, Diabetes mellitus und andere Erkrankungen.

Auch der Ernährungswissenschaftler Dr. Alexander Ströhle von der Universität Hannover kritisierte die IOM-Empfehlungen, vor allem aufgrund logischer und methodischer Schwächen.[12] So sei es zwar richtig, dass zu vielen in Beobachtungsstudien gefundenen Vitamin-D-Wirkungen kaum Interventionsstudien vorlägen. Dies dürfe jedoch nicht dazu führen, diese Beobachtungen zu ignorieren, wie es das IOM getan hat. Für eine wirklich evidenzbasierte Empfehlung müssten alle relevanten Belege im Sinne einer abwägenden Gesamtbewertung berücksichtigt werden. Auch andere gesundheitsrelevante Empfehlungen, wie etwa zum Umgang mit Tabak und Alkohol, basierten nicht auf Interventionen, sondern überwiegend auf Beobachtungsstudien. Hätte das IOM die zur Bewertung von Beobachtungsstudien vorhandenen und bewährten Kriterien (die sogenannten Hill-Kriterien) angelegt, hätte es zu anderen Ergebnissen kommen müssen. So kamen zwei andere Arbeitsgruppen mit der entsprechenden Methodik zu dem Schluss, dass eine gute Vitamin-D-Versorgung nicht nur die Knochen gesund hält, sondern auch vor Darmkrebs schützt.

Unlogisch findet Ströhle auch die Festlegung der Obergrenze für die orale Vitamin-D-Zufuhr: Einerseits gelten bis 4.000 I.E. täglich langfristig als sicher. Mit dieser Menge würden die 25D-Spiegel im Blut bei den meisten Menschen auf über 30 ng/ml ansteigen – das sieht das IOM jedoch als kritisch an. Ja, was denn nun, möchte man fragen: Wenn die Obergrenze von 4.000 I.E. täglich wissenschaftlich fundiert ist, kann man doch nicht gleichzeitig vor den damit erreichbaren 25D-Spiegeln warnen. Abgesehen davon ist die Warnung vor einem 25D-Spiegel von größer als 30 ng/ml haltlos und unverantwortlich. Es gibt ausführliche Nutzen-Risiko-Analysen von den renommiertesten Vitamin-D-Forschern, die zu dem Schluss kommen, dass der Bereich mit dem größten zu erwartenden Nutzen und dem geringsten Risiko zwischen 30 und 44 ng/ml liegt und dass dies für die meisten Erwachsenen mit einer täglichen Dosis zwischen 1.800 und 4.000 I.E. zu erreichen wäre.[13]

Die neuen, deutlich angehobenen Vitamin-D-Zufuhrempfehlungen des IOM sind zwar ein Schritt in die richtige Richtung und es wäre begrüßenswert, wenn die Deutsche Gesellschaft für Ernährung ihre Vitamin-D-Empfehlungen ebenfalls anheben würde, um die nachgewiesenermaßen schlechte Versorgung der Bundesbürger zu verbessern. Der erwartete große Wurf ist dem IOM jedoch nicht gelungen.

Das Berliner Vitamin-D-Update

Die für viele so enttäuschenden Aussagen des IOM über Vitamin D und auch die teilweise fehlerhaften Äußerungen der hiesigen Fachgesellschaften bewogen deutsche Experten, eine hochkarätig besetzte Konferenz einzuberufen. Unter dem Motto »Vitamin-D-Update 2011« waren am 9. April in der Berliner Charité 22 Wissenschaftler und Ärzte aus Deutschland, Kanada und den USA zu hören, die den aktuellen Kenntnisstand in Sachen Vitamin D vorstellten. Mit dabei viele der renommiertesten Vitamin-D-Forscher. Dass ich in dieser erlesenen Gruppe auch einen Vortrag halten durfte, war mir eine große Ehre. Mein Thema »Warum man dieses Vitamin nicht essen kann« konzentrierte sich auf die aktuelle (sehr niedrige) Vitamin-D-Zufuhr in der Bevölkerung und demonstrierte, dass sich mit üblichen Mengen natürlicher Grundnahrungsmittel und mit einer abwechslungsreichen Kost nicht einmal die niedrigen Empfehlungen der DGE von 200 I.E erreichen lassen. Es gelänge nur mit täglichem Konsum von fettem Fisch, und es würde umso unrealistischer, je mehr man sich an der fettarmen, kohlenhydratbetonten Kost der DGE orientierte.

Zunächst stellte jedoch Dr. Bodo Lehmann von der Hautklinik der Universität Leipzig noch einmal unmissverständlich klar, dass Vitamin D nicht nur dem Mineralstoffwechsel der Knochen dient, sondern in vielen Körperzellen hormonell aktiv ist. Es kann über spezielle Rezeptoren auf deren Gene einwirken oder aber in Sekundenschnelle unabhängig von den Genen wirken. Normal, so Lehmann, seien 25D-Werte von 20 bis 60 ng/ml.

Dr. William Grant vom Sonnenlicht-, Ernährungs- und Gesundheitsforschungszentrum SUNARC in San Francisco war einer der Referenten in Berlin, der das Vorgehen des IOM-Expertenkomitees heftig kritisierte. Offenbar habe man wenig Interesse daran gehabt, Krankheiten zu verhüten. Nur so sei es zu erklären, dass ausschließlich Interventionsstudien berücksichtigt werden sollten. Nicht angemessen beachtet habe man zudem, dass in etlichen Studien die eingesetzte Vitamin-D-Dosis zu niedrig war, um überhaupt einen Effekt zu erzielen.

Die Evidenz aus anderen als den Interventionsstudien reiche aus, um die Rolle des Vitamin D in der Prophylaxe zahlreicher Erkrankungen anzuerkennen. Modellrechnungen zufolge würde eine Erhöhung des 25D-Status in der amerikanischen Bevölkerung von durchschnittlich 26 auf 42 ng/ml das Darm- und Brustkrebsrisiko um etwa ein Drittel und die Gesamtsterblichkeit um ein Fünftel senken. Mit 2.000 bis 5.000 I.E. Vitamin D in Form von Supplementen oder durch maßvolle Sonnenbestrahlung ließen sich diese Werte erreichen. Mit dieser einfachen und preiswerten Maßnahme könnten zehn Prozent aller Kosten im Gesundheitswesen eingespart werden.

Vitamin D für Herz und Hirn

Dirk Lemke von der Berliner Median-Fachklinik für neurologische Rehabilitation hob noch einmal die außerordentliche Bedeutung von Vitamin D für die Hirnfunktion hervor. So finden sich in verschiedenen Hirnregionen nicht nur Rezeptoren für Vitamin D, sondern auch jene Enzyme, die zur 1,25D-Bildung vor Ort nötig sind. Zudem mehren sich die Hinweise, dass Vitamin D auch im Gehirn oxidativen Stress verringern und einer übermäßigen Bildung unerwünschter Bräunungsprodukte (sog. AGEs) vorbeugen kann. Dies dürfte zum Schutz vor Erkrankungen wie Parkinson oder Demenz eine Rolle spielen. Die meisten Daten liegen zur multiplen Sklerose vor, von der schon lange bekannt ist, dass sie mit abnehmender Sonneneinstrahlung häufiger auftritt. Auch in der Vermeidung von Komplikationen wie Stürzen, Muskelfunktionsstörungen und Depressionen könnte Vitamin D segensreich wirken. Um das therapeutische Potenzial genauer auszuloten, seien dringend klinische Studien nötig.

Prof. Dr. Armin Zittermann vom Herz- und Diabeteszentrum Bad Oeynhausen begann seinen Vortrag mit dem Hinweis, dass es sich bei der gefürchteten Verkalkung der Blutgefäße um einen aktiven Prozess handelt. Folglich könne man auch aktiv gegensteuern. Mit Vitamin-D-Supplementen lassen sich nachweislich der Blutdruck und weitere Risikomarker für Herz-Kreislauf-Erkrankungen senken. Umgekehrt sinken bei starkem Übergewicht die Vitamin-D-Spiegel im Blut. Ein niedriges 25D wiederum lässt die Blutfette (Triglyceride) ansteigen, ein wichtiges Kennzeichen des metabolischen Syndroms und Risikofaktor für Herz-Kreislauf-Erkrankungen.

Zum Verlauf des tatsächlichen Krankheits- und Sterberisikos liegen zwar noch keine Vitamin-D-Studien mit Supplementen vor. Die Daten der Beobachtungsstudien zeigen jedoch, dass unterhalb von 10 ng/ml 25D die Sterblichkeit durch Herz- und Gefäßleiden markant ansteigt.

Dass ist eben jener Wert, der einen schweren Vitamin-D-Mangel charakterisiert – und den Prof. Schatz von der Endokrinologengesellschaft für »sehr selten« in Deutschland hielt. Prof. Zittermann findet derart niedrige Werte bei 30 Prozent seiner Patienten.

Fitte Muskeln und langlebige Nieren

Dass ein guter Vitamin-D-Status auch chronische Nierenerkrankungen verhüten könnte, erläuterte Dr. Rolfdieter Krause vom Nierenzentrum in Berlin-Moabit. Menschen mit Vitamin-D-Mangel leiden nämlich eher an Diabetes mellitus und Bluthochdruck, jenen beiden Krankheiten, die heute am häufigsten eine Dialysebehandlung notwendig machen. Bei ausreichender Vitamin-D-Versorgung ließen sich die Nierenschäden – und vermutlich auch die Grundleiden – hinauszögern. Inzwischen gibt es sogar Berichte darüber, dass Dialysepatienten länger leben, wenn sie D-Präparate bekamen.

Unstrittig ist, dass Vitamin-D-Mangel bei älteren Menschen zu Beeinträchtigungen der Muskelfunktion führt. Schwäche und Stürze sind gefürchtete Folgen. Doch wie sieht es mit der Muskelfunktion bei Kindern und Jugendlichen aus? Da Skelettmuskelzellen ihr 25D nicht selbst herstellen können, sind sie lebenslang auf eine gute Versorgung über das Blut angewiesen. Vor diesem Hintergrund beurteilt Prof. Harald Dobnig, Endokrinologe unter anderem an der Universität Graz in Österreich, den schlechten Versorgungsstatus der Jugend mit Vitamin D als besorgniserregend. Wie auf Seite 41 bereits dargelegt, liegen die 25D-Werte bei zwei Dritteln der deutschen Kinder und Jugendlichen unter 20 ng/ml. Im Winterhalbjahr waren sogar 80 Prozent schlecht versorgt.

Prof. Dobnig bemängelte, dass noch nicht einmal erforscht ist, welche Auswirkungen dieser in der Jugend weit verbreitete Vitamin-D-Mangel langfristig hat. Zur Verbesserung der Versorgungslage müssten die neuen Zufuhrempfehlungen des IOM auch bei uns zügig umgesetzt werden. Für Deutschland würde das bedeuten, dass die DGE ihre Vitamin-D-Empfehlungen für Kinder und Jugendliche verdreifachen (von 200 auf 600 I.E.) müsste. Ob sie das wohl tun wird? Dann müsste sie allen Kindern Supplemente empfehlen oder sich für eine Anreicherung der Nahrungsmittel einsetzen. Ob das politisch gewollt ist? Politik ist ja erfahrungsgemäß wichtiger als Gesundheit!

Zehnmal mehr für Schwangere und Stillende

Harsche Worte zu den neuen Vitamin-D-Empfehlungen des IOM für Schwangere und Stillende fand Dr. Bruce Hollis von der Medizinischen Universität in Charleston, USA: Sie basierten auf wenigen, um nicht zu sagen gar keinen wissenschaftlichen Daten. Insbesondere für Frauen mit dunkler Hautfarbe seien sie schlicht irrelevant. Da Hollis schon die Zahlen des IOM (600 I.E.

täglich) für »lächerlich niedrig« hält, hätte es ihm angesichts der deutschen Empfehlungen (200 I.E.) vermutlich komplett die Sprache verschlagen.

Den vom IOM als ausreichend angesehenen 25D-Spiegel von 20 ng/ml hält Hollis bei Schwangeren und Stillenden geradezu für »absurd«. Dass der Körper einer Frau in diesen Lebensphasen deutlich mehr brauche, zeige sich schon daran, dass bis zu einem Spiegel von 40 ng/ml jedes eintreffende Vitamin-D-Molekül umgehend und begierig in 25D umgewandelt wird. Laufende Forschungen ergaben, dass schwangere und stillende Frauen bis zu 6.000 I.E. täglich benötigen: Um ausreichend 25D für sich zu bilden und um genügend Vitamin D in der Muttermilch für ihr Kind bereitstellen zu können. Denn in die Muttermilch geht nur das Vitamin D über, nicht das 25D.

Von Natur aus ist Muttermilch keineswegs so arm an Vitamin D, dass Säuglinge von Beginn ihres Lebens an Präparate aus der Apotheke benötigen würden. Vielmehr schaffen es die heute meist Vitamin-D-verarmten Mütter nicht, genügend Vitamin D in ihre Milch zu transportieren. Aus diesem Grund sollten stillende Frauen auch täglich Vitamin D aufnehmen. Schon wöchentliche Gaben sind nach Hollis´ Einschätzung nicht physiologisch. Zwar bleibe der 25D-Spiegel mit wöchentlichen oder monatlichen Gaben konstant. Das für den Übergang in die Muttermilch benötigte Vitamin D steigt dabei jedoch zuerst an, um nachfolgend abzusinken. Tägliche Gaben verhindern diese Schwankungen.

Die immer wieder kolportierten Geschichten über Fehlbildungen bei Kindern durch zu viel Vitamin D sind schlicht falsch; man habe seinerzeit Versuchstiere mit hohen Vitamin-D-Dosen geradezu vergiftet. Bei entsprechend guter Versorgung mit Vitamin D sei vielmehr mit weniger Komplikationen während der Schwangerschaft und bei der Geburt zu rechnen. In einer eigenen Studie, die auf der Jahrestagung der Pädiatrischen Fachgesellschaften in Vancouver vorgestellt wurde, hatte Hollis´ Team 494 schwangere Frauen in drei Gruppen eingeteilt. Eine Gruppe bekam 400 I.E. Vitamin D täglich, also das Doppelte dessen, was die Deutsche Gesellschaft für Ernährung empfiehlt, die anderen bekamen 2.000 oder 4.000 I.E. täglich bis zur Geburt.

Unter den hohen Dosierungen zeigten sich keinerlei negative Effekte. Dafür bekamen die so versorgten Frauen seltener frühe Wehen, erlitten weniger Frühgeburten und weniger Infektionen. Besonders eindeutig fielen die Ergebnisse mit 4.000 I.E. Vitamin D aus. Vielleicht helfen diese Daten ja dabei, die Kinder- und Frauenärzte hierzulande dazu zu motivieren, sich einmal mit dem Vitamin-D-Status ihrer kleinen und großen Patienten zu beschäftigen.

»D-Action« gegen Krebs

Wie viel Vitamin D ist nötig, um das Krebsrisiko zu senken? Mit dieser Frage beschäftigt sich Carole Baggerly, Direktorin der amerikanischen gemeinnützigen Gesundheitsbewegung Grassroots Health. Deren »D-action project« hat sich zum Ziel gesetzt, den weltweiten Vitamin-D-Mangel möglichst bald zu beseitigen und die Menschen zu motivieren, ihren 25D-Spiegel auf 40 bis 60 ng/ml anzuheben.

Wenngleich es noch an Studien mit hoch dosiertem Vitamin D zur Krebsabwehr fehlt, deuten epidemiologische Studien an, dass Serumspiegel von etwa 60 ng/ml nötig sind, um das Krebsrisiko zu senken. Da jeder Mensch anders auf Supplemente reagiert, ist der Blutspiegel entscheidender als die zugeführte Vitamin-D-Menge. Eigene Untersuchungen ergaben, dass täglich 9.600 I.E. nötig wären, um 97,5 Prozent der Bevölkerung auf mindestens 40 ng/ml 25D zu bekommen.[1]

Aber ist diese Menge auch sicher? Immerhin beträgt sie das Zweieinhalbfache der vom IOM angegebenen und das Fünffache der in Deutschland gültigen sicheren Obergrenze. Eine Auswertung der Grassroots Health Datenbank mit knapp 4.000 Personen, die einen 25D-Test bekommen und angegeben hatten, ob und wie viel Vitamin D sie einnehmen, ergab Folgendes: Unterhalb von 10.000 I.E. täglich wurden in keinem Fall Blutspiegel erreicht, die als problematisch gelten (ab 200 ng/ml 25D). Derart hohe Blutwerte traten erst bei über 50.000 I.E. täglich auf, einer Menge, die keinesfalls auf eigene Faust eingenommen werden sollte.

Mehr Vitamin D!

Der wohl berühmteste Redner der Berliner Vitamin-D-Update-Konferenz dürfte der in diesem Buch schon mehrfach erwähnte Prof. Michael Holick vom Boston Medical Center gewesen sein. In einem wahren Feuerwerk an Bildern und Daten fasste er noch einmal die vielen günstigen Effekte eines guten Vitamin-D-Status zusammen.

Um 25D-Werte von wenigstens 30 ng/ml zu erreichen, seien bei mangelnder Sonnenexposition für Kinder 1.000, für Teenager und Erwachsene mindestens 2.000 I.E. täglich nötig. Und wer übergewichtig ist, benötigt bis zu zweieinhalbmal so viel Vitamin D wie schlanke Menschen. Umgekehrt steigt der 25D-Gehalt im Blut, sobald Gewicht abgebaut wird, zumindest bei Frauen nach den Wechseljahren.[14]

In diesem Zusammenhang wies Reinhold Vieth von der Universität in Toronto, Kanada, darauf hin, dass Frauen aufgrund ihres naturgemäß höheren Fettanteils auch mehr Vitamin D benötigen als Männer. Die vom IOM als sichere Obergrenze angegebenen 4.000 I.E. Vitamin D wären nötig, um eine Bevölkerung ohne nennenswerte Sonnenexposition über 30 ng/ml 25D zu bringen.

Prof. Jörg Mahlstedt arbeitet als Nuklearmediziner in Essen und sieht in dieser Funktion viele Schilddrüsenkranke. Da ein Mangel an Vitamin D auch Schilddrüsenprobleme nach sich ziehen kann, erfasste der Arzt drei Jahre lang den Vitamin-D-Status von 6.500 Patienten. Es zeigte sich – wieder einmal und in krassem Gegensatz zur Aussage des eingangs erwähnten Prof. Schatz –, dass der Vitamin-D-Mangel auch bei uns eher die Regel als die Ausnahme darstellt: Nur zehn Prozent der Einheimischen und nur sechs Prozent der Immigranten wiesen normale Werte (30 bis 60 ng/ml) auf.

Dass Patienten mit geringeren Werten, die über vegetative Symptome wie Müdigkeit und Kreislaufbeschwerden klagen, von einer Supplementation profitieren können, beobachtet Dr. Raimund von Helden in seiner Praxis in Lennestadt seit Jahren. Ausgehend vom aktuellen Vitamin-D-Status berechnet er die zum Erreichen von 50 ng/ml nötige Dosis, teilt die Gesamtmenge in Tagesdosen zu 100.000 I.E. auf und verabreicht anschließend als Erhaltungsdosis mindestens 20.000 I.E. wöchentlich. In einer Befragung von 137 seiner Patienten gaben drei Viertel bereits nach sieben Tagen an, dass sie sich besser fühlten.

An dieser Stelle sei mir eine Anmerkung erlaubt. Der Körper schaltet bei der natürlichen Synthese mithilfe des Sonnenlichts nach der Dosis von 20.000 I.E. ab. Mehr erzielt er nicht, weil dann das neu gebildete Vitamin D sofort wieder abgebaut wird. Offenbar schützt sich der Körper so gegen eine Überdosierung. Mein Bauchgefühl sagt mir, dass man sich auch in der Therapie besser daran halten sollte. Die ersten ernst zu nehmenden Hinweise auf unerwünschte Nebenwirkungen sind jedenfalls schon veröffentlicht:[15] Hier wurden »Jahresdosen« von 500.000 I.E. Vitamin D auf einmal verabreicht – in meinen Augen ein Irrsinn.

Nach dem Prinzip von Dr. von Helden supplementieren der Wuppertaler Lungenspezialist Dr. Hermann Teutemacher und zwei Kollegen in Schleswig und Freiburg Patienten mit Asthma und COPD. Hinter dieser Abkürzung verbirgt sich eine chronische Lungenerkrankung, bei der die Atemwege dauerhaft verengt sind, sodass die Patienten zunehmend unter Atemnot leiden. Zusätzliche Infekte machen die Sache für COPD- und Asthmapatienten nur schlimmer.

Bei rund 1.000 Patienten wurde der Vitamin-D-Status erhoben, im Mittel lag er bei 16 ng/ml. Hoch dosiertes Vitamin D führte bei gut 80 Prozent der Substituierten zu »einer beeindruckenden Verbesserung der Infektproblematik«. Für Teutemacher stellt die Vitamin-D-Gabe an mangelversorgte COPD- und Asthmapatienten »eine hoch effektive, einfache, gut verträgliche und kostengünstige Maßnahme« zur Bekämpfung von Infektionen dar.

Rückendeckung erhielt er von Prof. Robert Bals, der in der Lungenabteilung der Universitätsklinik des Saarlandes viele Lungenpatienten mit niedrigen Vitamin-D-Spiegeln sieht. Je niedriger der 25D-Wert, desto schlechter die Lungenfunktion – eine Beobachtung aus der Klinik, die von mehreren Studien gestützt wird. Ein wesentlicher Mechanismus ist, dass Vitamin D die antibakteriellen Aktivitäten von Immun- und Lungenzellen reguliert und so zum Schutz vor Infektionen und Entzündungen beiträgt. Der gegenwärtige Wissensstand erlaube zwar noch keinen routinemäßigen Einsatz von Vitamin D bei Lungenerkrankungen. Die dazu nötigen klinischen Studien sind jedoch auf dem Weg.

Vitamin D und Medikamente

Auf einen noch völlig stiefmütterlich behandelten Aspekt wies der Apotheker Uwe Gröber von der Akademie für Mikronährstoffmedizin in Essen hin: Eine ganze Reihe von Medikamenten greift in den Vitamin-D-Haushalt ein. Dabei kann sowohl die Bildung als auch der Abbau des D-Hormons gestört sein. Ein durch Arzneimittel ausgelöster Vitamin-D-Mangel kann die Knochenmineralisation bis hin zur Osteoporose beeinträchtigen. Besonders gefährdet sind Patienten, die langfristig Medikamente gegen Epilepsie, Viruserkrankungen, die Kortison oder Zytostatika (bei Krebs) einnehmen müssen.

Doch Vitamin D schützt auch in diesem Fall nicht nur die Knochen. Es ist zudem in der Lage, das Wirkprofil verschiedener Medikamente zu verbessern und auch andere Nebenwirkungen wie Schmerzzustände zu mildern. Als prominentes Beispiel nannte Gröber die Statine, deren cholesterinsenkende Wirkung durch Vitamin D verbessert wird. Zudem sinkt das Risiko für die unter Statingaben häufigen Muskelprobleme, wenn Vitamin D supplementiert wird. Auch Krebspatienten, die Bisphosphonate oder Aromatasehemmer einnehmen müssen, erleiden bei begleitenden Vitamin-D-Gaben weniger Nebenwirkungen.

»Was die Sonne sonst noch kann«

Unter diesem Titel ermöglichte Dr. Alexander Wunsch, der in Heidelberg medizinische Lichtberatung anbietet, einen spannenden Blick über den Tellerrand. Wunsch erinnert daran, dass Sonnenlicht nicht nur aus UV-Strahlen besteht, sondern zu einem viel größeren Anteil aus sichtbarem Licht sowie aus Wärme- und Infrarotstrahlen, die schon lange therapeutisch genutzt werden. Beispielsweise trägt das sichtbare Licht via Auge zur Regulation des Hormonhaushaltes bei. Alle Bestandteile des Sonnenlichts üben spezifische Wirkungen auf unsere Haut aus, die Wunsch als ein Meisterwerk der Evolution beschreibt, weil sie es dem Körper ermöglicht, sich adäquat an Umweltreize anzupassen.

Sonnenlicht ist also nicht nur ein Schlüsselreiz für die Haut, der die Bildung von Vitamin D anstößt. Wärme- und Infrarotstrahlen dringen sehr viel tiefer in die Haut ein und bewirken unter anderem Verschiebungen im Wasserhaushalt. Das Licht gelangt außerdem über spezielle Rezeptoren in den Augen bis in die Zirbeldrüse tief im Inneren des Gehirns, wo es unter anderem die Bildung des »Taghormons« Serotonin und des »Nachthormons« Melatonin reguliert. Das Sonnenlicht beeinflusst also die Bildung mehrerer gesundheitlich äußerst wichtiger Signalstoffe, nicht nur von Vitamin D. Sie wirken teilweise synergistisch, teilweise auch als Gegenspieler und unterliegen nicht nur dem rhythmischen Wechsel von Tag und Nacht, sondern auch jahreszeitlichen Schwankungen.

Vor diesem Hintergrund plädiert Wunsch dafür, das Vitamin D nicht isoliert zu betrachten. Konkret bedeutet dies, bei Bedarf nicht nur die richtige Vitamin-D-Dosis für eine Supplementierung oder Bestrahlung mit UV-Licht zu ermitteln. Es muss seiner Ansicht nach auch erforscht werden, zu welcher Tageszeit Vitamin D am besten verabreicht wird. Da der Vitamin-D-Status naturgemäß saisonalen Schwankungen unterliegt, zumindest in unseren Breiten, sollten wir künftig auch darüber nachdenken, ob es wirklich sinnvoll ist, den Vitamin-D-Spiegel über Winter »künstlich« so hoch zu halten wie im Sommer.

Alles in allem machte die Vitamin-D-Update-Konferenz noch einmal deutlich, dass auch im Jahr 2011 weder Patienten noch Ernährungsberater und Ärzte ausreichend über die zentrale Bedeutung von Vitamin D und des Sonnenlichts für Gesunde und Kranke, Schwangere und Stillende, Kinder und Senioren informiert sind. Um diese brisante Situation zu entschärfen, formulierten die in Berlin versammelten Experten einen klaren Appell, den ich natürlich auch mitgetragen habe: Wir brauchen nicht nur mehr Forschung, wir brauchen schon jetzt weniger restriktive, aber dafür physiologisch logische Empfehlungen für die Sonnenexposition. Und wir brauchen eine ausreichend hoch dosierte Versorgung mit Vitamin D all derer, die es nicht schaffen, mithilfe der Sonne genug Vitamin D zu bilden.

Auch wenn sich über die Nahrung nur ein geringer Teil der Vitamin-D-Versorgung decken lässt, müssen die Ernährungsempfehlungen dringend an den neusten Stand der Erkenntnisse angepasst und erhöht werden: Um die Bedeutung der Sonne begreiflich zu machen und um die gesetzlichen Möglichkeiten zu verbessern, mit frei verkäuflichen Nahrungssupplementen den Vitamin-D-Status anheben zu können. Die sonst eher als langsam angesehenen Schweizer haben die Zeichen der Zeit erkannt: Experten der Eidgenössischen Ernährungskommission forderten im Frühjahr 2011 25D-Serumwerte von mindestens 30 ng/ml und für Erwachsene ab 20 Jahre eine tägliche Zufuhr von 800 bis 1.000 I.E. Vitamin D. Das ist mehr als das IOM empfiehlt und näher an dem, was wir heute über Vitamin D wissen.

Am 6. Juni 2011 veröffentlichte die Amerikanische Gesellschaft für Endokrinologie eine Leitlinie für die klinischen Praxis zur Prävention und Therapie von Vitamin-D-Mangel.[17] Die wesentlichen Schlussfolgerungen dieser Leitlinie lauten: »Es muss anerkannt werden, dass ungeschützte Sonnenexposition die wichtigste Vitamin-D-Quelle sowohl für Kinder als auch für Erwachsene darstellt und dass es ohne Sonnenexposition schwer, wenn nicht unmöglich ist, ohne Supplemente genügend Vitamin D … aus der Nahrung zu bekommen. Aufgrund der Bedenken in Sachen Melanom und anderer Hautkrebse ist es nötig, exzessive Sonnenexposition am Mittag zu vermeiden. … Diese Beobachtungen bestärken die Argumente für eine Supplementierung, insbesondere für Menschen, die oberhalb des 33. Breitengrades leben. Alle verfügbare Evidenz spricht dafür, die 25D-Blutspiegel bei Kindern und Erwachsenen über 20 ng/ml zu halten, um Rachitis und Osteomalazie zu verhüten. … Um jedoch die Vitamin-D-Effekte auf den Calciumhaushalt, die Knochen und den Muskelstoffwechsel zu maximieren, sollten die 25D-Blutspiegel über 30 ng/ml liegen. Zahlreiche epidemiologische Studien ergaben, dass es bei 25D-Blutspiegeln über 30 ng/ml zusätzliche gesundheitliche Vorteile geben dürfte, weil dann die Risiken für Erkältungen, Krebserkrankungen, Autoimmunerkrankungen, Typ-2-Diabetes, Herz-Kreislauf-Erkrankungen und Infektionen sinken.« Dies unterstreicht voll und ganz die Aussagen und Positionen dieses Buches und bestätigt seine hohe Aktualität.

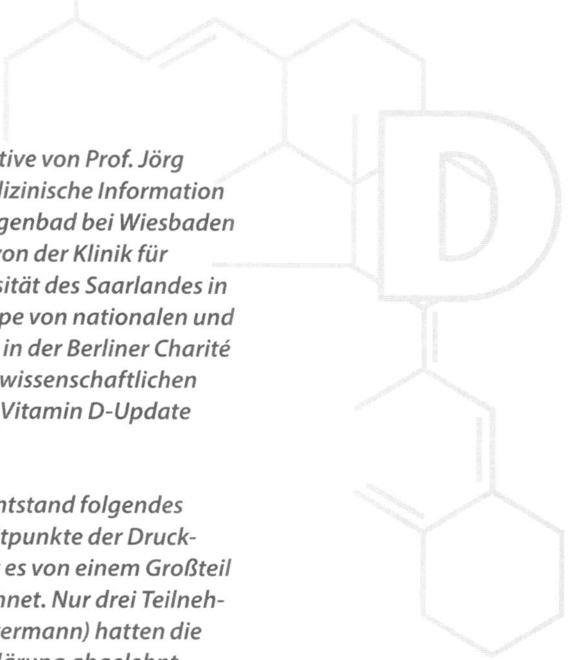

Am 9. April kam auf Initiative von Prof. Jörg Spitz vom Institut für medizinische Information und Prävention in Schlangenbad bei Wiesbaden und Prof. Jörg Reichrath von der Klinik für Dermatologie der Universität des Saarlandes in Homburg/Saar eine Gruppe von nationalen und internationalen Experten in der Berliner Charité zusammen, um mit ihren wissenschaftlichen Beiträgen die Konferenz »Vitamin D-Update 2011« zu gestalten.

Am Ende der Konferenz entstand folgendes 6-Punkte-Papier. Zum Zeitpunkte der Drucklegung dieses Buches war es von einem Großteil der Teilnehmer unterzeichnet. Nur drei Teilnehmer (Lehmann, Vieth, Zittermann) hatten die vorliegende Form der Erklärung abgelehnt.

6-Punkte-Papier als Fazit der Vitamin-D-Konferenz am 9. April 2011

1. Vitamin D ist die Vorstufe eines in fast allen Körperzellen benötigten Steroidhormons (Calcitriol). Es kann von den Menschen selbst mithilfe der UVB-Strahlen der Sonne in der Haut hergestellt werden. Es wird zwingend für die korrekte Funktion zahlreicher Organe und nicht nur für den Knochenstoffwechsel benötigt.

2. Es besteht ein weltweiter Mangel an Vitamin D, der vorwiegend ausgelöst wird durch die Veränderungen des Lebensstils infolge des technischen Fortschritts. Zusätzlich resultiert in Verbindung mit der Angst vor Hautkrebs ein

zu geringer Aufenthalt in der Sonne. Jenseits des 40. Breitengrades (damit auch in Mittel-/Nordeuropa, einschließlich Deutschland, sowie in den Neu-England-Staaten der USA und in Kanada) sind die Menschen insbesondere in den Wintermonaten ungenügend mit Vitamin D versorgt, da dort in diesem Zeitraum aufgrund des flachen Einstrahlwinkels der Sonne keine ausreichende UVB-Strahlung zur Vitamin-D-Bildung in der Haut die Atmosphäre passieren kann.

3. Eine Fülle von wissenschaftlichen Untersuchungen in den vergangenen 20 Jahren weist darauf hin, dass ein Mangel an Vitamin D wahrscheinlich fast alle chronischen Krankheiten fördert, darunter: Diabetes, Krebs, Bluthochdruck und Herz-Kreislauf-Erkrankungen, Nervenerkrankungen, Autoimmunerkrankungen, Infektionskrankheiten und Allergien. Die Unterzeichner fordern daher dringend eine Intensivierung der Forschungsarbeit über Vitamin D in den verschiedensten Fachdisziplinen.

4. Die derzeitigen Regelungen zur Versorgung der Bevölkerung werden dem Vitamin-D-Mangel nicht gerecht. Daher ist es erforderlich, die Empfehlungen zur natürlichen und künstlichen Sonnenexposition zu überarbeiten; so sollte möglichst mittags bei Sonnenhöchststand, gezielt eine große Hautoberfläche (häufig exponierte Stellen dabei schützen) von Frühling bis Herbst an mehr als drei Tagen pro Woche für max. 20 Minuten (Hauttyp beachten!) ausgesetzt werden. Bei weiterer Exposition ist die Haut mit Kleidung oder Sonnencreme zu schützen. Sonnenbrände sind in jedem Fall zu vermeiden!

5. Ferner ist die derzeitig verbindliche Empfehlung für eine Zufuhr von 200 I.E. Vitamin D pro Tag als Ausgleich für die fehlende Sonnenexposition absolut unzureichend. Eine Verabreichung von 1.000–2.000 I.E. täglich (bzw. 7.000–14.000 I.E. /Woche je nach Lebensalter und Körpergewicht) ist insbesondere in den Wintermonaten wünschenswert. Dabei sollte ein Spiegel von mindestens 20 ng/ml im Blut erreicht werden. Amerikanische Wissenschaftler empfehlen sogar einen Zielbereich von 40–60 ng/ml, wozu in einer großen Studie bis zu 10.000 I.E. täglich benötigt wurden. Das amerikanische Institut für Medizin (IOM) gibt als Obergrenze für eine gefahrlose, dauerhafte tägliche Zufuhr 4.000 I.E. an. Für Kinder ist eine tägliche Zufuhr von 50 I.E. pro Kilogramm Körpergewicht anzustreben. Stillende Mütter benötigen 6.000 I.E. pro Tag.

6. Die Wissenschaftler fordern die Fachgesellschaften und die Öffentlichkeit auf, diese Erkenntnisse in die entsprechenden Empfehlungen umzusetzen.

Prävention und Therapie von Vitamin-D-Mangelversorgung bei Gesunden

Ursache der Mangelversorgung	Empfehlung zur Vorbeugung (Prävention)	Empfehlung zur Therapie
Kinder		
Stillen ohne Vitamin D-Supplementation – bis 1. Lebensjahr	400 I. E. Vitamin D_3 pro Tag mit vernünftiger Sonnenbestrahlung; 1.000–2.000 I. E. Vitamin D_3 pro Tag gilt als sicher; Erhaltungsdosis ist 400–1.000 I. E. Vitamin D_3 pro Tag	200.000 I. E. Vitamin D_3 alle 3 Monate bzw. 600.000 I. E. Vitamin D_2 intramuskulär und Wiederholung nach 12 Wochen; alternativ 1.000–2.000 I. E. Vitamin D_2 oder Vitamin D_3 pro Tag mit Calciumsupplementen
Unzureichende Sonnenbestrahlung bzw. unzureichende Supplementierung oder dunkle Hautfarbe; 1.-18. Lebensjahr	400–1.000 I. E. Vitamin D_3 pro Tag mit vernünftiger Sonnenbestrahlung; 1.000–2.000 I. E. Vitamin D_3 pro Tag gilt als sicher; Erhaltungsdosis ist 400–1.000 I. E. Vitamin D_3 pro Tag	50.000 I. E. Vitamin D_2 pro Woche über 8 Wochen
Erwachsene		
Unzureichende Sonnenbestrahlung bzw. unzureichende Supplementierung; altersbedingt reduzierte 25D-Bildung in der Haut (Alter über 50 Jahre)	800–1.000 I. E. Vitamin D_3 pro Tag oder 50.000 I. E. Vitamin D_2 alle 2–4 Wochen oder vernünftige Sonnenbestrahlung oder Solarium; bis zu 10.000 I. E. Vitamin D_3 pro Tag über 5 Monate hinweg gilt als sicher; als Erhaltungsdosis 50.000 I. E. Vitamin D_2 alle 2–4 Wochen	50.000 I. E. Vitamin D_2 pro Woche über 8 Wochen; falls 25D < 30 ng/ml Wiederholung über 8 Wochen
Schwangerschaft oder Stillzeit (unzureichende Sonnenbestrahlung oder Supplementation)	1.000–2.000 I. E. Vitamin D_3 pro Tag; bis zu 4.000 I. E. Vitamin D_3 pro Tag über 5 Monate gilt als sicher; alternativ 50.000 I. E. Vitamin D_2 alle 2 Wochen; als Erhaltungsdosis 50.000 I. E. Vitamin D_2 alle 2-4 Wochen	50.000 I. E. Vitamin D_2 über 8 Wochen; falls 25D < 30 ng/ml Wiederholung über 8 Wochen
Fettleibigkeit	1.000–2.000 I. E. Vitamin D_3 pro Tag; alternativ 50.000 I. E. Vitamin D_2 alle 1–2 Wochen; Erhaltungsdosis ist 50.000 I. E. Vitamin D_2 alle 2–4 Wochen	50.000 I. E. Vitamin D_2 pro Woche über 12 Wochen; falls 25D < 30 ng/ml Wiederholung über 8–12 Wochen

In USA sind zur Hochdosierung nur D_2-Präparate zugelassen. In Deutschland und anderen Ländern gilt das nicht. Andererseits existieren in Deutschland noch keine entsprechenden allgemein anerkannten Therapieempfehlungen mit hoch dosiertem Vitamin D_3.

Tabellen linke und rechte Seite nach: Holick MF. Vitamin D Deficiency. N Engl J Med 2007;357:266-81.

Prävention und Therapie von Vitamin-D-Mangelversorgung bei ausgewählten Erkrankungen[1]

Ursache der Mangelversorgung	Empfehlung zur Vorbeugung (Prävention)[2]	Empfehlung zur Therapie[2]
Malabsorptionssyndrome Unzureichende Resorption von Vitamin D in Kombination mit unzureichender Sonnenbestrahlung bzw. unzureichender Supplementation	Ausreichende Sonnenbestrahlung bzw. Solarium; täglich 10.000 I. E. Vitamin D_3 bis zu 5 Monaten gilt als sicher; alternativ 50.000 I. E. Vitamin D_2 täglich, alle 2 Tage oder einmal wöchentlich; Erhaltungsdosis ist 50.000 I. E. Vitamin D_2 pro Woche	Künstliche UVB-Bestrahlung oder 50.000 Vitamin D_2 alle 1–2 Tage
Nephrotisches Syndrom	1.000-2.000 I. E. Vitamin D_3 pro Tag; alternativ 50.000 I. E. Vitamin D_2 1–2 mal pro Woche; Erhaltungsdosis ist 50.000I. E. Vitamin D_2 1–2-mal pro Monat	50.000 I. E. Vitamin D_2 zweimal pro Woche über 8–12 Wochen
Chronische Niereninsuffizienz[3] im Stadium 2 und 3	Phosphat im Serum kontrollieren; 1.000 I. E. Vitamin D_3 pro Tag; alternativ 50.000 I. E. Vitamin D_2 alle 2 Wochen; Erhaltungsdosis ist 50.000 I. E. Vitamin D_2 alle 2 oder 4 Wochen, alternativ Behandlung mit Vitamin-D-Analoga nachdem befriedigender Vitamin-D-Status erreicht ist	50.000 I. E. Vitamin D_2 einmal pro Woche über 8 Wochen; falls 25D < 30 ng/ml Wiederholung über 8 Wochen
Chronische Niereninsuffizienz[3] im Stadium 4 und 5	1.000 I. E. Vitamin D_3 pro Tag; alternativ 50.000 I. E. Vitamin D_2 alle 2 Wochen; zusätzlich aktives 1,25Vitamin D oder aktives Vitamin D-Analogon notwendig	0,25-1,0 µg 1,25Vitamin D (Calcitriol) oral zweimal pro Tag oder 1–2 µg Paricalcitriol alle 3 Tage
Primärer oder tertiärer Hyperparathyreoidismus	800–1.000 I. E. Vitamin D_3 pro Tag; alternativ 50.000 I. E. Vitamin D_2 alle 2 Wochen; Erhaltungsdosis ist 50.000 I. E. Vitamin D_2 1–2-mal pro Monat	50.000 I. E. Vitamin D_2 einmal pro Woche über 8 Wochen; falls 25D < 30 ng/ml Wiederholung über 8 Wochen
Granulomatöse Erkrankungen	400 I. E. Vitamin D_3 pro Tag; Erhaltungsdosis ist 50.000 I. E. Vitamin D_2 1 mal pro Monat	50.000 I. E. Vitamin D_2 einmal pro Woche, oder 2- oder 4-wöchentlich über 4 Wochen; der 25D-Spiegel muss zwischen 20 und 30 ng/ml gehalten werden; höhere Blutspiegel sind zu vermeiden, da Gefahr von Hypercalcämie und Hypercalcurie
Medikation mit Präparaten, die xenobiotische oder Steroidrezeptoren aktivieren	50.000 I. E. Vitamin D_2 jeden zweiten Tag oder einmal pro Woche; Erhaltungsdosis ist 50.000 I. E. Vitamin D_2 wöchentlich oder alle 2 oder 4 Wochen	50.000 I. E. Vitamin D_2 alle 2 Wochen über 8–10 Wochen oder wöchentlich, falls 25D < 30 ng/ml

[1] Nur unter ärztlicher Betreuung.
[2] Das therapeutische Ziel besteht im Erreichen von 25D-Konzentrationen zwischen 30 und 60 ng/ml. Behandler sollten diese Therapierichtlinien in Kombination mit ihrer klinischen Beurteilung der Begleitumstände einsetzen.
[3] In den Stadien 2 und 3 der chronischen Niereninsuffizienz sinkt die durchschnittliche glomeruläre Filtrationsrate auf 89 bis 31 ml/min pro 1,73 m^2. In den Stadien 4 und 5 ist sie < 30 ml/min.

Fußnoten und Anmerkungen

Die Sonne macht's

01 Auf Deutsch ist das Buch von Michael Holick im Jahr 2005 unter dem Titel »Schützendes Sonnenlicht« im Haug-Verlag Stuttgart erschienen.

02 Genau gesagt handelt es sich dabei um den Cholesterinabkömmling 7-Dehydrocholesterol.

03 Mit Seehöhe bezeichnet man die Angabe, wie viel Meter über dem Meeresspiegel sich etwas befindet.

04 http://nadir.nilu.no/~olaeng/fastrt/VitD_quartMEDandMED.html

05 Mit Erythem bezeichnet man in der Fachsprache eine entzündungsbedingte Hautrötung infolge Mehrdurchblutung durch Gefäßerweiterung, die unter anderem auch durch ein Übermaß an Sonnenbestrahlung ausgelöst werden kann. Dann spricht man auch vom Sonnenbrand.

Vom Äquator zu den Polen

01 http://de.wikipedia.org/wiki/Datei:Map_of_skin_hue_equi.png

02 Hobbs RD, Habib Z, Alromaihi D, et al. Severe Vitamin D deficiency in Arab-American women living in Dearborn, Michigan. Endocr Pract 2009;15: 35-40.

03 Juliano-Burns S, Wang XF, Aytonet J, et al. Skeletal and hormonal responses to sunlight deprivation in Antarctic expeditioners. Osteoporos Int 2009; (epub) DOI 10.1007/s00198-008-0830-9.

04 Smith SM, Gardner KK, Locke J, et al. Vitamin D supplementation during Antarctic winter. Am J Clin Nutr as doi: 10.3945/ajcn.2008.27189.

D wie Drama

01 Abkürzungen siehe Kapitel 2.

02 Die wichtigsten Aspekte sind ebenfalls in einer Fachzeitschrift erschienen: Hintzpeter B, Mensink GB, Thierfelder W, et al. Vitamin-D-Status and health correlates among German adults. Eur J Clin Nutr 2008;62:1079-89.

03 Das sogenannte Kinder- und Jugendlichen Gesundheitssurvey (KiGGS); kostenfrei downloadbar unter: http://www.kiggs.de/experten/downloads/Basispublikation/Thierfelder_biochem._Messparameter.pdf.

04 Bedauerlicherweise finden sich in der Originalarbeit keine Angaben darüber, wie hoch der Prozentsatz derjenige ist, die im »normalen« Bereich, also bei Vitamin-D-Spiegeln von über 30 ng/ml, liegen.

05 Hintzpeter B, Scheidt-Nave C, Muller MJ, Schenk L, Mensink GB. Higher prevalence of Vitamin D deficiency is associated with immigrant background among children and adolescents in Germany. J Nutr 2008;138: 1482-90.

06 Lips P. Vitamin-D-Status and nutrition in Europe and Asia. J Steroid Biochem Mol Biol 2007;103: 620-5.

07 Erkal MZ, Wilde J, Bilgin Y, et al. High prevalence of Vitamin D deficiency, secondary

hyperparathyroidism and generalized bone pain in Turkish immigrants in Germany: identification of risk factors. Osteoporos Int. 2006; 17: 1133-40.

08 Alagöl F, Shihadeh Y, Boztepe H, et al. Sunlight exposure and Vitamin D deficiency in Turkish women. J Endocrinol Invest. 2000; 23: 173-177.

09 Glerup H, Mikkelsen K, Poulsen L, et al. Commonly recommended daily intake of Vitamin D is not sufficient if sunlight exposure is limited. J Intern Med 2000; 247: 260-8.

10 DGE steht für Deutsche Gesellschaft für Ernährung.

11 DONALD steht für DOrtmund Nutritional and Anthropometric Longitudinally Designed Study. Die Studie wurde 1985 am Forschungsinstitut für Kinderernährung Dortmund als Langzeitstudie begonnen und wird bis heute weitergeführt.

12 EsKiMo steht für »Ernährungsstudie als KiGGS-Modul«.

13 Gozdzik A, Barta JL, Wu H, et al. Low wintertime Vitamin D levels in a sample of healthy young adults of diverse ancestry living in the Toronto area: associations with Vitamin D intake and skin pigmentation. BMC Public Health 2008; 8: 336.

Von der Mutter zum Kind

01 Elmer Verner McCollum: 1879—1967. A Biographical Memoir by Harry G. Day. National Academy of Sciences, Washington D.C. 1974

02 Im Buch »Syndrom X oder Ein Mammut auf den Teller!«.

03 Taylor SN, Wagner CL, Hollis BW. Vitamin D supplementation during lactation to support infant and mother. J Am Coll Nutr 2008; 27: 690-701.

04 CPS. Vitamin D supplementation: Recommendations for Canadian mothers and infants. Paediatr Child Health 2007; 12: 583-98.

05 Wjst M. The Vitamin D Slant on Allergy. Pediatr Allergy Immunol 2006: 17: 477-483.

Harte Knochen

01 Bischoff-Ferrari HA, Willett WC, Wong JB, Giovannucci E, Dietrich T, Dawson-Hughes B. Fracture prevention with Vitamin D supplementation: a meat-analysis of randomised controlled trials. JAMA 2005; 293: 2257-64.

02 Bischoff-Ferrari HA, Willett WC, Wong JB, et al. Prevention of nonvertebral fractures with oral Vitamin D and dose dependency: a meta-analysis of randomized controlled trials. Arch Intern Med. 2009;169(6):551-61.

03 Bischoff-Ferrari HA, Giovannucci E, Willett WC, Dietrich T, Dawson-Hughes B. Estimation of optimal serum concentrations of 25-hydroxyVitamin D for multiple health outcomes. Am J Clin Nutr 2006; 84: 18-28.

04 Wolff AE, Jones AN, Hansen KE. Vitamin D and musculoskeletal health. Nat Clin Pract Rheumatol 2008;4:580-8.

05 Reid IR, Bolland MJ. Calcium supplementation and vascular disease. Climacteric. 2008 Aug;11(4):280-6.

Kräftige Muskeln

01 Wolff AE, Jones AN, Hansen KE. Vitamin D and musculoskeletal health. Nat Clin Pract Rheumatol 2008; 4: 580-8.

02 Bischoff-Ferrari HA, Dawson-Hughes B, Willett WC, et al. Effect of Vitamin D on falls: a meta-analysis. JAMA 2004; 291: 1999-2006.

03 Bischoff-Ferrari HA, Orav EJ, Dawson-Hughes B. Effect of cholecalciferol plus calcium on falling in ambulatory older men and women: a 3-year randomized controlled trial. Arch Intern Med 2006; 166: 424-30.

04 Broe KE, Chen TC, Weinberg J, Bischoff-Ferrari HA, Holick MF, Kiel DP. A higher dose of Vitamin D reduces the risk of falls in nursing home residents: a randomized, multiple-dose study. J Am Geriatr Soc 2007; 55: 234-9.

05 Dhesi JK, Jackson SH, Bearne LM, et al. Vitamin D supplementation improves neuromuscular function in older people who fall. Age Ageing 2004; 33: 589-95.

06 Pfeifer M, Begerow B, Minne HW, Suppan K, Fahrleitner-Pammer A, Dobnig H. Effects of a long-term Vitamin D and calcium supplementation on falls and parameters of muscle function in community-dwelling older individuals. Osteoporos Int 2009; 20: 315-22.

07 Glerup H, Mikkelsen K, Poulsen L, et al. Hypovitaminosis D myopathy without biochemical signs of osteomalacic bone involvement. Calcif Tissue Int 2000; 66: 419-24.

08 Perez-Lopez FR. Vitamin D and its implications for musculoskeletal health in women: an update. Maturitas 2007; 58: 117-37.

Gute Nerven

01 Buell JS, Dawson-Hughes B. Vitamin D and neurocognitive dysfunction: Preventing »D«ecline? Mol Aspects Med 2008; 29: 415-22.

02 Evatt ML, Delong MR, Khazai N, Rosen A, Triche S, Tangpricha V. Prevalence of Vitamin D insufficiency in patients with Parkinson disease and Alzheimer disease. Arch Neurol 2008; 65: 1348-52.

03 Holick MF, Jenkins M. The UV Advantage. New York: Simon & Schuster, 2005.

04 Raghuwanshi A, Joshi SS, Christakos S. Vitamin D and multiple sclerosis. J Cell Biochem 2008; 105: 338-43.

05 Cantorna MT. Vitamin D and multiple sclerosis: an update. Nutr Rev 2008; 66: S135-8.

06 Kimball SM, Ursell MR, O'Connor P, Vieth R. Safety of Vitamin-D3 in adults with multiple sclerosis. Am J Clin Nutr 2007; 86: 645-51.

07 Cherniack EP, Troen BR, Florez HJ, Roos BA, Levis S. Some new food for thought: the role of Vitamin D in the mental health of older adults. Curr Psychiatry Rep 2009; 11: 12-9.

08 McGrath J, Saari K, Hakko H, et al. Vitamin D supplementation during the first year of life and risk of schizophrenia: a Finnish birth cohort study. Schizophr Res 2004; 67: 237-45.

09 Cannell JJ. Autism and Vitamin-D. Med Hypotheses 2008; 70: 750-9.

Sonnige Laune

01 Hoogendijk WJ, Lips P, Dik MG, Deeg DJ, Beekman AT, Penninx BW. Depression is associated with decreased 25-hydroxyVitamin D and increased parathyroid hormone levels in older adults. Arch Gen Psychiatry 2008; 65: 508-12.

02 Vieth R, Kimball S, Hu A, Walfish PG. Randomized comparison of the effects of the Vitamin-D3 adequate intake versus 100 mcg (4.000 IU) per day on biochemical responses and the wellbeing of patients. Nutr J 2004; 3:8.

03 Jorde R, Sneve M, Figenschau Y, Svartberg J, Waterloo K. Effects of Vitamin D supplementation on symptoms of depression in overweight and obese subjects: randomized double blind trial. J Intern Med 2008; 264: 599-609.

04 Feldman SR, Liguori A, Kucenic M, et al. Ultraviolet exposure is a reinforcing stimulus in frequent indoor tanners. J Am Acad Dermatol 2004; 51: 45-51.

05 Young SN. Has the time come for clinical trials on the antidepressant effect of Vitamin-D? J Psychiatry Neurosci 2009; 34:3.

06 Ramakrishnan U, Imhoff-Kunsch B, DiGirolamo AM. Role of docosahexaenoic acid in maternal and child mental health. Am J Clin Nutr 2009; 89: 958S-962S.

07 Appleton KM, Rogers PJ, Ness AR. Is there a role for n-3 long-chain polyunsaturated fatty acids in the regulation of mood and behaviour? A review of the evidence to date from epidemiological studies, clinical studies and intervention trials. Nutr Res Rev 2008; 21: 13-41.

Starke Abwehr

01 Cannell JJ, Zasloff M, Garland CF, Scragg R, Giovannucci E. On the epidemiology of influenza. Virol J 2008; 5:29.

02 Cannell JJ, Vieth R, Willett W, et al. Cod liver oil, vitamin A toxicity, frequent respiratory infections, and the Vitamin D deficiency epidemic. Ann Otol Rhinol Laryngol 2008; 117: 864-70.

03 Ginde AA, Mansbach JM, Camargo CA, Jr. Association between serum 25-hydroxyVitamin D level and upper respiratory tract infection in the Third National Health and Nutrition Examination Survey. Arch Intern Med 2009; 169: 384-90.

04 Grad R. Cod and the consumptive: a brief history of cod-liver oil in the treatment of pulmonary tuberculosis. Pharm Hist 2004; 46: 106-20.

05 Nnoaham KE, Clarke A. Low serum Vitamin D levels and tuberculosis: a systematic review and meta-analysis. Int J Epidemiol 2008; 37:113-9.

06 Williams B, Williams AJ, Anderson ST. Vitamin D deficiency and insufficiency in children with tuberculosis. Pediatr Infect Dis J 2008; 27: 941-2.

07 Gibney KB, MacGregor L, Leder K, et al. Vitamin D deficiency is associated with tuberculosis and latent tuberculosis infection in immigrants from sub-Saharan Africa. Clin Infect Dis 2008; 46: 443-6.

08 Schauber J, Gallo RL. The Vitamin D pathway: a new target for control of the skin's immune response? Exp Dermatol 2008;17:633-9.

09 Shoenfeld N, Amital H, Shoenfeld Y. The effect of melanism and Vitamin D synthesis on the incidence of autoimmune disease. Nat Clin Pract Rheumatol 2009; 5: 99-105.

Gezügelter Zucker

01 Holick MF. Diabetes and the Vitamin D connection. Curr Diab Rep 2008; 8: 393-8.

02 Mohr SB, Garland CF, Gorham ED, Garland FC. The association between ultraviolet B irradiance, Vitamin D status and incidence rates of type 1 diabetes in 51 regions worldwide. Diabetologia 2008; 51: 1391-8.

03 Hypponen E, Laara E, Reunanen A, Jarvelin MR, Virtanen SM. Intake of Vitamin D and risk of type 1 diabetes: a birth-cohort study. Lancet 2001; 358: 1500-3.

04 Zipitis CS, Akobeng AK. Vitamin D supplementation in early childhood and risk of type 1 diabetes: a systematic review and meta-analysis. Arch Dis Child 2008; 93: 512-7.

05 www.logi-methode.de.

06 Peechakara SV, Pittas AG. Vitamin D as a Potenzial modifier of diabetes risk. Nat Clin Pract Endocrinol Metab 2008; 4: 182-3.

07 Scragg R, Sowers M, Bell C. Serum 25-hydroxyVitamin-D, diabetes, and ethnicity in the Third National Health and Nutrition Examination Survey. Diabetes Care 2004;27:2813-8.

08 Pittas AG, Dawson-Hughes B, Li T, et al. Vitamin D and calcium intake in relation to type 2 diabetes in women. Diabetes Care 2006; 29: 650-6.

Gesunde Gefäße

01 Perez-Lopez FR. Vitamin D metabolism and cardiovascular risk factors in postmenopausal women. Maturitas 2009.

02 Rostand SG. Ultraviolet light may contribute to geographic and racial blood pressure differences. Hypertension 1997; 30: 150–6.

03 Holick MF. Sunlight and Vitamin D for bone health and prevention of autoimmune diseases, cancers, and cardiovascular disease. Am J Clin Nutr 2004; 80: 1678S-88S.

04 Krause R, Buhring M, Hopfenmuller W, Holick MF, Sharma AM. Ultraviolet B and blood pressure. Lancet 1998; 352: 709–10.

05 Holick MF, Jenkins M. The UV Advantage. New York: Simon & Schuster, 2005.

06 Melamed ML, Muntner P, Michos ED, et al. Serum 25-hydroxyVitamin D levels and the prevalence of peripheral arterial disease: results from NHANES 2001 to 2004. Arterioscler Thromb Vasc Biol 2008; 28: 1179-85.

07 Forman JP, Giovannucci E, Holmes MD, et al. Plasma 25-hydroxyVitamin D levels and risk of incident hypertension. Hypertension 2007; 49: 1063-9.

08 Margolis KL, Ray RM, Van Horn L, et al. Effect of calcium and Vitamin D supplementation on blood pressure: the Women's Health Initiative Randomized Trial. Hypertension 2008; 52: 847-55.

09 Sugden JA, Davies JI, Witham MD, Morris AD, Struthers AD. Vitamin D improves endo thelial function in patients with Type 2 diabetes mellitus and low Vitamin D levels. Diabet Med 2008; 25: 320-5.

10 Zittermann A, Schleithoff SS, Koerfer R. Vitamin D and vascular calcification. Curr Opin Lipidol 2007; 18:41-6.

11 Wang AY, Lam CW, Sanderson JE, et al. Serum 25-hydroxyVitamin D status and cardiovascular outcomes in chronic peritoneal dialysis patients: a 3-y prospective cohort study. Am J Clin Nutr 2008; 87: 1631-8.

12 de Boer IH, Kestenbaum B. Vitamin D in chronic kidney disease: is the jury in? Kidney Int 2008; 74: 985-7.

Heiles Herz und heiles Hirn

01 Dobnig H, Pilz S, Scharnagl H, et al. Independent association of low serum 25-hydroxyVitamin D and 1,25-dihydroxyVitamin D levels with all-cause and cardiovascular mortality. Arch Intern Med 2008; 168: 1340-9.

02 Pilz S, Marz W, Wellnitz B, et al. Association of Vitamin D deficiency with heart failure and sudden cardiac death in a large cross-sectional study of patients referred for coronary angiography. J Clin Endocrinol Metab 2008; 93: 3927-35.

03 Pilz S, Dobnig H, Fischer JE, et al. Low Vitamin D levels predict stroke in patients referred to coronary angiography. Stroke 2008; 39: 2611-3.

04 CRP und IL, interzelluläres Adhäsionsmolekül-1- und vaskuläres Zelladhäsionsmolekül-1, Glutathion- und Phospholipide.

06 Das heißt unter Einbeziehung vieler möglicher Einflussfaktoren wie Alter, Geschlecht, Body-Mass-Index, Grad der körperlichen Bewegung, Raucherstatus, Diabetes mellitus, systolischer und diastolischer Blutdruck, Albumin, Cystatin C, Triglyceride und NT-pro-BNP, LDL- und HDL-Cholesterin sowie die Einnahme von Aspirin, Statinen, Betablockern, ACE-Hemmern und Bronchodilatoren.

07 Zittermann A, Schleithoff SS, Koerfer R. Putting cardiovascular disease and Vitamin D insufficiency into perspective. Br J Nutr 2005; 94: 483-92.

08 Giovannucci E, Liu Y, Hollis BW, Rimm EB. 25-hydroxyVitamin D and risk of myocardial infarction in men: a prospective study. Arch Intern Med 2008; 168: 1174-80.

09 Wang TJ, Pencina MJ, Booth SL, et al. Vitamin D deficiency and risk of cardiovascular disease. Circulation 2008; 117: 503-11.

10 Price DI, Stanford LC Jr, Braden DS, Ebeid MR, Smith JC. Hypocalcemic rickets: an unusual cause of dilated cardiomyopathy.Pediatr Cardiol 2003; 24: 510–2.

11 Olgun H, Ceviz N, Ozkan B. A case of dilated cardiomyopathy due to nutritional Vitamin D deficiency rickets. Turk J Pediatr 2003; 45: 152–4.

12 Carlton-Conway D, Tolluh R, Wood L, Kanabar D. Vitamin D deficiency and cardiac failure in infancy. J R Soc Med 2004; 97:238–9.

13 Kim HW, Park CW, Shin YS, Kim YS, Shin SJ, Kim YS, et al. Calcitriol regresses cardiac hypertrophy and QT dispersion in secondary hyperparathyreoidism on hemodialysis. Nephron Clin Pract 2006; 102: 21–9.

14 Hsia J, Heiss G, Ren H, et al. Calcium/Vitamin D supplementation and cardiovascular events. Circulation 2007; 115: 846-54.

15 Perez-Lopez FR. Vitamin D metabolism and cardiovascular risk factors in postmenopausal women. Maturitas 2009.

Gutartige Zellen

02 Mohr SB. A brief history of Vitamin D and cancer prevention. Ann Epidemiol 2009; 19: 79-83.

03 Giovannucci E. Vitamin D and cancer incidence in the Harvard cohorts. Ann Epidemiol 2009; 19: 84-8.

04 Ng K, Meyerhardt JA, Wu K, et al. Circulating 25-hydroxyVitamin D levels and survival in patients with colorectal cancer. J Clin Oncol 2008; 26: 2984-91.

05 Pilz S, Dobnig H, Winklhofer-Roob B, et al. Low serum levels of 25-hydroxyVitamin D predict fatal cancer in patients referred to coronary angiography. Cancer Epidemiol Biomarkers Prev 2008; 17: 1228-33.

06 Giovannucci E, Liu Y, Rimm EB, et al. Prospective study of predictors of Vitamin D status and cancer incidence and mortality in men. J Natl Cancer Inst 2006; 98: 451-9.

07 Wactawski-Wende J, Kotchen JM, Anderson GL, et al. Calcium plus Vitamin D supplementation and the risk of colorectal cancer. N Engl J Med 2006;354:684-96.

08 Lacroix AZ, Kotchen J, Anderson G, et al. Calcium Plus Vitamin D Supplementation and Mortality in Postmenopausal Women: The Women's Health Initiative Calcium-Vitamin D Randomized Controlled Trial. J Gerontol A Biol Sci Med Sci 2009.

09 Lappe JM, Travers-Gustafson D, Davies KM, Recker RR, Heaney RP. Vitamin D and calcium supplementation reduces cancer risk: results of a randomized trial. Am J Clin Nutr 2007; 85: 1586-91.

Länger leben

01 Dobnig H, Pilz S, Scharnagl H, et al. Independent association of low serum 25-hydroxyVitamin D and 1,25-dihydroxyVitamin D levels with all-cause and cardiovascular mortality. Arch Intern Med 2008; 168: 1340-9.

02 Als Kovariablen wurden berücksichtigt: Alter, Geschlecht, Body-Mass-Index, Grad der körperlichen Bewegung, Raucherstatus, Diabetes mellitus, systolischer und diastolischer Blutdruck, Albumin, Cystatin C, Triglyzeride und NT-pro-BNP, LDL- und HDL-Cholesterin sowie die Einnahme von Bronchodilatoren, Aspirin, Statinen, Betablockern und ACE-Hemmern.

03 Niedrige 25D-Werte korrelierten Entzündungsmarkern (CRP und IL), Zelladhäsionsmarkern (interzelluläres Adhäsionsmolekül-1- und vaskuläres Zelladhäsionsmolekül-1), Marker für oxidativen Stress (niedrigere Glutathion- und Phospholipide).

04 Melamed ML, Michos ED, Post W, Astor B. 25-hydroxyVitamin D levels and the risk of mortality in the general population. Arch Intern Med 2008; 168: 1629-37.

05 Lacroix AZ, Kotchen J, Anderson G, et al. Calcium Plus Vitamin D Supplementation and Mortality in Postmenopausal Women: The Women's Health Initiative Calcium-Vitamin D Randomized Controlled Trial. J Gerontol A Biol Sci Med Sci 2009.

06 Autier P, Gandini S. Vitamin D supplementation and total mortality: a meta-analysis of randomized controlled trials. Arch Intern Med 2007; 167: 1730-7.

Umdenken angesagt

01 Giovannucci E. Expanding roles of vitamin d. J Clin Endocrinol Metab 2009;94:418-20.

02 Hollis BW. Circulating 25-hydroxyVitamin D levels indicative of Vitamin D sufficiency: implications for establishing a new effective dietary intake recommendation for vitamin D. J Nutr 2005;135:317-22.

03 Vieth R, Bischoff-Ferrari H, Boucher BJ, et al. The urgent need to recommend an intake of Vitamin D that is effective. Am J Clin Nutr 2007;85:649-50.

04 Giovannucci E. Can Vitamin D reduce total mortality? Arch Intern Med 2007;167:1709-10.

05 Giovannucci E. Expanding roles of vitamin d. J Clin Endocrinol Metab 2009;94:418-20.

06 Institute of Medicine, Food and Nutrition Board. Dietary reference intakes: calcium, magnesium, phosphorus, vitamin D, and fluoride. Washington, DC: National Acad-emy Press, 1997.

07 European Food Safety Authority. Tolerable upper intake levels for vitamins and minerals. Parma, Italy: European Food Safety Authority, 2006. Available from: http://www.efsa.europa.eu/EFSA/efsa_locale-1178620753812_1178633962601.htm

08 Aloia JF, Patel M, Dimaano R, et al. Vitamin D intake to attain a desired serum

25-hydroxyVitamin D concentration. Am J Clin Nutr 2008;87:1952-8.

09 Hathcock JN, Shao A, Vieth R, Heaney R. Risk assessment for vitamin D. Am J Clin Nutr 2007;85:6-18.

10 Lee JH, O'Keefe JH, Bell D, Hensrud DD, Holick MF. Vitamin D deficiency. An important, common, and easily treatable cardiovascular risk factor? J Am Coll Cardiol 2008;52:1949-56.

11 Cannell JJ, Hollis BW. Use of Vitamin D in clinical practice. Altern Med Rev 2008;13:6-20.

12 Cannell JJ, Hollis BW, Zasloff M, Heaney RP. Diagnosis and treatment of Vitamin D defi-ciency. Expert Opin Pharmacother 2008;9:107-18.

13 Grant WB, Cross HS, Garland CF, et al. Estimated benefit of increased Vitamin D status in reducing the economic burden of disease in western Europe. Prog Biophys Mol Biol 2009.

Kuriose Ernährungsempfehlungen

01 http://www.dge.de/modules.php?name=News&file=article&sid=893

02 aus: DGEinfo 11/2008 – Essen und Trinken Kurz berichtet; Neu: Referenzwerte für die Nährstoffzufuhr vom 01.12.2008

03 Whiting SJ, Calvo MS. Dietary recommendations for vitamin D: a critical need for func-tional end points to establish an estimated average requirement. J Nutr 2005;135:304-9.

04 Hollis BW. Circulating 25-hydroxyVitamin D levels indicative of Vitamin D sufficiency: impli-cations for establishing a new effective dietary intake recommendation for vitamin D. J Nutr 2005;135:317-22.

05 DGE-aktuell 05/2006: Frühlingssonne für starke Knochen. Schon eine Minimalversorgung mit UV-B-Strahlung kurbelt die körpereigene Produktion von Vitamin D an.

06 Cashman KD, Wallace JM, Horigan G, et al. Estimation of the dietary requirement for Vitamin D in free-living adults >=64 y of age. Am J Clin Nutr 2009.

06 Cashman KD, Hill TR, Lucey AJ, et al. Estimation of the dietary requirement for Vitamin D in healthy adults. Am J Clin Nutr 2008;88:1535-42.

07 DGE-aktuell 05/2006: Frühlingssonne für starke Knochen. Schon eine Minimalver-sorgung mit UV-B-Strahlung kurbelt die körpereigene Produktion von Vitamin D an.

08 BfR. Verwendung von Vitaminen in Lebensmitteln. Toxikologische und ernährungsphysiologische Aspekte. Herausgegeben von A. Domke, R. Großklaus, B. Niemann, H. Przyrembel, K. Richter, E. Schmidt, A. Weißenborn, B. Wörner, R. Ziegenhagen, Berlin 2004

Unheilvolle Hautkrebshysterie

01 Michael Holick. Schützendes Sonnenlicht. Haug-Verlag Stuttgart 2005

02 Leiter U, Garbe C. Epidemiology of melanoma and nonmelanoma skin cancer – the role of sunlight. Adv Exp Med Biol 2008;624:89-103.

03 Grant WB. How strong is the evidence that solar ultraviolet B and Vitamin D reduce the risk of cancer? An examination using Hill's criteria for causality. Dermato-Endocrinology 2009;1:14-21

04 Dennis LK, Vanbeek MJ, Beane Freeman LE, Smith BJ, Dawson DV, Coughlin JA. Sun-burns and risk of cutaneous melanoma: does age matter? A comprehensive meta-analysis. Ann Epidemiol 2008;18:614-27.

05 Bayerische Staatsministerien für Umwelt und Gesundheit, für Unterricht und Kultus sowie für Arbeit und Sozialordnung, Familie und Frauen

06 http://www.sonne-mit-verstand.de/

07 http://www.comet.bayern.de/webservice/stmugv_presse_pdf/pdf_presse.php?tid=15163

08 Gandini S, Sera F, Cattaruzza MS, et al. Meta-analysis of risk factors for cutaneous mela-noma: II. Sun exposure. Eur J Cancer 2005;41:45-60.

09 Gorham ED, Mohr SB, Garland CF, Chaplin G, Garland FC. Do sunscreens increase risk of melanoma in populations residing at higher latitudes? Ann Epidemiol 2007;17:956-63.

10 Gandini S, Raimondi S, Gnagnarella P, Dore JF, Maisonneuve P, Testori A. Vitamin D and skin cancer: a meta-analysis. Eur J Cancer 2009;45:634-41.

11 Mocellin S, Nitti D. Vitamin D receptor polymorphisms and the risk of cutaneous melano ma: a systematic review and meta-analysis. Cancer 2008;113:2398-407.

12 Grant WB. How strong is the evidence that solar ultraviolet B and Vitamin D reduce the risk of cancer? An examination using Hill's criteria for causality. Dermato-Endocrinology 2009;1:14-21

13 Grant WB. Skin aging from ultraviolet irradiance and smoking reduces risk of melanoma: epidemiological evidence. Anticancer Res 2008;28:4003-8.

14 Grant WB. An ecologic study of cancer mortality rates in Spain with respect to indices of solar UVB irradiance and smoking. Int J Cancer 2007;120:1123-8.

15 Grant WB. Re: nonmelanoma skin cancer and risk for subsequent malignancy. J Natl Cancer Inst 2009;101:210; author reply 210-1.

16 Tuohimaa P, Pukkala E, Scelo G, et al. Does solar exposure, as indicated by the non-melanoma skin cancers, protect from solid cancers: Vitamin D as a possible explanation. Eur J Cancer 2007;43:1701-12.

17 Menzies SW. Is sun exposure a major cause of melanoma? Yes. BMJ 2008;337:a763.

18 Shuster S. Is sun exposure a major cause of melanoma? No. BMJ 2008;337:a764.

19 Godar DE, Landry RJ, Lucas AD. Increased UVA exposures and decreased cutaneous Vitamin D(3) levels may be responsible for the increasing incidence of melanoma. Med Hypotheses 2009.

Künstliche Sonnen

01 http://blogs.wsj.com/health/2007/07/10/sun-shines-on-funding-of-cancer-prevention-ad/

02 http://www.photomed.de

03 http://www.unserehaut.de/adp/solarium/wissen.html

04 http://www.unserehaut.de/adp/service/downloads.html

05 http://www.test.de/filestore/t200710026.pdf?path=/protected/27/23/2ac864be-0c30-4001-9d98-e0a83e1313a7-protectedfile.pdf&key=B7C32275F4492EC464CADEFEE91308955F3629DF

06 Porojnicu AC, Bruland OS, Aksnes L, Grant WB, Moan J. Sun beds and cod liver oil as Vitamin D sources. J Photochem Photobiol B 2008;91:125-31.

07 Thieden E, Jorgensen HL, Jorgensen NR, Philipsen PA, Wulf HC. Sunbed radiation pro-vokes cutaneous Vitamin D synthesis in humans – a randomized controlled trial. Photochem Photobiol 2008;84:1487-92.1

08 Berwick M. Are tanning beds »safe«? Human studies of melanoma. Pigment Cell Melanoma Res. 2008 Oct;21(5):517-9.

Kleine Helfer

01 Cannell JJ, Vieth R, Willett W, et al. Cod liver oil, vitamin A toxicity, frequent respiratory infections, and the Vitamin D deficiency epidemic. Ann Otol Rhinol Laryngol 2008;117:864-70.

02 Vieth R, Kimball S, Hu A, Walfish PG. Randomized comparison of the effects of the vitamin D3 adequate intake versus 100 mcg (4000 IU) per day on biochemical responses and the wellbeing of patients. Nutr J 2004;3:8.

03 Cannell JJ, Hollis BW, Zasloff M, Heaney RP. Diagnosis and treatment of Vitamin D defi-ciency. Expert Opin Pharmacother 2008;9:107-18.

04 http://www.ganzheits-medizin.de/vitamin-d/

05 Holick MF, Biancuzzo RM, Chen TC, et al. Vitamin D2 is as effective as vitamin D3 in maintaining circulating concentrations of 25-hydroxyvitamin D.J Clin Endocrinol Metab. 2008;93(3):677-81

06 http://www.ganzheits-medizin.de/vitamin-d/

So wird's gemacht

01 Zittermann A, Frisch S, Berthold HK, et al. Vitamin D supplementation enhances the beneficial effects of weight loss on cardiovascular disease risk markers. Am J Clin Nutr 2009.

02 Cannell JJ, Hollis BW, Zasloff M, Heaney RP. Diagnosis and treatment of Vitamin D defi-ciency. Expert Opin Pharmacother 2008;9:107-18.

03 Cannell JJ, Hollis BW. Use of Vitamin D in clinical practice. Altern Med Rev 2008;13:6-20.

04 Holick MF. Vitamin D deficiency. N Engl J Med 2007;357:266-81.

Update | 2011: Was gibt es Neues?

01 Garland CF, French CB, Baggerly LL, Heaney RP. Vitamin D supplement doses and serum 25-hydroxyvitamin D in the range associated with cancer prevention. Anticancer Res 2011;31(2):607-11.

02 Heaney RP, Holick MF. Why the IOM recommendations for vitamin D are deficient. J Bone Miner Res 2011;26(3):455-7. doi: 10.1002/jbmr.328.

03 Holick MF. The IOM D-lemma. Public Health Nutr 2011;14(5):939-41. doi: 10.1017/s1368980011000590.

04 Bischoff-Ferrari HA, Willett W. Zurückhaltend bei Vitamin D und grosszügig bei Kalzium? Schweizer Zeitschrift für Ernährungsmedizin 2011(1):1-3.

05 Boucher BJ. The 2010 recommendations of the American Institute of Medicine for daily intakes of vitamin D. Public Health Nutr 2011;14(4):740. doi: 10.1017/s136898001100022x.

06 Giovannucci E. Vitamin D, how much is enough and how much is too much? Public Health Nutr 2011;14(4):740-1. doi: 10.1017/s1368980011000243.

07 Gorham ED, Garland CF. Vitamin D and the limits of randomized controlled trials. Public Health Nutr 2011;14(4):741-3. doi: 10.1017/s1368980011000255.

08 Norman AW. Vitamin D nutrition is at a crossroads. Public Health Nutr 2011;14(4):744-5. doi: 10.1017/s1368980011000280.

09 Schwalfenberg GK, Whiting SJ. A Canadian response to the 2010 Institute of Medicine vitamin D and calcium guidelines. Public Health Nutr 2011;14(4):746-8. doi: 10.1017/s1368980011000292.

10 Hollis BW, Wagner CL. The vitamin D requirement during human lactation: the facts and IOM's ‚utter' failure. Public Health Nutr 2011;14(4):748-9. doi: 10.1017/s1368980011000309.

11 Heaney RP. Finding the appropriate referent for vitamin D. Public Health Nutr 2011;14(4):749-50. doi: 10.1017/s1368980011000279.

12 Ströhle A. Vitamin D im Blickfeld der Prävention. Ernährung im Fokus 2011(6):242-51.

13 Bischoff-Ferrari HA, Shao A, Dawson-Hughes B, Hathcock J, Giovannucci E, Willett WC. Benefit-risk assessment of vitamin D supplementation. Osteoporos Int 2009. doi: 10.1007/s00198-009-1119-3.

14 Mason C, Xiao L, Imayama I, et al. Effects of weight loss on serum vitamin D in postmenopausal women. Am J Clin Nutr 2011. doi: 10.3945/ajcn.111.015552.

15 Sanders KM, Stuart AL, Williamson EJ, et al. Annual high-dose oral vitamin D and falls and fractures in older women: a randomized controlled trial. JAMA 2010;303(18):1815-22. doi: 10.1001/jama.2010.594.

16 Dawson DA. Drinking patterns among individuals with and without DSM-IV alcohol use disorders J Stud Alcohol 2000;61(1):111-20.

17 Holick MF, Binkley NC, Bischoff-Ferrari HA, et al. Evaluation, treatment, and prevention of Vitamin D deficiency: an Endocrine Society Clinical Practice Guideline. J Clin Endocrinol Metab 2011. doi: 10.1210/jc.2011-0385.

Unten angeführt sind aus Platzgründen nur die wesentlichen neueren Literaturstellen für die jeweiligen Kapitel. In ihnen werden die wesentlichen älteren zitiert. Im Internet unter www.logi-methode.de ist ein Link zu einem ausführlichen Quellenverzeichnis gesetzt.

Literaturverzeichnis

Verkanntes Risiko

Giovannucci E.: Expanding roles of vitamin d. J Clin Endocrinol Metab 2009;94:418-20.

Cannell JJ, Hollis BW: Use of Vitamin D in clinical practice. Altern Med Rev 2008;13:6-20.

Cannell JJ, Hollis BW, Zasloff M, Heaney RP: Diagnosis and treatment of Vitamin D deficiency. Expert Opin Pharmacother 2008;9:107-18.

Moyad MA: Vitamin D: a rapid review. Urol Nurs 2008;28:343-9;

Holick MF, Chen TC.: Vitamin D deficiency: a worldwide problem with health consequences. Am J Clin Nutr 2008;87:1080S-6S.

Zittermann A.: Vitamin D and disease prevention with special reference to cardiovascular disease. Prog Biophys Mol Biol 2006;92:39-48.

Zittermann A.: Vitamin D in preventive medicine: are we ignoring the evidence? Br J Nutr 2003;89:552-72.

Kennzahl D

Holick MF, Chen TC.: Vitamin D deficiency: a worldwide problem with health consequences. Am J Clin Nutr 2008;87:1080S-6S.

Holick MF: Vitamin D: A D-Lightful health perspective. Nutr Rev 2008;66:S182-94.

Holick MF: The Vitamin D deficiency pandemic and consequences for nonskeletal health: Mechanisms of action. Mol Aspects Med 2008;29:361-8.

Holick MF, Chen TC, Lu Z, Sauter E.: Vitamin D and skin physiology: a D-lightful story. J Bone Miner Res 2007;22 Suppl 2:V28-33.

Bischoff-Ferrari HA, Giovannucci E, Willett WC, Dietrich T, Dawson-Hughes B.: Estimation of optimal serum concentrations of 25-hydroxyVitamin D for multiple health outcomes. Am J Clin Nutr 2006;84:18-28.

Lips P.: Which circulating level of 25-hydroxyVitamin D is appropriate? J Steroid Biochem Mol Biol 2004;89-90:611-4.

Funktion D

Maalouf NM: The noncalciotropic actions of vitamin D: recent clinical developments. Curr Opin Nephrol Hypertens 2008;17:408-15.

Dixon KM, Mason RS: Vitamin D. Int J Biochem Cell Biol 2008.

Wagner CL, Taylor SN, Hollis BW: Does Vitamin D make the world go ‚round'? Breastfeed Med 2008;3:239-50.

Christakos S, Dhawan P, Benn B, et al.: Vitamin D: molecular mechanism of action. Ann N Y Acad Sci 2007;1116:340-8.

Lips P.: Vitamin D physiology. Prog Biophys Mol Biol 2006;92:4-8.

Holick MF: Evolution and function of vitamin D. Recent Results Cancer Res 2003;164:3-28.

Die Sonne macht's

Moan J, Dahlback A, Porojnicu AC: At what time should one go out in the sun? Adv Exp Med Biol 2008;624:86-8.

Carbone LD, Rosenberg EW, Tolley EA, et al.: 25-Hydroxyvitamin D, cholesterol, and ultraviolet irradiation. Metabolism 2008;57:741-8.

Chen TC, Chimeh F, Lu Z, et al.: Factors that influence the cutaneous synthesis and dietary sources of vitamin D. Arch Biochem Biophys 2007;460:213-7.

Holick MF, Chen TC, Lu Z, Sauter E.: Vitamin D and skin physiology: a D-lightful story. J Bone Miner Res 2007;22 Suppl 2:V28-33.

Holick MF, Jenkins M.: The UV Advantage. New York: Simon & Schuster, 2005.

Rajakumar K.: Vitamin D, cod-liver oil, sunlight, and rickets: a historical perspective. Pediatrics 2003;112:e132-5.

Lucas RM, Ponsonby AL: Ultraviolet radiation and health: friend and foe. Med J Aust 2002;177:594-8.

Vom Äquator zu den Polen

Hagenau T, Vest R, Gissel TN, et al.: Global Vitamin D levels in relation to age, gender, skin pigmentation and latitude: an ecologic meta-regression analysis. Osteoporos Int 2009;20:133-40.

Kull M, Jr., Kallikorm R, Tamm A, Lember M.: Seasonal variance of 25-(OH) Vitamin D in the general population of Estonia, a Northern European country. BMC Public Health 2009;9:22.

Juliano-Burns S, Wang XF, Ayton J, Jones G, Seeman E.: Skeletal and hormonal responses to sunlight deprivation in Antarctic expeditioners. Osteoporos Int 2009. [Epub ahead of print]

Huotari A, Herzig KH: Vitamin D and living in northern latitudes – an endemic risk area for Vitamin D deficiency. Int J Circumpolar Health 2008;67:164-78.

Holick MF, Jenkins M.: The UV Advantage. New York: Simon & Schuster, 2005.

Sullivan SS, Rosen CJ, Halteman WA, Chen TC, Holick MF: Adolescent girls in Maine are at risk for Vitamin D insufficiency. J Am Diet Assoc 2005;105:971-4.

D wie Drama

Hintzpeter B, Mensink GB, Thierfelder W, Muller MJ, Scheidt-Nave C.: Vitamin D status and health correlates among German adults. Eur J Clin Nutr 2008;62:1079-89.

Moyad MA.: Vitamin D: a rapid review. Urol Nurs 2008;28:343-9;

Melamed ML, Michos ED, Post W, Astor B.: 25-hydroxyVitamin D levels and the risk of mortality in the general population. Arch Intern Med 2008;168:1629-37.

Holick MF, Chen TC.: Vitamin D deficiency: a worldwide problem with health consequences. Am J Clin Nutr 2008;87:1080S-6S.

Smotkin-Tangorra M, Purushothaman R, Gupta A, Nejati G, Anhalt H, Ten S.: Prevalence of Vitamin D insufficiency in obese children and adolescents. J Pediatr Endocrinol Metab 2007;20:817-23.

Holick MF.: Vitamin D deficiency. N Engl J Med 2007;357:266-81.

Holick MF.: High prevalence of Vitamin D inadequacy and implications for health. Mayo Clin Proc 2006;81:353-73.

Chatfield SM, Brand C, Ebeling PR, Russell DM: Vitamin D deficiency in general medical inpatients in summer and winter. Intern Med J 2007;37:377-82.

Gaugris S, Heaney RP, Boonen S, Kurth H, Bentkover JD, Sen SS: Vitamin D inadequacy among post-menopausal women: a systematic review. QJM 2005;98:667-76.

Calvo MS, Whiting SJ, Barton CN.: Vitamin D intake: a global perspective of current status. J Nutr 2005;135:310-6.

Von der Mutter zum Kind

Saadi HF, Dawodu A, Afandi B, et al.: Effect of combined maternal and infant Vitamin D supplementation on Vitamin D status of exclusively breastfed infants. Matern Child Nutr 2009;5:25-32.

Cavalier E, Delanaye P, Chapelle JP, Souberbielle JC.: Vitamin D: current status and perspectives. Clin Chem Lab Med 2009;47:120-7.

Bener A, Al-Ali M, Hoffmann GF.: High prevalence of Vitamin D deficiency in young children in a highly sunny humid country: a global health problem. Minerva Pediatr 2009;61:15-22.

O'Riordan MN, Kiely M, Higgins JR, Cashman KD.: Prevalence of suboptimal Vitamin D status during pregnancy. Ir Med J 2008;101:240, 242-3.

Hintzpeter B, Scheidt-Nave C, Muller MJ, Schenk L, Mensink GB.: Higher prevalence of Vitamin D deficiency is associated with immigrant background among children and adolescents in Germany. J Nutr 2008;138:1482-90.

Taylor SN, Wagner CL, Hollis BW.: Vitamin D supplementation during lactation to support infant and mother. J Am Coll Nutr 2008;27:690-701.

Wagner CL, Greer FR.: Prevention of rickets and Vitamin D deficiency in infants, children, and adolescents. Pediatrics 2008;122:1142-52.

Gale CR, Robinson SM, Harvey NC, et al.: Maternal Vitamin D status during pregnancy and child outcomes. Eur J Clin Nutr 2008;62:68-77.

Taylor SN, Wagner CL, Hollis BW.: Vitamin D supplementation during lactation to support infant and mother. J Am Coll Nutr 2008;27:690-701.

Harte Knochen

Bischoff-Ferrari HA, Willett WC, Wong JB, et al.: Prevention of nonvertebral fractures with oral Vitamin D and dose dependency: a meta-analysis of randomized controlled trials. Arch Intern Med 2009;169:551-61.

Cavalier E, Delanaye P, Chapelle JP, Souberbielle JC.: Vitamin D: current status and perspectives. Clin Chem Lab Med 2009;47:120-7.

Sunyecz JA.: The use of calcium and Vitamin D in the management of osteoporosis. Ther Clin Risk Manag 2008;4:827-36.

Khazai N, Judd SE, Tangpricha V.: Calcium and vitamin D: skeletal and extraskeletal health. Curr Rheumatol Rep 2008;10:110-7.

O'Donnell S, Moher D, Thomas K, Hanley DA, Cranney A.: Systematic review of the benefits and harms of calcitriol and alfacalcidol for fractures and falls. J Bone Miner Metab 2008;26:531-42.

Holick MF.: The role of Vitamin D for bone health and fracture prevention. Curr Osteoporos Rep 2006;4:96-102.

Rajakumar K.: Vitamin D, cod-liver oil, sunlight, and rickets: a historical perspective. Pediatrics 2003;112:e132-5.

Kapitel 9 Kräftige Muskeln

Ward KA, Das G, Berry JL, et al.: Vitamin D status and muscle function in post-menarchal adolescent girls. J Clin Endocrinol Metab 2009;94:559-63.

Ceglia L.: Vitamin D and skeletal muscle tissue and function. Mol Aspects Med 2008;29:407-14.

Zold E, Szodoray P, Gaal J, et al.: Vitamin D deficiency in undifferentiated connective tissue disease. Arthritis Res Ther 2008;10:R123.

Wolff AE, Jones AN, Hansen KE. : Vitamin D and musculoskeletal health. Nat Clin Pract Rheumatol 2008;4:580-8.

Perez-Lopez FR. : Vitamin D and its implications for musculoskeletal health in women: an update. Maturitas 2007;58:117-37.

Holick MF.: Optimal Vitamin D status for the prevention and treatment of osteoporosis. Drugs Aging 2007;24:1017-29.

Gute Nerven

McCann JC, Ames BN: Is there convincing biological or behavioral evidence linking Vitamin D deficiency to brain dysfunction? Faseb J 2008;22:982-1001.

Hayes CE, Donald Acheson E.: A unifying multiple sclerosis etiology linking virus infection, sunlight, and vitamin D, through viral interleukin-10. Med Hypotheses 2008;71:85-90.

Kalueff AV, Minasyan A, Keisala T, Kuuslahti M, Miettinen S, Tuohimaa P.: The Vitamin D neuroendocrine system as a target for novel neurotropic drugs. CNS Neurol Disord Drug Targets 2006;5:363-71.

VanAmerongen BM, Dijkstra CD, Lips P, Polman CH.: Multiple sclerosis and vitamin D: an update. Eur J Clin Nutr 2004;58:1095-109.

Mackay-Sim A, Feron F, Eyles D, Burne T, McGrath J.: Schizophrenia, vitamin D, and brain development. Int Rev Neurobiol 2004;59:351-80.

McGrath J.: Hypothesis: is low prenatal Vitamin D a risk-modifying factor for schizophrenia? Schizophr Res 1999;40:173-7.

Sonnige Laune

Cherniack EP, Troen BR, Florez HJ, Roos BA, Levis S.: Some new food for thought: the role of Vitamin D in the mental health of older adults. Curr Psychiatry Rep 2009;11:12-9.

Jorde R, Sneve M, Figenschau Y, Svartberg J, Waterloo K. Effects of Vitamin D supplementation on symptoms of depression in overweight and obese subjects: randomized double blind trial. J Intern Med 2008;264:599-609.

Hoogendijk WJ, Lips P, Dik MG, Deeg DJ, Beekman AT, Penninx BW: Depression is associated with decreased 25-hydroxyVitamin D and increased parathyroid hormone levels in older adults. Arch Gen Psychiatry 2008;65:508-12.

Holick MF.: Deficiency of sunlight and vitamin D. BMJ 2008;336(7657):1318-9.

Mackay-Sim A, Feron F, Eyles D, Burne T, McGrath J.: Schizophrenia, vitamin D, and brain development. Int Rev Neurobiol 2004;59:351-80.

Starke Abwehr

Walker VP, Modlin RL: The Vitamin D Connection to Pediatric Infections and Immune Function. Pediatr Res 2009. [Epub ahead of print]

Ginde AA, Mansbach JM, Camargo CA, Jr.: Vitamin D, respiratory infections, and asthma. Curr Allergy Asthma Rep 2009;9:81-7.

Cherniack EP, Troen BR, Florez HJ, Roos BA, Levis S.: Some new food for thought: the role of Vitamin D in the mental health of older adults. Curr Psychiatry Rep 2009;11:12-9.

Schauber J, Gallo RL: Antimicrobial peptides and the skin immune defense system. J Allergy Clin Immunol 2008;122:261-6.

Liu PT, Modlin RL: Human macrophage host defense against Mycobacterium tuberculosis. Curr Opin Immunol 2008;20:371-6.

Bikle DD: Vitamin D and the immune system: role in protection against bacterial infection. Curr Opin Nephrol Hypertens 2008;17:348-52.

Gezügelter Zucker

Nagpal J, Pande JN, Bhartia A.: A double-blind, randomized, placebo-controlled trial of the short-term effect of vitamin D3 supplementation on insulin sensitivity in apparently healthy, middle-aged, centrally obese men. Diabet Med 2009;26:19-27.

Danescu LG, Levy S, Levy J.: Vitamin D and diabetes mellitus. Endocrine 2009;35:11-7.

Liu E, Meigs JB, Pittas AG, et al.: Plasma 25-hydroxyVitamin D is associated with markers of the insulin resistant phenotype in nondiabetic adults. J Nutr 2009;139:329-34.

Svoren BM, Volkening LK, Wood JR, Laffel LM.: Significant Vitamin D deficiency in youth with type 1 diabetes mellitus. J Pediatr 2009;154:132-4.

Danescu LG, Levy S, Levy J.: Vitamin D and diabetes mellitus. Endocrine 2009;35:11-7. [Epub ahead of print]

Alemzadeh R, Kichler J, Babar G, Calhoun M.: Hypovitaminosis D in obese children and adolescents: relationship with adiposity, insulin sensitivity, ethnicity, and season. Metabolism 2008;57:183-91.

Palomer X, Gonzalez-Clemente JM, Blanco-Vaca F, Mauricio D.: Role of Vitamin D in the pathogenesis of type 2 diabetes mellitus. Diabetes Obes Metab 2008;10:185-97.

Holick MF.: Diabetes and the Vitamin D connection. Curr Diab Rep 2008;8:393-8.

Forouhi NG, Luan J, Cooper A, Boucher BJ, Wareham NJ.: Baseline serum 25-hydroxy Vitamin D is predictive of future glycemic status and insulin resistance: the Medical Research Council Ely Prospective Study 1990-2000. Diabetes 2008;57:2619-25.

Gesunde Gefäße

Zittermann A, Schleithoff SS, Koerfer R.: Vitamin Zittermann A, Frisch S, Berthold HK, et al. Vitamin D supplementation enhances the beneficial effects of weight loss on cardiovascular disease risk markers. Am J Clin Nutr 2009. [Epub ahead of print]

Sugden JA, Davies JI, Witham MD, Morris AD, Struthers AD.: Vitamin D improves endothelial function in patients with Type 2 diabetes mellitus and low Vitamin D levels. Diabet Med 2008;25:320-5.

Mehrotra R, Kermah D, Budoff M, et al.: Hypovitaminosis D in chronic kidney disease. Clin J Am Soc Nephrol 2008;3:1144-51.

Zittermann A, Koerfer R. Vitamin D in the prevention and treatment of coronary heart disease. Curr Opin Clin Nutr Metab Care 2008;11:752-7.

Kim DH, Sabour S, Sagar UN, Adams S, Whellan DJ.: Prevalence of hypovitaminosis D in cardiovascular diseases (from the National Health and Nutrition Examination Survey 2001 to 2004). Am J Cardiol 2008;102:1540-4.

Lee JH, O'Keefe JH, Bell D, Hensrud DD, Holick MF.: Vitamin D deficiency. An important, common, and easily treatable cardiovascular risk factor? J Am Coll Cardiol 2008;52:1949-56.

Zittermann A, Schleithoff SS, Koerfer R.: Vitamin D and vascular calcification. Curr Opin Lipidol 2007;18:41-6.

Heiles Herz und heiles Hirn

Lee JH, O'Keefe JH, Bell D, Hensrud DD, Holick MF.: Vitamin D deficiency. An important, common, and easily treatable cardiovascular risk factor? J Am Coll Cardiol 2008;52:1949-56.

Pilz S, Dobnig H, Fischer JE, et al.: Low Vitamin D levels predict stroke in patients referred to coronary angiography. Stroke 2008;39:2611-3.

Pilz S, Marz W, Wellnitz B, et al.: Association of Vitamin D deficiency with heart failure and sudden cardiac death in a large cross-sectional study of patients referred for coronary angiography. J Clin Endocrinol Metab 2008;93:3927-35.

Kim DH, Sabour S, Sagar UN, Adams S, Whellan DJ.: Prevalence of hypovitaminosis D in cardiovascular diseases (from the National Health and Nutrition Examination Survey 2001 to 2004). Am J Cardiol 2008;102:1540-4.

Giovannucci E, Liu Y, Hollis BW, Rimm EB.: 25-hydroxyVitamin D and risk of myocardial infarction in men: a prospective study. Arch Intern Med 2008;168:1174-80.

Wang TJ, Pencina MJ, Booth SL, et al.: Vitamin D deficiency and risk of cardiovascular disease. Circulation 2008;117:503-11.

Gutartige Zellen

Perez-Lopez FR, Chedraui P, Haya J.: Review article: Vitamin D acquisition and breast cancer risk. Reprod Sci 2009;16:7-19.

Mohr SB.: A brief history of Vitamin D and cancer prevention. Ann Epidemiol [Epub ahead of print]

Grant WB.: Risk of internal cancer after diagnosis of skin cancer depends on latitude, smoking status and type of skin cancer. Int J Cancer 2009;124:1741-2; author reply 1743-4. 2009;19:79-83.

Wei MY, Garland CF, Gorham ED, Mohr SB, Giovannucci E. Vitamin D and prevention of colorectal adenoma: a meta-analysis. Cancer Epidemiol Biomarkers Prev 2008;17:2958-69.

Giovannucci E.: Vitamin D status and cancer incidence and mortality. Adv Exp Med Biol 2008;624:31-42.

Moan J, Porojnicu AC, Dahlback A, Setlow RB.: Addressing the health benefits and risks, involving Vitamin D or skin cancer, of increased sun exposure. Proc Natl Acad Sci U S A 2008;105:668-73.

Tuohimaa P.: Vitamin D, aging, and cancer. Nutr Rev 2008;66:S147-52.

Pilz S, Dobnig H, Winklhofer-Roob B, et al.: Low serum levels of 25-hydroxyVitamin D predict fatal cancer in patients referred to coronary angiography. Cancer Epidemiol Biomarkers Prev 2008;17:1228-33.

Mohr SB, Garland CF, Gorham ED, Grant WB, Garland FC.: Relationship between low ultraviolet B irradiance and higher breast cancer risk in 107 countries. Breast J 2008;14:255-60.

Ingraham BA, Bragdon B, Nohe A.: Molecular basis of the Potenzial of Vitamin D to prevent cancer. Curr Med Res Opin 2008;24:139-49.

Autier P, Gandini S.: Vitamin D supplementation and total mortality: a meta-analysis of randomized controlled trials. Arch Intern Med 2007;167:1730-7.

Länger leben

Zittermann A, Schleithoff SS, Frisch S, et al.: Circulating Calcitriol Concentrations and Total Mortality. Clin Chem. 2009 Apr 9. [Epub ahead of print]

Pilz S, Dobnig H, Nijpels G, et al.: Vitamin D and mortality in older men and women. Clin Endocrinol (Oxf) 2009. [Epub ahead of print]

Dobnig H, Pilz S, Scharnagl H, et al.: Independent association of low serum 25-hydroxyVitamin D and 1,25-dihydroxyVitamin D levels with all-cause and cardiovascular mortality. Arch Intern Med 2008;168:1340-9.

Dobnig H, Pilz S, Scharnagl H, et al.: Independent association of low serum 25-hydroxyVitamin D and 1,25-dihydroxyVitamin D levels with all-cause and cardiovascular mortality. Arch Intern Med 2008;168:1340-9.

Holick MF.: The Vitamin D deficiency pandemic and consequences for nonskeletal health: Mechanisms of action. Mol Aspects Med 2008;29:361-8.

Cannell JJ, Hollis BW.: Use of Vitamin D in clinical practice. Altern Med Rev 2008;13:6-20.

Autier P, Gandini S.: Vitamin D supplementation and total mortality: a meta-analysis of randomized controlled trials. Arch Intern Med 2007;167:1730-7.

Giovannucci E.: Can Vitamin D reduce total mortality? Arch Intern Med 2007;167:1709-10.

Umdenken angesagt

Moan J, Dahlback A, Porojnicu AC.: At what time should one go out in the sun? Adv Exp Med Biol 2008;624:86-8.

Cannell JJ, Hollis BW, Zasloff M, Heaney RP.: Diagnosis and treatment of Vitamin D deficiency. Expert Opin Pharmacother 2008;9:107-18.

Holick MF, Chen TC.: Vitamin D deficiency: a worldwide problem with health consequences. Am J Clin Nutr 2008;87:1080S-6S.

Moan J, Porojnicu AC, Dahlback A, Setlow RB.: Addressing the health benefits and risks, involving Vitamin D or skin cancer, of increased sun exposure. Proc Natl Acad Sci U S A 2008;105:668-73.

Holick MF. Vitamin D: A D-Lightful health perspective. Nutr Rev 2008;66:S182-94.

Vieth R, Bischoff-Ferrari H, Boucher BJ, et al.: The urgent need to recommend an intake of Vitamin D that is effective. Am J Clin Nutr 2007;85:649-50.

Kuriose Ernährungsempfehlungen

Cashman KD, Wallace JM, Horigan G, et al.: Estimation of the dietary requirement for Vitamin D in free-living adults >=64 y of age. Am J Clin Nutr 2009. [Epub ahead of print]

Cashman KD, Hill TR, Lucey AJ, et al.: Estimation of the dietary requirement for Vitamin D in healthy adults. Am J Clin Nutr 2008;88:1535-42.

Cannell JJ, Vieth R, Willett W, et al.: Cod liver oil, vitamin A toxicity, frequent respiratory infections, and the Vitamin D deficiency epidemic. Ann Otol Rhinol Laryngol 2008;117:864-70.

Vieth R, Bischoff-Ferrari H, Boucher BJ, et al.: The urgent need to recommend an intake of Vitamin D that is effective. Am J Clin Nutr 2007;85:649-50.

Vieth R. Critique of the Considerations for Establishing the Tolerable Upper Intake

Level for Vitamin D: Critical Need for Revision Upwards. J. Nutr. 2006;136:1117–1122

Unheilvolle Hautkrebshysterie

Shuster S.: Is sun exposure a major cause of melanoma? No. BMJ 2008;337:a764.

Holick MF.: Sunlight, UV-radiation, Vitamin D and skin cancer: how much sunlight do we need? Adv Exp Med Biol 2008;624:1-15.

Moan J, Porojnicu AC, Dahlback A.: Ultraviolet radiation and malignant melanoma. Adv Exp Med Biol 2008;624:104-16.

Moan J, Dahlback A, Porojnicu AC.: At what time should one go out in the sun? Adv Exp Med Biol 2008;624:86-8.

Grant WB.: Solar ultraviolet irradiance and cancer incidence and mortality. Adv Exp Med Biol 2008;624:16-30.

Grant WB.: Skin aging from ultraviolet irradiance and smoking reduces risk of melanoma: epidemiological evidence. Anticancer Res 2008;28:4003-8.

Dennis LK, Vanbeek MJ, Beane Freeman LE, Smith BJ, Dawson DV, Coughlin JA.: Sunburns and risk of cutaneous melanoma: does age matter? A comprehensive meta-analysis. Ann Epidemiol 2008;18:614-27.

Künstliche Sonnen

Thieden E, Jorgensen HL, Jorgensen NR, Philipsen PA, Wulf HC.: Sunbed radiation provokes cutaneous Vitamin D synthesis in humans--a randomized controlled trial. Photochem Photobiol 2008;84:1487-92.

Holick MF. Vitamin D: A D-Lightful health perspective. Nutr Rev 2008;66:S182-94.

Chaidemenos G, Stratigos A, Papakonstantinou M, Tsatsou F.: Prevention of malignant melanoma. Hippokratia 2008;12:17-21.

Lim HW, Gilchrest BA, Cooper KD, et al.: Sunlight, tanning booths, and vitamin D. J Am Acad Dermatol 2005;52:868-76.

Thieden E, Philipsen PA, Sandby-Moller J, Wulf HC.: Sunburn related to UV radiation exposure, age, sex, occupation, and sun bed use based on time-stamped personal dosimetry and sun behavior diaries. Arch. Dermatol. 2005;141:482–488.

Kleine Helfer

Zittermann A, Frisch S, Berthold HK, et al.: Vitamin D supplementation enhances the beneficial effects of weight loss on cardiovascular disease risk markers. Am J Clin Nutr 2009. [Epub ahead of print]

Cannell JJ, Hollis BW. Use of Vitamin D in clinical practice.: Altern Med Rev 2008;13:6-20.

Cannell JJ, Hollis BW, Zasloff M, Heaney RP.: Diagnosis and treatment of Vitamin D deficiency. Expert Opin Pharmacother 2008;9:107-18.

Cashman KD, Hill TR, Lucey AJ, et al.: Estimation of the dietary requirement for Vitamin D in healthy adults. Am J Clin Nutr 2008;88:1535-42.

Vieth R, Bischoff-Ferrari H, Boucher BJ, et al.: The urgent need to recommend an intake of Vitamin D that is effective. Am J Clin Nutr 2007;85:649-50.

Holick MF.: Vitamin D deficiency. N Engl J Med 2007;357:266-81.

So wird's gemacht

Zittermann A, Frisch S, Berthold HK, et al.: Vitamin D supplementation enhances the beneficial effects of weight loss on cardiovascular disease risk markers. Am J Clin Nutr 2009. [Epub ahead of print]

Ravani P, Malberti F, Tripepi G, et al.: Vitamin D levels and patient outcome in chronic kidney disease. Kidney Int 2009;75:88-95.

Neville LA, Ranganathan SC.: Vitamin D in infants with cystic fibrosis diagnosed by newborn screening. J Paediatr Child Health 2009;45:36-41.

Cuppari L, Garcia-Lopes MG.: Hypovitaminosis d in chronic kidney disease patients: prevalence and treatment. J Ren Nutr 2009;19:38-43.

Moan J, Dahlback A, Porojnicu AC.: At what time should one go out in the sun? Adv Exp Med Biol 2008;624:86-8.

Holick MF.: Does vitamin D3 dosing schedule influence treatment efficacy in nursing home residents with Vitamin D deficiency? Nat Clin Pract Endocrinol Metab 2008;4:656-7.

Cannell JJ, Hollis BW.: Use of Vitamin D in clinical practice. Altern Med Rev 2008;13:6-20.

Lee 08 VitD Deficiency CHD CVD.pdf

Cannell JJ, Hollis BW, Zasloff M, Heaney RP.: Diagnosis and treatment of Vitamin D deficiency. Expert Opin Pharmacother 2008;9:107-18.

Scharla SH.: Vitamin D deficiency: diagnosis and treatment. MMW Fortschr Med 2007;149:37-40.

Holick MF.: Vitamin D deficiency. N Engl J Med 2007;357:266-81.

Vieth R, Bischoff-Ferrari H, Boucher BJ, et al.: The urgent need to recommend an intake of Vitamin D that is effective. Am J Clin Nutr 2007;85:649-50.

Update | 2011: Was gibt es Neues?

Garland CF, French CB, Baggerly LL, Heaney RP.: Vitamin D supplement doses and serum 25-hydroxyvitamin D in the range associated with cancer prevention. Anticancer Res 2011;31(2):607-11.

Heaney RP, Holick MF.: Why the IOM recommendations for vitamin D are deficient. J Bone Miner Res 2011;26(3):455-7. doi: 10.1002/jbmr.328.

Holick MF.: The IOM D-lemma. Public Health Nutr 2011;14(5):939-41. doi: 10.1017/s1368980011000590.

Boucher BJ.: The 2010 recommendations of the American Institute of Medicine for daily intakes of vitamin D. Public Health Nutr 2011;14(4):740. doi: 10.1017/s136898001100022x.

Giovannucci E.: Vitamin D, how much is enough and how much is too much? Public Health Nutr 2011;14(4):740-1. doi: 10.1017/s1368980011000243.

Gorham ED, Garland CF.: Vitamin D and the limits of randomized controlled trials. Public Health Nutr 2011;14(4):741-3. doi: 10.1017/s1368980011000255.

Norman AW.: Vitamin D nutrition is at a crossroads. Public Health Nutr 2011;14(4):744-5. doi: 10.1017/s1368980011000280.

Schwalfenberg GK, Whiting SJ.: A Canadian response to the 2010 Institute of Medicine vitamin D and calcium guidelines. Public Health Nutr 2011;14(4):746-8. doi: 10.1017/s1368980011000292.

Hollis BW, Wagner CL.: The vitamin D requirement during human lactation: the facts and IOM's ‚utter' failure. Public Health Nutr 2011;14(4):748-9. doi: 10.1017/s1368980011000309.

Heaney RP.: Finding the appropriate referent for vitamin D. Public Health Nutr 2011;14(4):749-50. doi: 10.1017/s1368980011000279.

Ströhle A.: Vitamin D im Blickfeld der Prävention. Ernährung im Fokus 2011(6):242-51.

Bischoff-Ferrari HA, Shao A, Dawson-Hughes B, Hathcock J, Giovannucci E, Willett WC.: Benefit-risk assessment of vitamin D supplementation. Osteoporos Int 2009. doi: 10.1007/s00198-009-1119-3 .

Mason C, Xiao L, Imayama I, et al.: Effects of weight loss on serum vitamin D in postmenopausal women. Am J Clin Nutr 2011. doi: 10.3945/ajcn.111.015552.

Sanders KM, Stuart AL, Williamson EJ, et al.: Annual high-dose oral vitamin D and falls and fractures in older women: a randomized controlled trial. JAMA 2010;303(18):1815-22. doi: 10.1001/jama.2010.594.

Dawson DA.: Drinking patterns among individuals with and without DSM-IV alcohol use disorders J Stud Alcohol 2000;61(1):111-20.

Holick MF, Binkley NC, Bischoff-Ferrari HA, et al.: Evaluation, treatment, and prevention of Vitamin D deficiency: an Endocrine Society Clinical Practice Guideline. J Clin Endocrinol Metab 2011. doi: 10.1210/jc.2011-0385.

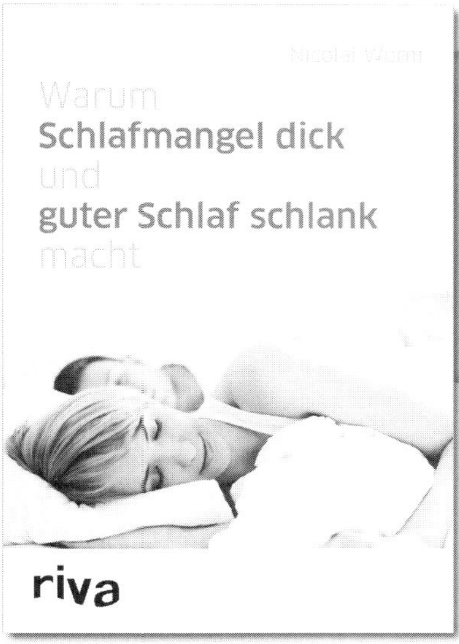

Auch als **E-Book** erhältlich

140 Seiten
14,99 € (D) | 15,50 € (A)
ISBN 978-3-86883-887-9

Nicolai Worm

Warum Schlafmangel dick und guter Schlaf schlank macht

Schlafmangel macht dick und krank - so viel ist zweifelsfrei wissenschaftlich erwiesen. Wie gefährlich sind Schlafstörungen? Kann man dagegen etwas tun? Ja! Bestsellerautor Nicolai Worm schildert die neuesten wissenschaftlichen Erkenntnisse über den Einfluss unzureichenden Schlafes auf die Gesundheit und warum Schlafmangel eine Fett- und Diabetesfalle ist. Mit einer Umstellung der Ernährung auf die revolutionäre LOGI-Methode lässt sich dieser dramatischen Schlafmangel-Fett-Falle ab sofort wirkungsvoll vorbeugen. Warum und wie das funktioniert, bringt dieser komplett aktualisierte und erweiterte Ratgeber auf den Punkt.

riva

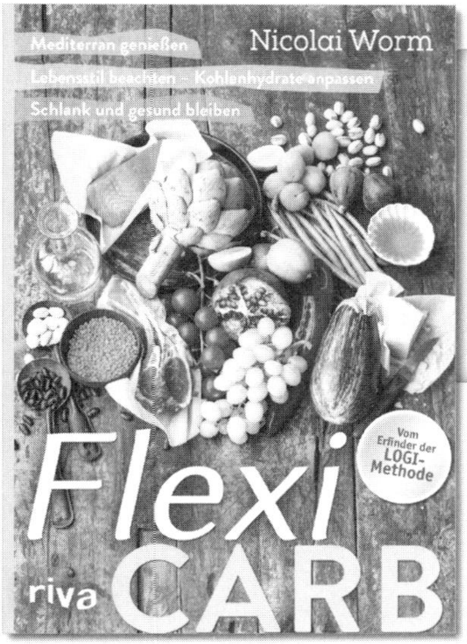

Auch als **E-Book** erhältlich

224 Seiten
19,99 € (D) | 20,60 € (A)
ISBN 978-3-86883-631-8

Nicolai Worm

Flexi-Carb

Mediterran genießen.
Lebensstil beachten –
Kohlenhydrate anpassen.
Schlank und gesund bleiben

Offizielle Ernährungsempfehlungen behaupten, es gebe nur eine Ernährung, die für alle Menschen gesund sei – doch sie muss individuell an den Lebensstil angepasst werden. Grundsätzlich gilt: Je mehr wir sitzen, desto weniger Kohlenhydrate benötigt unser Körper. Essen wir zu viele davon, macht sich das in Übergewicht und vielerlei Krankheiten bemerkbar. Gemäß neuester Studien ist eine moderne mediterrane Ernährung mit niedriger, an unser Bewegungslevel angepasster Kohlenhydratzufuhr optimal, um gesund und schlank zu bleiben oder es wieder zu werden. Mit Flexi-Carb überführt der renommierte Ernährungswissenschaftler Nicolai Worm den aktuellen Forschungsstand in ein Programm, das völlig neue Standards auf dem Gebiet der Ernährung setzt. Die Flexi-Carb-Ernährungspyramide hilft dabei, die Empfehlungen umzusetzen. Der Genuss kommt nicht zu kurz und wer sich bewegt, darf auch bei den Kohlenhydraten zugreifen.

riva